JN443560

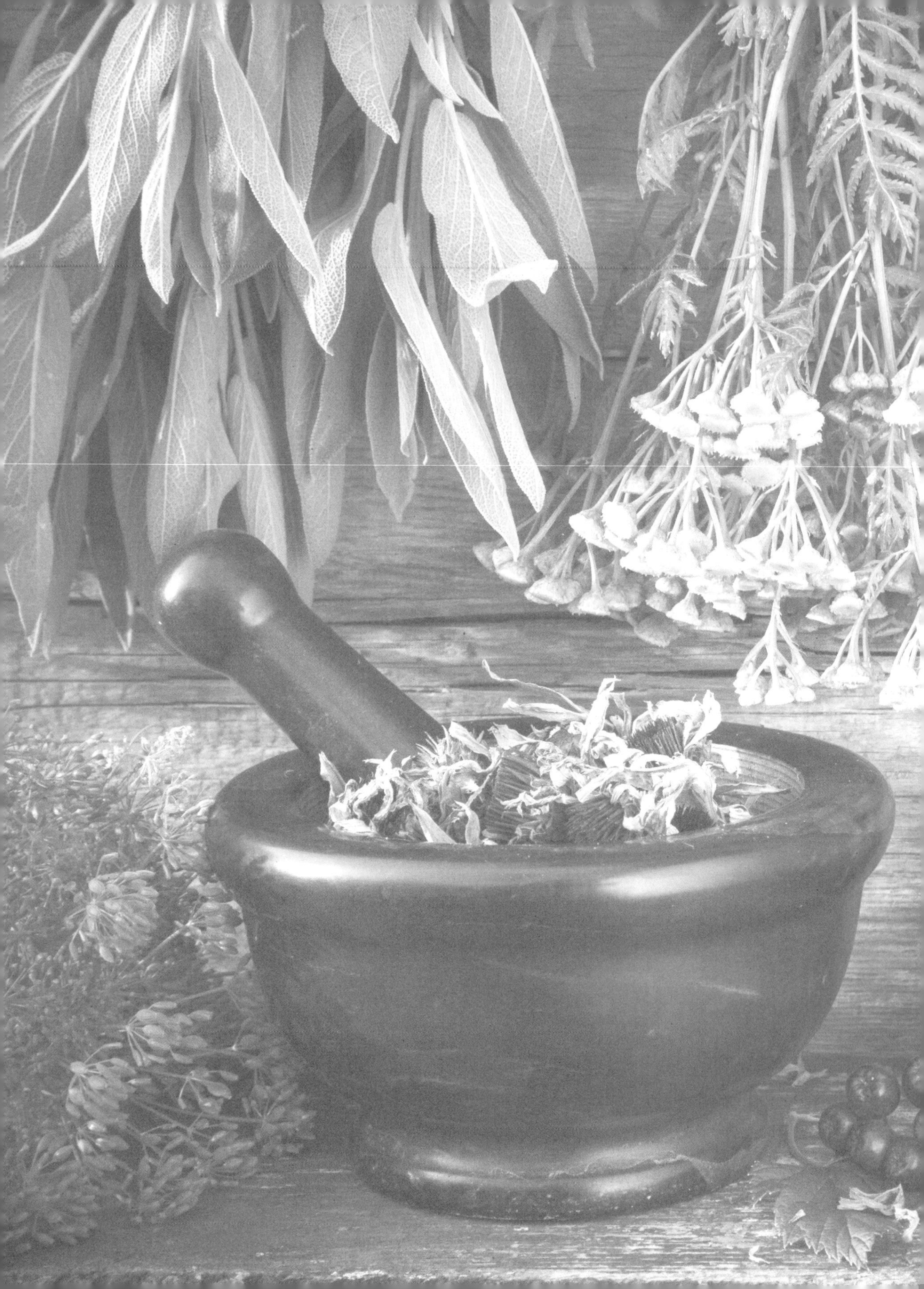

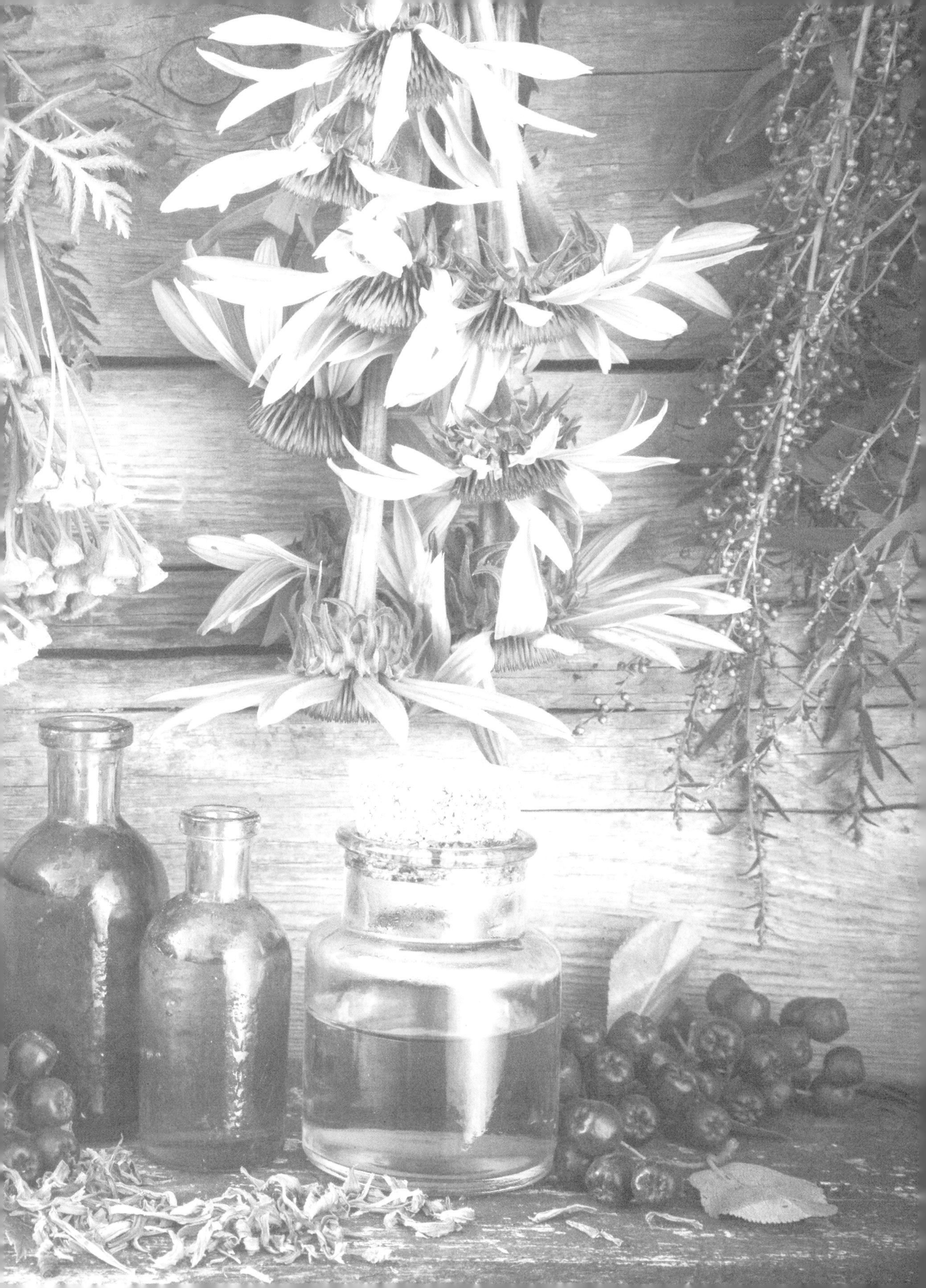

# Deep tissue massage

# 딥티슈 근육마사지

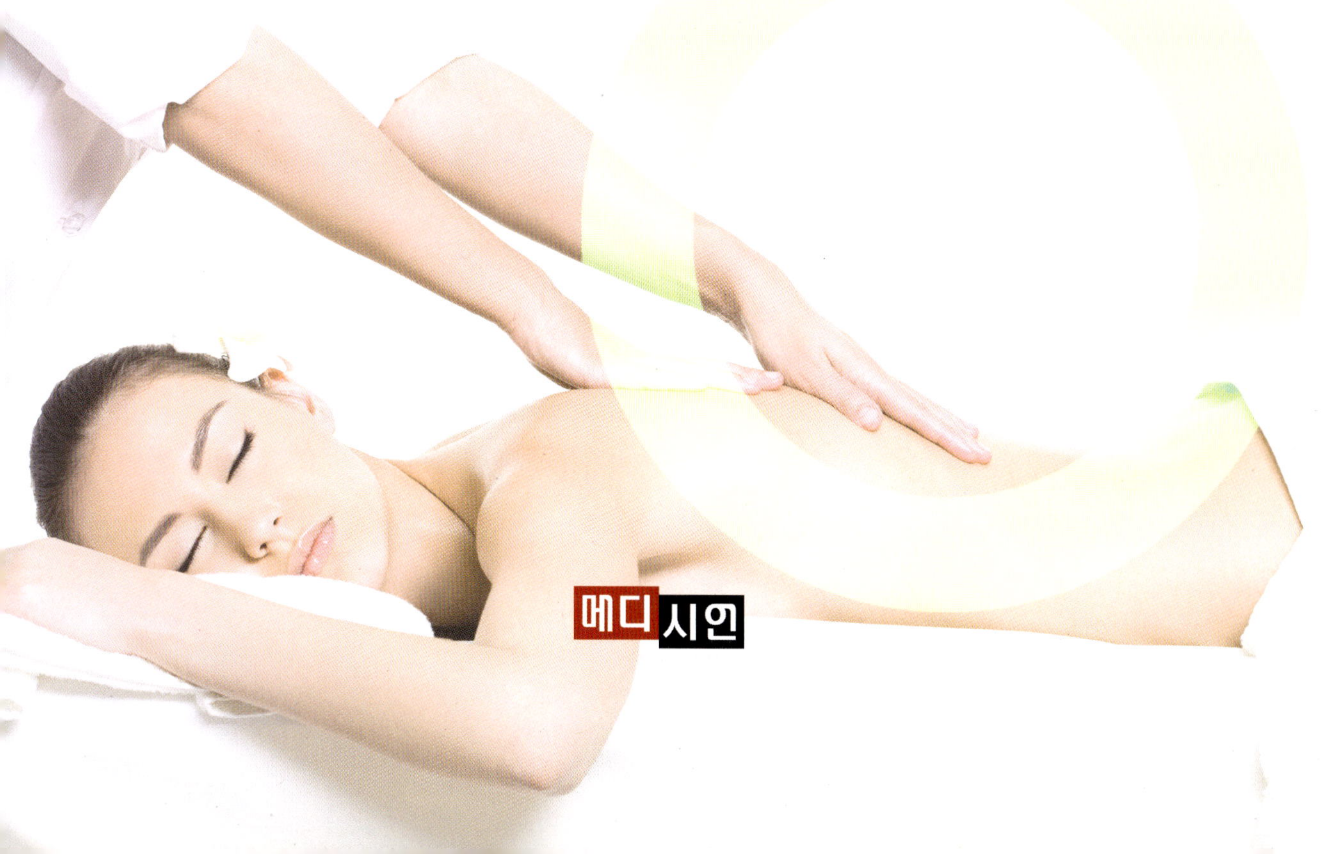

메디시인

# 머리말

'딥티슈 마사지'라고 하면 생소하게 느끼실 분이 많을 것입니다. 딥(Deep)이란 심부를 뜻하고 티슈(Tissue)는 조직을 뜻하는 합성어로 '심부조직 마사지'를 뜻합니다. 딥티슈마사지는 2000년대 초 인체해부생리를 근간으로 한 임상근육학의 한 학문으로 새롭게 탄생하게 되었습니다.

심한 육체노동이나 운동, 그리고 스트레스 등의 누적으로 손·발 관절과 어깨·허리통증이 심할 때 딥티슈 마사지를 받음으로써 시원하게 통증을 덜고 건강한 일상생활을 하는 데 커다란 도움이 됩니다.

이 책은 필자들이 2001년 마사지와 딥티슈 근육마사지를 처음 배울 때부터 강의와 연구 를 통해 쌓아왔던 경험을 토대로 처음 근육학과 근육마사지를 배우시는 분들에게는 쉽고 재미있게 공부하실 수 있도록 정리하였습니다.

임상근육학과 마사지에 관한 책들이 이미 발간되어 왔지만 이 책은 딥티슈 마사지를 처음 으로 출간한다는 의미를 두고 몇 년 동안 근육의 해부학적 구조와 기능, 그리고 근막통의 마사지를 실제 사진촬영으로 설명하였으므로 수기 마사지를 준비하는 일반인뿐만 아니라 물리치료사와 체형관리사에게도 도움이 되는 좋은 교과서가 될 것입니다.

그 동안 책이 출간되기 전까지 몇 차례에 걸친 교정과 확인 작업으로 수정하여 마무리에 힘썼지만 부족한 부분과 잘못된 표현에 대하여 독자 여러분들의 아낌없는 지적을 기다리며 더욱 좋은 책, 꼭 필요한 책이 되도록 열과 성을 아끼지 않겠습니다.

이 책을 위해 조언해 주신 많은 분들께 감사드리며, 특히 개척분야의 〈딥티슈 근육마사지〉가 발간될 수 있도록 배려해 주시고 도움을 주신 지구문화사/메디시언 임직원들께 진심으로 감사드리며, 수백 장의 사진을 멋지게 촬영해 주신 박강모 선생님, 까다롭게 사진과 그림을 체크하는 데도 참아내고 내게 조언을 아끼지 않았던 편집디자인팀 직원들에게도 심심한 감사를 드립니다. 또한 모델에 기꺼이 응해 주었던 채성우 씨에게도 감사드립니다.

무엇보다도 지난 몇 년 동안 자신의 몸을 맡겨 제 작업이 유익하도록 도움을 주시고 스승이 되어주신 고객분들께 깊은 감사와 완벽하지 못했던 필자에게 가르침을 받았던 학생들의 배우려는 열정에도 감사드립니다. 이제 이 책은 바로 여러분의 교과서요 참고서입니다. 감사합니다.

경자년 만추에

필자 대표 전 숙 경

# 차례

Contents

# 차례



## Chapter 3 딥티슈 근육마사지를 위한 근육의 실제

Contents

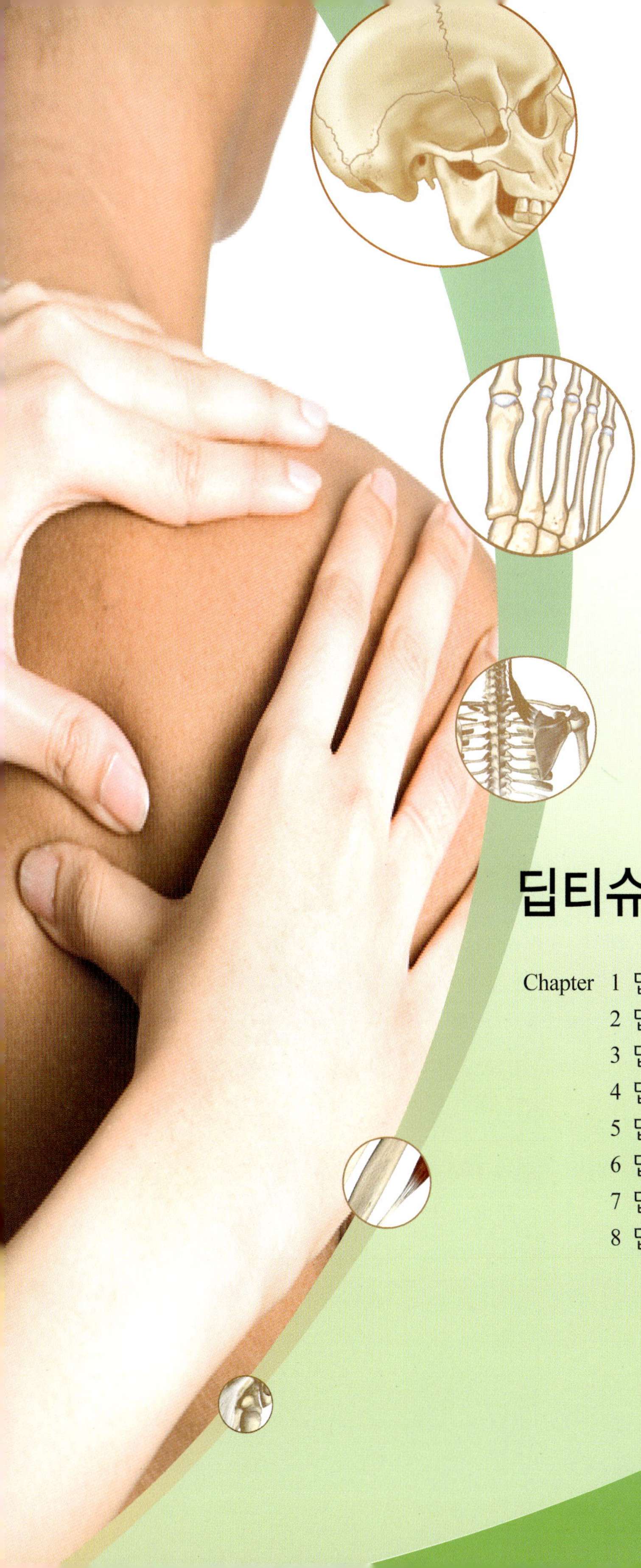

# PART 1

# 딥티슈 근육마사지의 이해

Chapter 1

# 딥티슈 근육마사지의 이해

일상생활에서 몸이 무겁거나 뭉친 것 같고, 결리면서 쑤시는 통증을 호소할 때 근육관련의 문제를 먼저 떠올리게 된다. 또한 과도한 스트레스를 받았을 때도 근육 관련일 때가 많다. 이처럼 산업의 발달과 사회의 다양화에 따라 근육과 골격계의 통증이 오히려 증가하고 있다. 근육–골격계의 통증은 임상에서 매우 흔히 마주치는 일이지만 원인을 밝혀내어 완전히 치료하는 것이 쉽지만은 않은 일이다. 근육이 인체에서 차지하는 비율은 상당하며, 차지하고 있는 비율만큼이나 중요하게 다루어져야 한다. 근육과 체형 변화의 기본 목적은 적절한 근육의 운동범위, 올바른 정렬, 근육의 균형을 회복하고 유지하는 것이라고 볼 수 있다.

인간의 건강유지를 위해서는 근육의 불균형으로 골격시스템이 틀어지고 통증이 유발된다는 것을 충분히 인식해야만 한다. 근육의 기능과 신체역학 및 기본적인 치료절차는 변하지 않는다.

현 세계의 마사지테라피 분야에서 근육–골격시스템에 실시하는 독특한 테크닉으로 잘 알려져 있는 딥티슈근육마사지 요법은 특히 심부(deep) 근육조직에 자리 잡고 있는 근육과 근막의 통증을 신속하게 감소시키고 그 노폐물을 빠른 속도로 배출시키는 데에 다른 마사지요법에서 볼 수 없는 치료학적 명성을 얻고 있다.

이 장에서는 특수한 기법으로 근육의 균형과 통증을 잡아주고 인체의 구조학적 시스템을 동시에 적용 할 수 있는 딥티슈 근육마사지를 소개하고자 한다. 그리고 딥티슈 근육마사지를 딥티슈 마사지(Deep Tissue Massage) 또는 줄여서 DTM으로 표현하였다.

딥티슈 근육마사지를 배우고 나면 무엇이 달라지나?

- 근육에서 일어나고 있는 특히 만성적인 근육의 긴장과 통증을 다스릴 줄 알게 된다.
- 개별 근육 및 그룹 근육들이 일으키는 골격구조영향/체형구조변화를 이해하고 딥티슈 근육마사지 테크닉으로 관리할 줄 알게 된다.
- 기존의 자기가 갖고 있는 기법과 딥티슈 근육마사지을 동시에 활용해 훨씬 더 효과가 큰 테라퓨틱(therapeutic)한 결과를 얻는 장점을 갖추게 된다.

## 제1절 딥티슈 근육마사지의 개념

딥(Deep)이란 심부를 뜻하고 티슈(Tissue)는 조직을 말한다. 우리말로 풀이하면 심부조직 마사지이다. 여기서 조직이란 같은 형태의 세포들이 특수한 목적을 위하여 모인 집단을 말하며 우리 인체에서는 크게 상피조직(피부층), 근육조직, 신경조직, 결합조직으로 분류되어 있다.

그러면, '심부조직 마사지는 무엇인가' 에 대한 간단한 정의는 신체층 (layers of the body) 즉, 피부층→지방층→근육층→골격의 상태를 이해하고 판독하여 피부층에서 심부층까지 단계적으로 깊게 진입하여 신체 각 층을 이완시키고 에너지 효율방법으로 홀딩 패턴(Holding pattern)을 이완시키는 것이다. 특히 만성적인 심부연부조직(근육, 인대, 건)의 문제를 잘 다스리므로 심부조직 마사지라고 칭하게 되었다.

홀딩 패턴(Holding pattern)은 대기 경로, 착륙 차례를 기다리는 선회를 뜻하는 말로써 근육의 뭉침 부분이나 근육의 시작점 등을 녹인다(melting)는 의미이다.

딥티슈 마사지는 근육, 근막, 건, 인대의 문제점에 초점을 둔 수기 테라피이며 구축(굳게 뭉침)과 단축(짧아짐)의 최대이완과 정상화, 특히 만성적 근육통증을 다루는 임상에서 국제수기의학, 마사지 의학계에서 우수한 평가를 받고 있다. 딥티슈 마사지는 근육통증을 시술할 시 심하게 단축되고 딱딱하게 굳은 근육의 시작점과 종지점 방향으로 근육의 결을 따라 행해진다. 경우에 따라 근육결 반대방향 또는 근육결을 크로스 시 방향으로 마사지한다. 여기서 근육의 시작점과 종지점은 심부조직 마사지에서 아주 중요시 되는 포인트 점이며 마사지수기사의 자세, 압, 속도, 호흡의 조화가 요구된다.

심부조직 마사지(Deep Tissue Massage)는 강한(strong) 테라피란 의미 또한 포함하고 있는데 이는 피술자에게 힘들고(hard), 고통스러운(painful) 테라피라는 뜻을 의미하는 것이 아니라 효과에 있어서 강하다(powerful)는 의미를 갖고 있다. 심부조직기법(deep tissue technique)의 특징은 이완(relaxation)과 통증완화(pain relieving) 그리고 치유효과와 지속도가 타 마사지의 비해 다르다는 점이다.

심부층 전문기법이라고 해서 시술자의 추가적인 힘과 시간, 시술자의 체중과 체구의 크기에 의존되지 않는다. 이 기법에 익숙해지면 힘의 소모도 최소화되고 관리시간도 단축됨을 알 수 있다. 여성테라피스트 중에서 작은 체구를 가진 테라피스트일수록 이 기법을 선호하게 된다. 딥티슈 마사지 유래의 창시자도 여성테라피스트이다.

그러므로 심부조직 마사지의 익숙해지면 이완(relaxation)이 증가하고 통증(pain)이 완화되며 좋은 자세를 가져다주고 유연함, 원활한 움직임, 오랫동안 효과가 지속되는 것을 경험하게 되므로 더욱 더 좋아하게 되고 깊은 느낌을 잊지 못하게 된다.

## 제 2 절 딥티슈 마사지(Deep Tissue Massage)의 유래

심부조직 마사지는 인체에 그물망처럼 연결되어 있는 전신적 결합조직의 근육과 근막을 전문으로 다스리는 두 가지 이론과 기법에서 유래되었다.

### 1. 결합조직 마사지 (Connective Tissue Massage:Bindegewebs Massage)

1929년 독일의 여성 수기물리치료사인 디케(Dr. Elisabeth Dicke)는 자신의 자가 치료적인 경험을 바탕으로 결합조직 마사지(connective tissue massage : CTM)를 고안하게 되었다. 그 당시의 연구가들은 결합조직 마사지가 결합조직으로 이루어진 진피와 피하조직에 분포된 감각수용기의 자극을 통해 궁극적으로 자율신경계의 활동을 촉진하여 몸의 전체적인 균형을 회복시킬 수 있다는 치료적 가설을 제시하였다.

그러나, 결합조직 마사지의 치료적 기전에 대한 가설은 신경학자의 반박으로 정면으로 부딪혔고 현재는 근막이완술에 근거한 이론적 가설을 추가로 제시하면서 발전을 모색하고 있다.

결합조직 마사지의 특징적인 목적으로는 혈관과 신경반사 시스템에 따른 조직과 장기들의 정상기능 회복이다. 창시자 본인의 건강상태가 좋지 않아 본인을 임상으로 삼아 건강이 회복되었다. 그 입증으로 다른 수많은 환자들이 디케식 결합조직 마사지의 기법, 이론, 치료효과가 자율신경계 반사작용에 의한 신체 불수의적인 기능의 불균형을 바로 잡는 데 효과가 있음이 인정되었다.

기법의 예로 내장기관의 이상으로 생긴 응결부위가 피하와 근막 사이에 형성됨으로써 반사영역(reflex zone)에 제한을 받게 되는데, 이 부위를 마사지해 줌으로써 내장기관의 이상을 치료하게 된다. 이는 치료적 마사지로 사용되며 운동선수의 경기력 향상에는 도움이 되지 못하지만 선수들의 경기 중에 발생된 복합적인 손상으로 초래되는 질환의 치료에 효과적이며 여자선수의 경우, 빈번한 호르몬계와 신경계 질환에도 효과가 있다고 알려져 있다.

운동선수의 치료에 있어서는 결합조직 상태는 항상 고려되어야 하며 피부와 근육 및 결합조직의 깊은 촉진(palpation)은 주의해야 한다. 또한 전통적인 마사지와 결합조직 마사지와의 적절한 조합은 효과적인 것으로 알려지고 있다. 결합조직 마사지는 일반적으로 앉은 자세에서 시행되지만 때로는 누운 자세에서도 시행되기도 한다. 일반적인 치료시간은 약 15분~20분 동안 시행된다. 현재, 이 마사지는 독일과 유럽에서 많이 알려져 있으며 특히, 독일에서는 수기 및 물리치료사들에게 많이 활용 되고 있다.

## 2. 롤핑 (Rolfing)

롤핑은 여성 수기치료사인 아이다 롤프(Ida Rolf. Phd :1896–1979)가 창시한 것으로 근막에 중심을 두고 있다. 롤핑에서는 인체의 근막을 하나의 장기로 본다. 근막이란 결합조직의 하나로 인체 모든 부분 즉, 근육이나 신경 및 뼈, 내부 장기 등을 끊임없이 둘러싸며 서로 연결되어있는 얇고 하얀 막이다. 인간은 직립보행을 하기 때문에 인체를 수직축으로 늘려주고 딥티슈 마사지(심부조직 마사지)를 시행하여 좌 · 우 균형을 잡아주어 건강을 증진시켜 주는 데 주목적이 있다. 즉, 롤핑의 의미는 '조직을 깊숙이 마사지 한다'라는 의미이다.

롤프 박사는 중력을 이용한 무게와 움직임으로 인체를 수직축으로 늘려주고, 근육과 골격을 좌 · 우 대칭적으로 균형을 잡아줌으로써 근육과 골격계통과 정신 건강을 증진시킬 수 있다고 보았다. 또한, 근막과 근육 재조정에 의한 생체구조와 감정적 두 요소의 균형적인 문제를 정상 회복으로 하는 것을 기본 개념으로 다루고 있다. 이 기법은 신체 특정지역에서 다른 지역으로 단계적 순서로 적용시켜 나가며 근육과 근막을 움직여 신체를 재구조화한다.

롤프는 손끝(finger), 팔꿈치(elbow), 전박(forearm)등의 여러 수기를 사용하여 조직의 비정렬 구조상태를 정상상태로 환원시키는 목적으로 심부층 근막으로 진입해 들어가며 경직과 제한을 충분히 이완시키는 기법을 적용하였다.

그러므로 통증을 다스리는 상기의 두 가지 기법은 단지 국소적이 아니라 전신적인 조직과 구조학적인 관련에서 보면 동일 개념을 내포하고 있다.

## 제 3 절 딥티슈 마사지가 타 마사지와 다른 점

국제 마사지 테라피 분야에서 가장 널리 알려지고 많이 활용되고 있는 마사지를 두 가지만 우선적으로 내세운다면 아마도 스웨디시마사지와 딥티슈 마사지가 대표적이라고 할 수 있다. 국내에서도 많이 알려진 스웨디시 마사지는 물리치료사의 아버지이자 스웨디시의 아버지로 불리는 퍼 헨릭 링(Pehr Henrik Ling : 1776-1839)에 의해 창시되었고 근육과 관절이완, 통증이완, 혈액과 림프 순환 촉진, 자율신경계 이완 및 스트레스 이완 등에 많이 적용되는 마사지다. 국내에서는 피부미용 분야에서 오리엔탈 방식과 접목하여 일부 스웨디시기법이 활용되고 있다.

스웨디시 마사지는 부드럽고 리드미컬한 마사지 테크닉으로 편안하고 릴렉싱한 느낌을 특징으로 하며 에스테틱 분야를 포함하여 관광 레저와 휴식의 릴렉싱 보디 테라피 프로그램에서도 대중적으로 광범위하게 활용 되고 있는 마사지 테라피다. 스웨디시 마사지나 이완마사지에서 사용되는 전형적인 경찰법(스트로크)은 연부조직에서 일반적 이완반응을 일으키는데 매우 효과적이다. 하지만, 근막통이나 기능부전의 주요통증의 치료는 좀 더 전문적인 기법이 요구된다. 전문적인 기법을 요구하는 마사지로는 딥티슈 마사지가 으뜸이다.

딥티슈 마사지는 만성적으로 단축된 근육을 신장하면서 근육내의 통증과 기능부전을 제거할 뿐만 아니라 근골격계와 신체정렬의 효과가 동시에 나타난다. 스웨디시 마사지에서 사용되는 전통적인 경찰법(스트로크)과 딥티슈 마사지에서 사용하는 근육치료적인 스트로크의 근원적인 차이점은 무엇인가? 전자는 포괄적이고 일반적인 경향이 있는 반면에 후자는 좀 더 집중적이고 전문적 이라는 것이다. 물론, 압력(pressure)의 깊이, 쓰다듬기(stroke)의 속도, 팔꿈치와 손마디의 사용 같은 특성에 의해서 평가할 수 있지만 마사지치료사, 환경, 피술자에 의존하므로 다양하다.

## 1. 도수치료(Manual Therapy)의 발전사

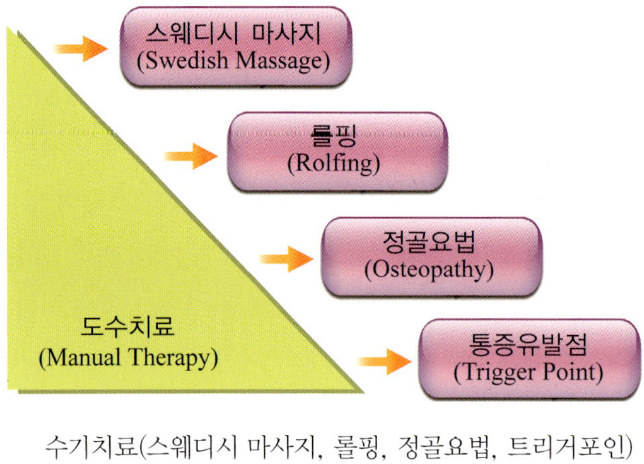


그림 1-1 도수치료 발전사

### (1) 스웨디시 마시지(Swedish Massage)

19세기 초에 퍼 헨릭 링(Pehr Henrink Ling)은 질병치료를 위한 운동과 마사지의 학설을 발전시켰다. 이 학설은 물리치료의 발전과 형성을 발전시켰으나 부유층에서 사용되어 30년 동안 마사지 치료가 발전되기 전까지 대중에게 다가가기 힘들었다.

### (2) 롤핑(Rolfing)

아이다 롤프(Ida Rolf)가 창시한 것으로 서로 달라붙어 있는 근막을 수기로 떨어뜨려 순환을 촉진시켜 약화된 근육이 본래의 기능을 찾게 해주고 떨어진 관절의 가동성을 정상으로 찾아주는데 크게 기여한다. 주로 손가락과 팔꿈치를 많이 사용한다.

### (3) 정골요법(Osteopathy)

정골요법의 사전적 의미는 뼈를 똑바로 맞추어 인체 구조를 정상화하는 치료법이다. 1874년 미국의 외과의사인 스틸(Andrew T. Still : 1828~1917) 박사가 처음 들고 나온 이론이자 치료법으로써 모든 질병의 원인이 비뚤어진 뼈에 있다고 보고 손이나 단순한 물리 운동기를 이용해 굳어진 근육과 뼈의 구조를 정상화하여 내부의 자연치유력을 극대화시킴으로서 스스로 병이 치유되도록 한다는 것이다. 현재 정골요법은 미국, 영국, 프랑스, 호주 등에서 정식 의학으로 채택되어 활발히 사용되고 있고 도수치료에 많은 발전을 기했다.

### (4) 통증유발점(Trigger Point)

트리거 포인트는 의학적으로 근육 내 압통점, 통증유발점이라 불리는 특정한 부위를 말하며 눌렀을 때 압통이 느껴지면서 방사통(radiating pain) 혹은 연관통(referred pain)을 일으키는 국소 부위를 말한다. 인체의 각 근육 특징에 따라 그 위치가 틀리며 처치방법도 다양하다. 의학 분야에서 쟈넷 트라벨(Janet G. Travell, MD)과 데이빗 사이몬스(David G. Simons, MD)는 연부조직의 발통점이나 통증유발점의 연관통, 즉 먼 부위까지 통증을 방사하는 관련통의 현상을 연구해 오고 있다.

## 2. 도수치료(Manual Therapy)의 현재 위치

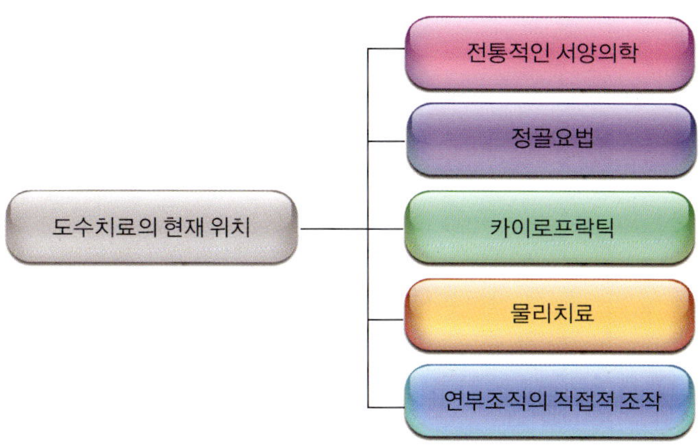


그림 1-2 도수치료의 현재위치

### (1) 전통적 서양의학

근육문제에 대한 전통적인 서양의학이 지닌 문제는, 첫째로 근육 자체에 초점을 맞춘 의학적 전문의가 없다는 것이다. 연부조직관련 통증으로 신경외과의사, 정형외과의사, 류마티스 전문의에게 문의한다. 이런 환자들은 대부분 약물이나 물리치료와 관련된 치료를 받는다.

### (2) 정골요법(Osteopathy)

뼈나 관절의 도수치료에 맞춰 의학적 접근으로 시작했으나, 전통적 서양의학의 흐름쪽으로 움직이고 있다. 이 것은 나라마다 다르며 레옹 차이토우(Leon Chaitow)와 필립 그린만(Philip Greenman)과 같은 정골요법 치료사는 관절의 움직임을 통해 통증문제를 검사하고 치료하는 전통을 유지시켜 임상마사지 치료 발전에 큰 효과를 가져왔다.

### (3) 카이로프랙틱(Chiropractic)

관절 중 특히 척추관절 치료에 초점을 맞추어 통증 문제를 척추신경에 영향을 주는 척추관절의 아탈구나 비정렬로 추정한다.

### (4) 물리치료(Physical Theraphy)

근육과 관절의 기능을 회복하는 수단으로 물리적 운동과 움직임을 이용한다. 물리치료사가 근육치료에 수기치료, 초음파, 전기적 치료 등 많은 기술적 발달에 혜택을 받지만 여전히 운동과 움직임에만 많은 역점을 두고 있다

### (5) 연부조직의 직접적 조작(도수치료)

연부조직(soft tissue)이란 근육, 인대, 지방, 혈관, 신경, 힘줄(건), 섬유조직, 활막조직 등을 의미하는 말로 이것은 마사지치료사의 전문적 영역이며 딥티슈 마사지에서 가장 심도 있게 다루는 부분이다.

사람의 몸에 손이나 도구 및 물리적인 방법을 이용하여 효과적으로 인체의 연부조직을 조작함으로써, 신경계 및 근골격계의 산출효과와 혈액과 림프의 국소와 전반적인 순환을 다루는 조직적이고 과학적인 치료적 방법을 말한다.

## 3. 도수치료의 원리

### (1) 인체의 각각 부위는 하나의 전체적 유기체로 모두 연결된다.

인체를 평가할 때에 한 부분만 보는 것이 아니라 전체적으로 본다. 예로, 발목 염좌의 경우는 허리와 고관절의 근육에 긴장을 일으켜 다친 다리를 보호한다. 이로 인해 허리의 불균형은 목 근육까지 영향을 미쳐 두통을 유발한다. 그러므로 단지 목근육의 치료만으로 두통을 해결할 수 없다.

### (2) 근육조직의 단축은 더 이상 근육의 기능을 할 수 없다.

단축된 근육조직은 더 이상 근육의 수축을 할 수 없고 신장(이완)에도 저항하므로 근육 그 자체의 역할을 할 수 없다. 자세 비정렬로 인한 습관적 근수축은 체형을 변화시키고 통증을 유발시키며 과부하, 의도적 수축, 반복적인 움직임, 과신장도 근수축의 원인이 되므로 만성적 · 병적으로 수축된 근육에 도수치료사는 주시해야만 한다.

### (3) 신체의 연부조직은 촉각에 반응한다.

연부조직인 근육, 인대, 건 등은 촉각에 민감하게 반응한다. 촉각은 강도와 반응에 따라 치료의 한 형태로 사용할 수 있다. 스웨디시 마사지나 이완마사지에서 사용되고 있는 경찰법은 연부조직에서 일반적인 이완을 시키는데 매우 유용하나, 근막통이나 기능부전의 통증치료는 좀 더 전문적인 기법이 요구된다. 그러므로 도수치료사는 전문적인 관점으로 연부조직 촉진을 통해 만성적으로 단축된 연부조직을 본래의 기능으로 회복되도록 도와주는 역할이며 치료할 관절과 뼈 및 연부조직의 해부학과 생리학에 대한 자세한 지식이 요구된다.

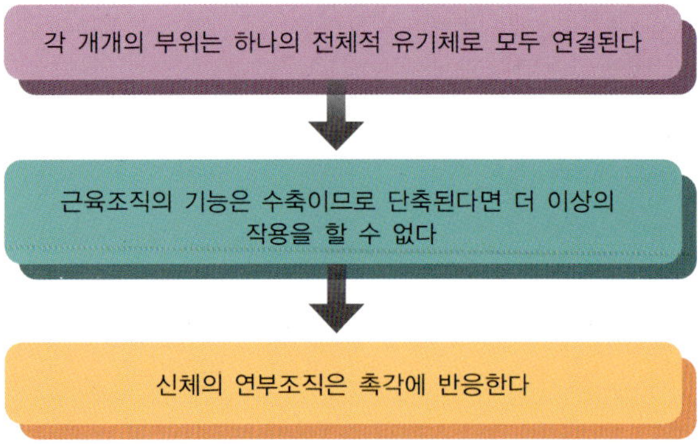


그림 1-3 도수치료의 원리

## 제 4 절 딥티슈 마사지의 원칙과 기법

### 1. D.T.M(심부조직 마사지)의 원칙

D.T.M(심부조직 마사지)은 손마디(knuckles), 주먹(fist), 팔꿈치(elbow) 등으로 단순한 "집중공격"을 사용하는 것이 아니다. 팔꿈치만을 이용해 강한 압박과 같이 잘못된 손을 사용하는 것은 무기가 될 수 있으므로 안전하고 효과적인 방법으로 마사지할 수 있는 방법에 대해 토론하고 훈련하는 시간이 필요하다.

(1) 너무 강하게 하지 마라. 심부 마사지는 무조건 강하게 하는 마사지와는 다르다.

'심부조직 마사지' 라고 하면 무조건 강하게 마사지를 해야 한다는 오해가 있을 수 있다. 심부(deep) 쪽으로 접근할 때 오히려 좀 덜 강하게, 좀 더 천천히 시행한다.

### (2) 오일을 적게 사용하라.

너무 많은 오일은 심부보다는 표층(피부층)에 에너지를 사용하여 불필요한 에너지를 낭비하게 된다. 물론, 오일과 로션은 피부마찰을 방지하는 데 필요하지만 대부분 일반적인 마사지 시행 시 필요이상으로 사용한다. 예로, 오일 묻은 손으로 문(door) 손잡이를 돌리려고 하면 더욱 더 힘이 들어가는 것을 경험하게 된다.

### (3) 천천히 마사지를 실시하라.

저항이 심한 근육을 이완시키거나 좀 더 심부로 마사지하기 위해서는 더 천천히 해야 한다. 마사지 치료사가 심부마사지 시 통증을 호소하는 이유는 압박의 정도나 깊이보다는 속도에 의한 것이다.

### (4) 비스듬한 방향에서 압박해라.

뼈를 직접적으로 압박하면 신경과 혈관들은 옆으로 늘어나거나 움직일 수 있지만 뼈와 충돌하면 손상을 받는다. 비스듬한 방향에서 힘을 가하면 신경과 혈관을 압박하지 않고 조직을 신장시켜 준다.

### (5) 근복(muscle belly)의 마사지와 더불어 근육의 정지부위(insertion)를 마사지하라.

과로로 인한 긴장이나 만성적으로 짧거나 유연하지 못한 근육은 힘줄이 붙어있는 뼈의 부착점에서 시행한다. 슬괵근(hamstring muscles)과 같은 긴 근육(long muscles)은 먼저 뼈에 부착된 힘줄(tendon)을 부드럽게 한 후에 전체 근육을 마사지하면 근육이완에 매우 효과적이다.

**근복**(muscle belly) : 골격근의 양끝은 건(tendon)에 의하여 골막에 부착되고 중앙부는 근조직이 많은 근복(muscle belly)을 이루고 이 근복의 한쪽 끝은 근두(head)라고 하고 다른 쪽은 근미(tail)라고 한다. 뼈에서 근두가 부착된 부분은 운동성이 적고 안정되어 있기 때문에 기시(origin) 또는 고정점(fixed point)이라고 하고 반대로 근미는 정지(insertion) 혹은 운동점(mobile point)라고 한다.

(6) 마사지하고자 하는 명확한 의도를 가져라.

마사지치료사는 개개인의 환자를 시진(inspection)이나 촉진(palpation) 또는 문답을 통해서 긴장의 원인 부위를 찾도록 연습해야 한다. 대부분의 치료사들이 환자가 아프다고 소리를 내는 부위에만 과장된 시술을 하기가 쉽지만 뚜렷한 목적을 가지고 마사지를 시행한다.

(7) 마사지하고자 하는 신체의 층에 직접 마사지하고 그 층에서 지속해라.

신체의 신경계는 치료사의 자극의 깊이에 따라 서로 다른 민감성을 가진다. 신체층(layers of the body)에서 심부층으로 빠르게 이동하면 근육이완효과는 있지만, 신경계에 과한 자극을 일으키므로 치료하려는 신체층을 천천히 압박해야 한다. 그 층에 치료를 계속한 다음 천천히 손을 뗀다.

(8) 근육을 효과적으로 이완시킬 수 있도록 신장된 자세로 놓아라.

(9) 적절한 신체역학을 사용하라.

마사지사의 대부분의 손상은 마사지 시의 긴장으로부터 발생한다. 이는 너무 빨리 마사지하거나 부적절한 자세로 인해 발생한다.

(10) 심부층 접근 시 가능하면 엄지(thumb)를 사용하지 말라.

엄지를 이용한 심부 마사지는 시술자를 쉽게 지쳐버리게 하며 가장 흔하게 손상당하는 방법이다.

## 2. D.T.M(심부조직 마사지)의 기법

D.T.M의 기법은 해부학적으로 정확해야 하며 그 수기의 움직임도 근막과 근육섬유의 결을 따라서 진행되고 그 움직임 또한 표층에서 심부층으로 진입해 가면서 티슈를 효과적으로 이완시켜 통증을 소멸시켜 나가는 것을 목적으로 한다.

근육결을 따라 스트로크(stroke; 일정방향으로 티슈를 밀거나 끌어서 신장시킴)시킬 때에 근육 기시점에서 정지점으로 또는 정지점에서 기시점으로, 근육결을 횡으로 가로지르는 방향(cross-fiber technique)을 적용시킨다. 이 때 매우 중요하게 생각되는 포인트는 근육과 근막의 기시점과 정지점을 반드시 멜팅(melting: 녹여줌)시켜 주고 일부 스트로크가 진행 된 후 심부 근근막 압통점(deep myofascial trigger point)을 소멸시켜 나가는데 있다. 종종, 근막이완 신장 테크닉과 특정 티슈 조작법도 함께 적용된다. 그리고 움직임의 방향은 근육조직의 단축(굳게 뭉침)과 구축(짧아짐)상태에 따른 통증 및 관절경직의 심한 정도에 따라 다르게 적용된다.

D.T.M의 각 수기요법이 티슈에 적용될 때 결합조직막과 근육의 결을 펴 나가듯이 신장시켜 준다. 이 때 근육의 작용을 지배(정보/분석/조절)하는 감각신경 및 운동신경(근방추와 골지기관)들의 자극 및 반사적 이완작용으로 문제를 일으킨 조직 내의 통증과 기능부전이 해소된다. 이러한 방식에 의해 D.T.M은 응결조직부위 및 통증을 빠른 속도로 이완시켜 줄 뿐 아니라 혈행과 혈액량의 순환을 심부 근육층에서부터 움직여서 중층의 혈관 이어 표층의 모세혈관까지 충분하게 전달되어 관련된 근육 및 근막 결합조직 전체에 충분한 산소와 영양을 공급시켜 주게 된다.

이러한 수기요법의 특징은 D.T.M에서만 볼 수 있는 기법이며 근육전문 치료마사지의 대표적이라고 할 수 있다.

국제마사지 클리닉에서 리미디얼(remedial), 테라퓨틱(thera-peutic) 또는 클리니컬(clinical) 마사지로 일컬어지고 있는데 이것은 바로, 딥티슈 마사지가 전문적 · 해부학적으로 사용됨을 뜻하기도 한다.

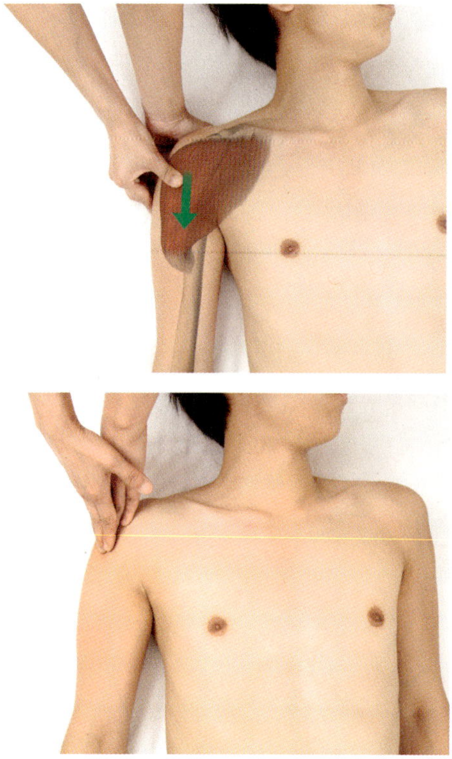

그림 1-4 근육의 기시점과 정지점을 멜팅(melting : 녹여줌)

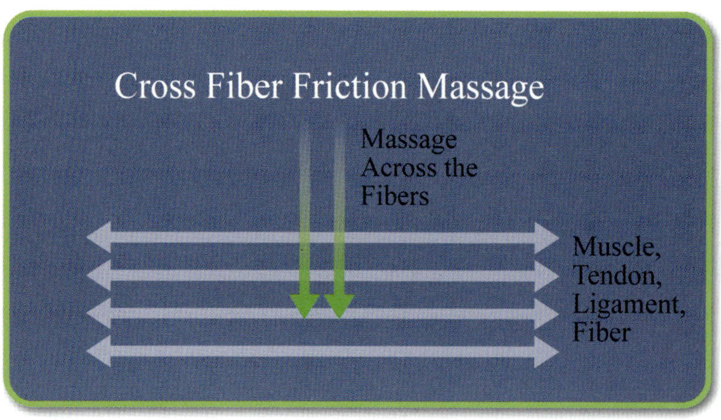



근육결을 횡으로 가로지르는 방향(coss-fiber technique)
근육의 건(tendon) 부위에 실시하지만 근복 부위에도 유용하다.

그림 1-5 섬유교차 경찰법

## 제 5 절 딥티슈 마사지의 수기 기법(Manual Technique)

딥티슈 근육마사지에서 사용되는 기술은 만성적으로 단축된 조직을 신장하면서 조직 내의 통증과 기능부전을 해결하는 것이다. 일반 마사지에서 사용되는 전통적 경찰법(stroke)과 딥티슈 근육마사지에서 사용하는 근육 치료법의 근원적 차이점은 전자는 포괄적이고 일반적인 경향이 있는 반면에 후자는 좀 더 집중적이고 전문적이라는 것이다.

D.T.M에서 도수치료의 핵심은 세밀하게 조직을 촉진하는 데 있다. 촉진(palpation)은 압박치료가 시작되기 전에 엄지나 손끝으로 항상 치료가 시작되기 전에 수행되어야 한다. 치료사는 처음에 조직 내의 저항점을 촉진한 후에 압력을 시행한다. 이 때 치료사는 압력의 정도(ex : 조직의 견고성, 민감성)뿐만 아니라 조직이 차례로 압력에 반응하는 것을 느끼게 된다. 이러한 과정을 '조직과의 대화(tissue dialogue)' 라고 부른다. 이런 대화과정은 D.T.M의 기본이며 운동선수가 수많은 훈련을 통해 올림픽 금메달을 따듯이 치료사는 경험을 쌓는 동안에도 환자의 반응과 관찰 그리고 느낌을 통한 촉각의 결과를 계속 검사하고 연구해야 한다.

모든 수기방법들은 고정 압력과 이동식 압력이 사용되는데, 치료사는 어디에 고정압력을 가하고 어디에서 압력을 적용해야 하는지 스스로 훈련을 통해서 찾아야 한다.

그럼, D.T.M의 수기를 알아보도록 하자.

딥티슈 마사지에서는 손바닥(Palm), 수근(Palm heel), 중수지관절(Knuckle), 주먹(fist), 손가락 끝(Fingertips), 엄지(Thumb), 팔꿈치(Elbow), 전완(Forearm)과 같이 각각의 사용 목적을 가지고 티슈의 깊이에 따라 적용된다. 이때 수기의 압과 각도 및 속도를 정하게 된다. 그러므로 티슈에 무리를 가하지 않고 손상시키지 않으면서 통증과 부작용을 최소화할 수 있게 되고 환자도 편안하게 마사지를 받을 수 있게 된다.

## 1. 팜 (Palm : 수장)

손바닥의 넓은 면을 이용해 피부와 표층 결합조직을 부드럽게 펴주고 이완시키는 작용과 림프와 혈액순환 및 신경이완을 시킨다.

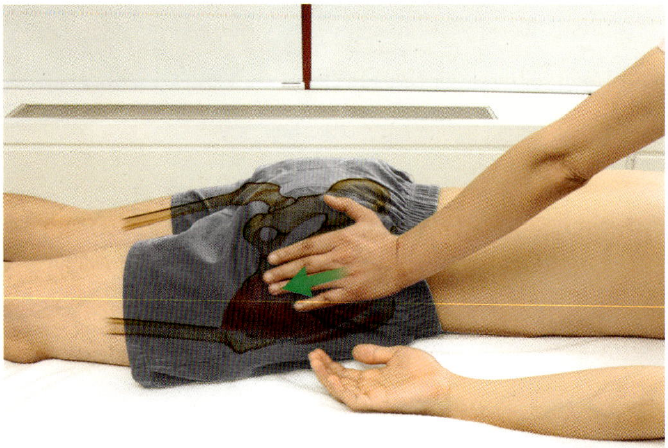

그림 1-6 수장

## 2. 팜힐 (Palm heel : 수근, 손바닥 둔덕)

팜힐은 무지구와 소지구를 포함하는 뜻으로 광범위한 압력을 적용하기 위해 사용한다. 둔부 · 어깨 · 다리와 같은 큰 근육뿐만 아니라 장골능과 같은 큰 뼈 부위를 치료할 때 유용하다. 이 때 손목이 너무 신전되는 것을 피해야 한다.

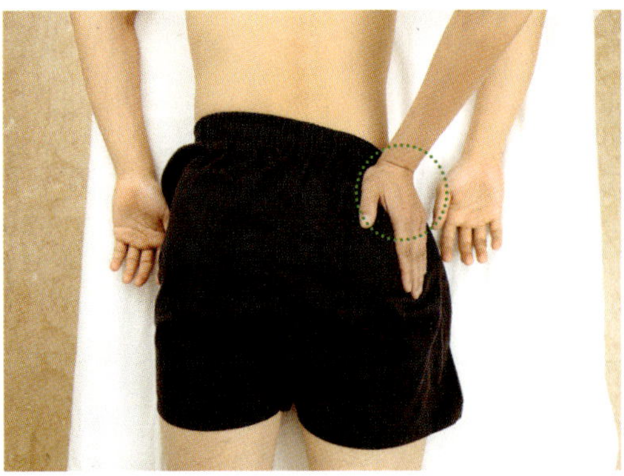

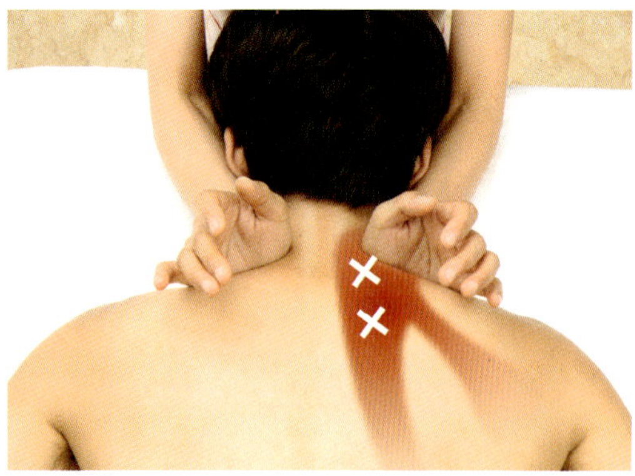

그림 1-7 수근기법

### 3. 핑거팁 (Fingertip : 손가락 끝)

표층에서 심부층으로 진입할 시 핵심 수기요법이다. 심부 근육과 근막조직의 노폐물배출과 압통점(trigger point)이나 국소부위를 치료하기에 적당하며 피하조직층과 근육조직을 세밀히 열어주고 이완시키는 역할을 한다. 이 때 손이나 전완의 근육 위에 과도한 긴장을 초래할 수 있으므로 압통점과 같은 국소부위에 압력을 적용할 때는 신체역할을 염두에 두는 것이 중요하다. 신체역학에 대한 자세한 설명은 다음 장에 자세히 서술해 놓았다.

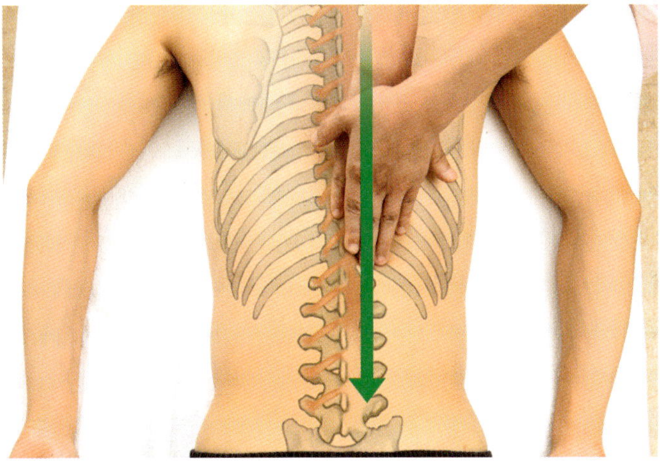

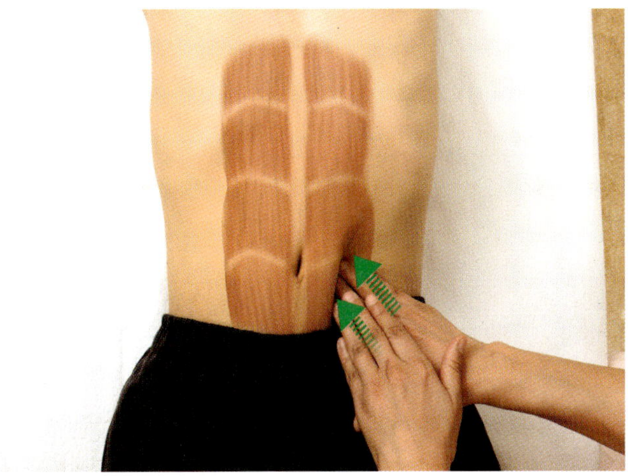

그림 1-8 손가락 끝(fingertip) 기법

## 4. 너클 (Knuckle : 중수지 관절)

표층과 중간층근육과 근막조직을 펴주고 이완시키는 수기로 시지와 중지의 중수지절 관절은 손가락과 엄지의 좌상을 피하기 위해 손가락 대용으로써 유용하다. 중수지 관절은 손끝보다 좀 더 강하지만 둔한 압력 면을 제공하기 때문에 먼저 손가락으로 조직을 촉진한 후 압력을 적용한다. 얼굴이나 목 및 늑골과 같은 민감한 부위는 너클(knuckle)보다 손끝이나 엄지를 이용하는 것이 바람직하다.

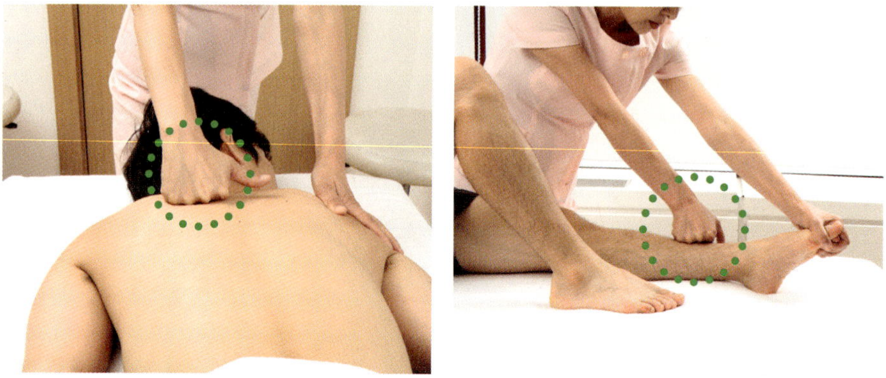

그림 1-9 중수지관절 기법

## 5. 포암 (Forearm : 전완)

전완은 척추기립근이나 다리의 넓은 근육의 압력을 위해 적용한다. 팔꿈치에 비해 촉진의 강도가 약하므로 전완으로 치료하기 전에 손가락으로 그 부위를 촉진한다.

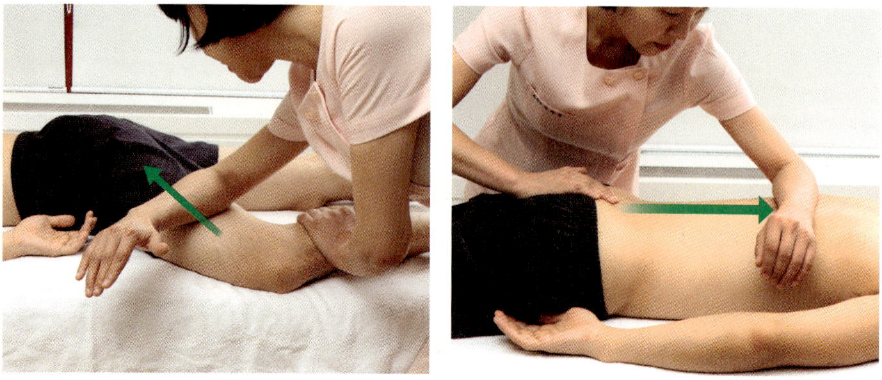

그림 1-10 전완기법

## 6. 엘보 (Elbow : 팔꿈치)

심부층의 큰 근육과 근막조직을 깊게 녹이고 압통점(trigger point)을 해결하는 데 많이 사용되며 심부신경이완과 심부통증치료을 한다. 팔꿈치는 심부치료를 위해 매우 유용하지만 대단한 주의가 필요하다.

① 강한 압력을 제공할 수 있으므로 세심하게 천천히 실시한다.

② 손가락이나 엄지보다 촉진 능력이 떨어지므로 손가락으로 촉진한 후 치료할 부위가 결정되면 팔꿈치를 이용해 압력을 적용한다.

③ 안면부위, 목, 서혜부, 복부와 같이 매우 민감한 부위는 팔꿈치의 사용은 피해야 한다.

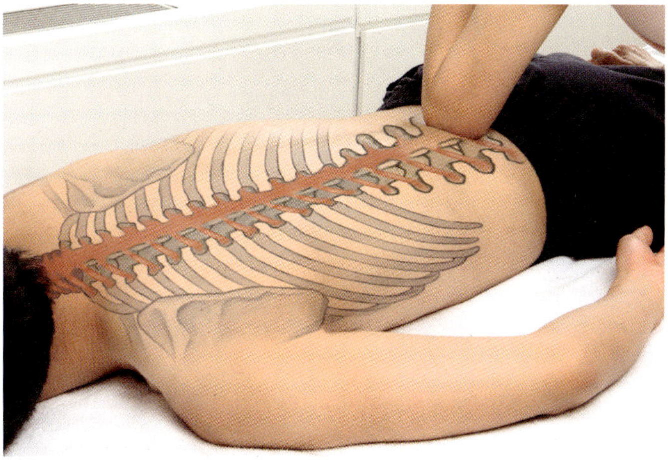

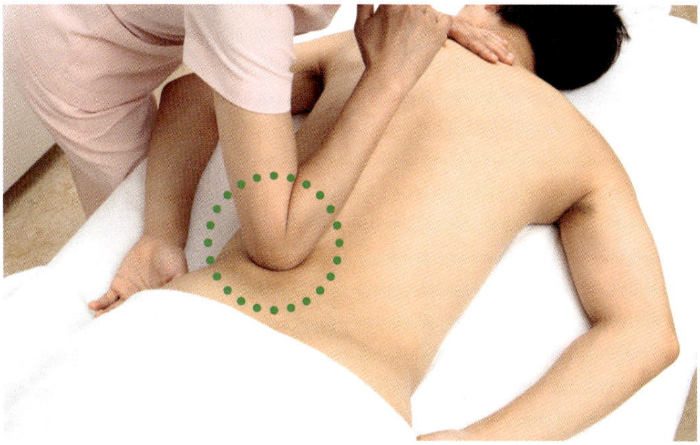

그림 1-11 팔꿈치 기법

## 7. 섬 (Thumb : 모지)

미세근육과 근막조직의 압통점(trigger point)을 이완시키는 수기법으로 국소 신경이완과 통증이완을 시킨다.

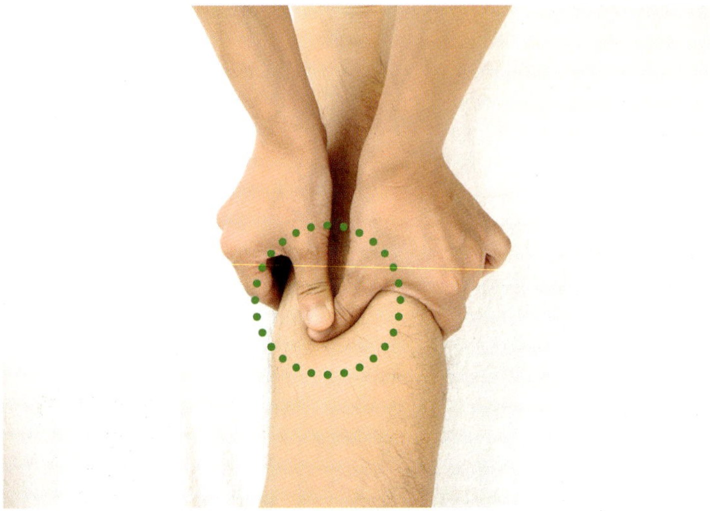

그림 1-12 모지(엄지)기법

## 8. 멜팅 (Melting : 녹임)

D.T.M에서 항상 유의해야 할 수기방법이다. 골격근은 건(tendon)에 의해 뼈에 부착되어 있다. 압통점이나 근육을 이완하기 위해서는 골격근의 건 부위를 지긋이 몇 초 동안 누르듯이 유지(holding)시키면서 부드럽게 녹인 후 압력을 적용한다.

## 9. 컴프레션 (Compression : 압박)

압박은 근육 표면에 대해 똑바로 누르는 압력을 뜻하는 말로 강한압박과 약한 압박을 구분해서 사용한다. 즉, 손바닥 전체를 사용해 압박하거나 엄지 또는 손가락 끝이나 팔꿈치를 사용해서 국소부위를 집중적으로 압박한다.

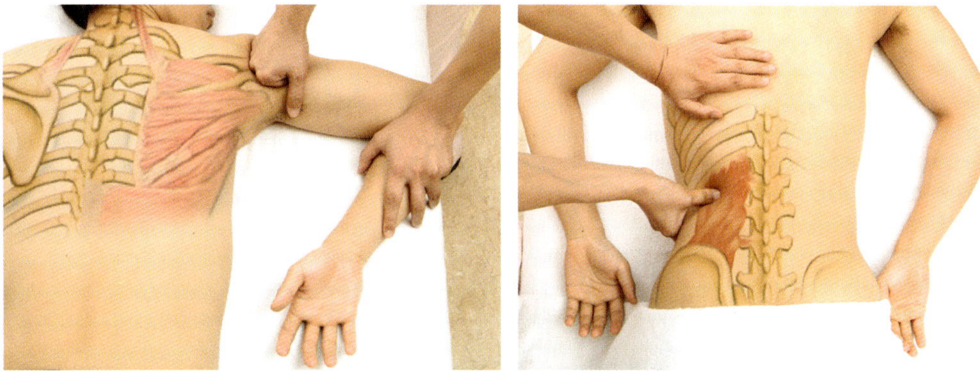

그림 1-13 압박 기법

## 10. 핀서 팔페이션 (Pincer Palpation : 집기 촉진)

대부분 신체의 근육들은 집기 촉진과 압박만으로도 효과적인 검사와 치료를 할 수 있다. 예로, 엄지와 시지, 중지를 이용하여 흉쇄유돌근을 잡는다. 그런 후에 통증유발점이나 민감한 부위를 찾아서 이완될 때까지 유지한 후 다른 부위를 조사한다.

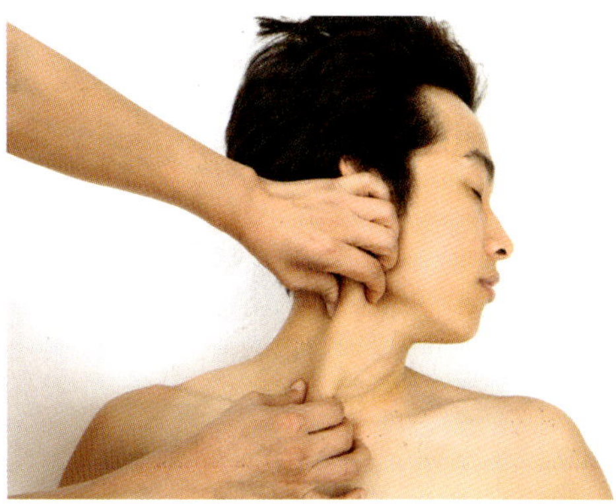

그림 1-14 집기 촉진

## 11. 크로스 피버 프릭션 (Cross-Fiber Friction : **교차섬유마찰법**)

손끝이나 엄지, 팔꿈치를 사용해 근섬유와 직각방향에서 앞 · 뒤로 마찰하면서 치료하는 기법이다. 주로 만성적으로 수축된 근육조직이나 근육과 건 부위 및 섬유화된 부위에 적용된다.

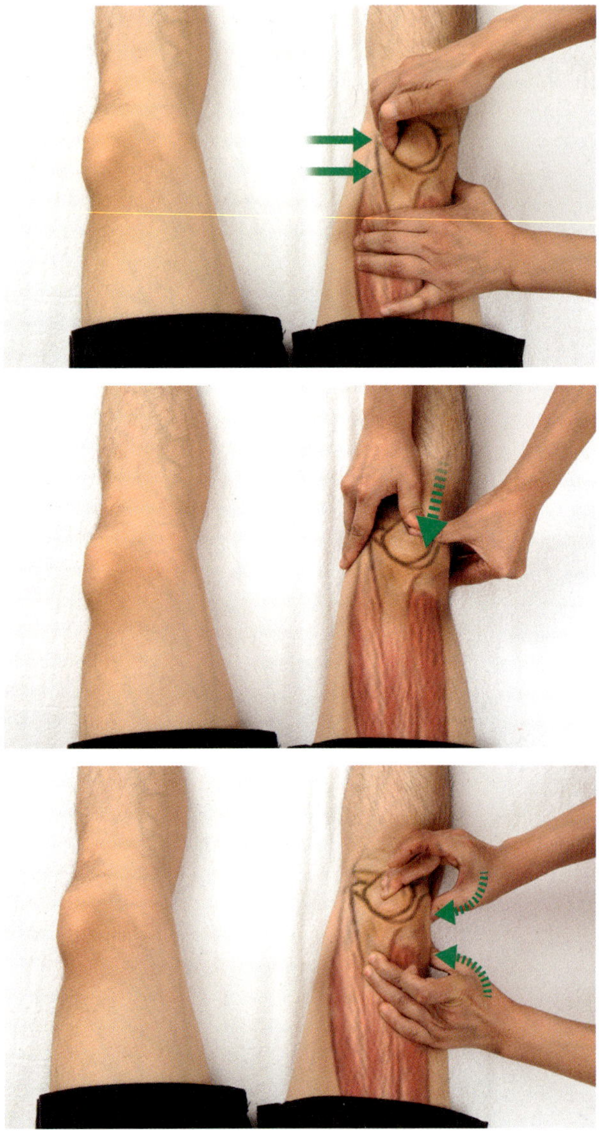

그림 1-15 교차섬유마찰법

## 12. 패시브 스트레칭 (Passive Stretching : 수동신장)

지금까지 서술한 수기 기법(technique)을 사용해도 통증유발점(trigger point)을 직접적으로 치료할 수 있지만 치료 후에 빠르게 근육을 수동신장해주면 더욱 더 효과를 볼 수 있다. 관절 스트레칭은 주의 깊게 시행하며 천천히 시작한다. 이 기법을 사용하려면 관절이나 관절의 가동범위 및 해부학적인 지식이 필요하다.

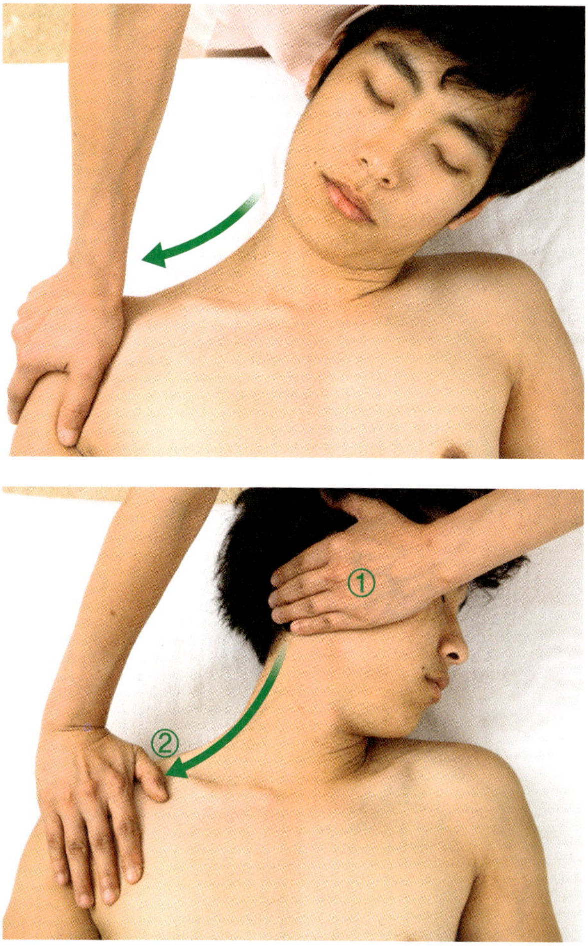


그림 1-16 수동신장기법

## 제 6 절 딥티슈 마사지의 효과와 주요 적용

### 1. D.T.M의 주요 효과

① 결합조직의 근막, 근육, 건 신상
② 만성 연부조직 유착분리
③ 국소 허혈 변성조직 내로의 산소와 영양공급
④ 심부 근근막 트리거 포인트(압통점) 제거
⑤ 관절 가동제약 유동 증진
⑥ 림프와 체액정체(부종) 감소
⑦ 대사 노폐물질 적체 분해와 체외 배출
⑧ 셀룰라이트 분해와 지방질 감소화

### 2. D.T.M의 주요 적용

① 근육, 근막, 건의 통증과 관절 기능장애 관리
② 근골격 시스템과 결합조직 기능장애 관리
③ 국소 및 전신 순환 시스템 기능장애 관리
④ 신체 구조와 자세 불균형 재 정렬

## 제 7 절 딥티슈 근육마사지를 위한 신체역학

몇 년 동안의 근골격계, 근육평가를 통한 자세 등의 공부를 통해서 명확한 마사지기술을 적용하기 전에 먼저 '자신의 신체를 가장 안전하고 효과적으로 사용하는 법' 을 배워야 한다는 것을 깨닫게 되었다. 이것이 마사지 시술자가 가장 먼저 습득해야 할 기본원칙이라고 생각하여 부족하지만 신체역학을 이용하여 마사지 효과를 최대로 누릴 수 있는 원리를 소개하고자 한다.

신체역학은 신체를 안전하고 효율적으로 사용하도록 해 줌으로써 근육을 안전하고 효과적으로 사용해 균형을 유지하고 활동에 요구되는 에너지를 줄여 주며 피로와 손상의 위험을 덜어 준다. 마사지 시술자 자신의 신체 안정성뿐만 아니라 효과적인 마사지 수행을 위해 중요하며 전체적으로 중력과 관련된 무게의 이동과 움직임에 달려 있다.

종종, 고객들은 "피곤하지 않으세요?" 또는 "손이 아프지 않으세요?" 등으로 물어온다. 그러나 신체역학에 대해 아는 시술자라면 당연히 "아니오"라고 대답해야 할 것이다. 시술자는 신체역학을 전체적으로 생각해야 하고 단지 시술자의 엄지나 손가락, 손과 같은 신체의 한 부분을 이용하는 것이 아니라 체중을 이용하여 마사지해야 한다.

무게와 중력은 신체역학에서 가장 중요한 역학적 요소이다. 예를 들면, 연주자들이 음악을 위한 열정을 소유하려 듯이 손, 팔, 등, 목을 긴장시키고 힘을 준다. 긴장과 힘이 들어가면 신체는 팽팽해지고 불편하게 된다. 그런데 우리는 습관적으로 불편함과 고통이 생기는 부분에 더욱 힘을 주게 마련이다. 이런 습관을 고치려면 끊임없는 연습이 필요하다. 이것은 신체를 어떻게 이용해야 하는가를 잘 이해할 수 있어야 한다. 신체역학에 대한 이해만으로 좋은 결과를 얻을 수 있을 것이다. 또 한 예로 발레리나나 서커스단원들이 중력과의 관계를 배우듯이 마사지 또한 체중을 적용함으로써 마사지 효과를 최대로 누릴 수 있기 때문에 마사지 시술자도 역시 중력과 그들과의 관계에 대해 다시 한 번 고려해야 한다.

## 1. 신체역학의 기본원리

### (1) 마사지 테이블(massage table)의 선택

관리사의 신장(height)에 맞게 마사지 테이블(massage table)의 높이와 폭을 선택한다. 가장 좋은 선택은 치료사가 주먹을 쥐고 마사지 테이블 옆에 섰을 때 치료사의 주먹이 테이블에 약간 닿은 정도가 이상적이라고 볼 수 있다.

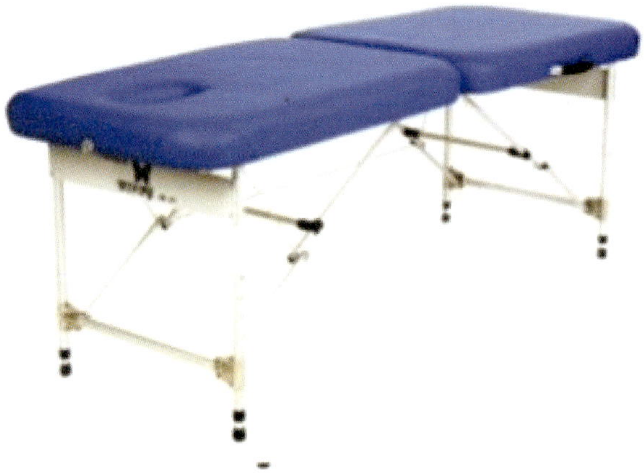

그림 1-17 마사지 테이블

### (2) 압력을 적용할 때 근육의 힘보다는 체중을 이용한다.

체중을 이용하면 적은 노력으로도 효과를 얻을 수 있고 근육의 힘을 사용할 때 보다 좀 더 부드러운 압력과 근육에 적은 긴장감을 준다. 압력을 적용하기 위해 국소적인 근육을 사용하는 것은 시술자를 쉽게 피로하게 만든다.

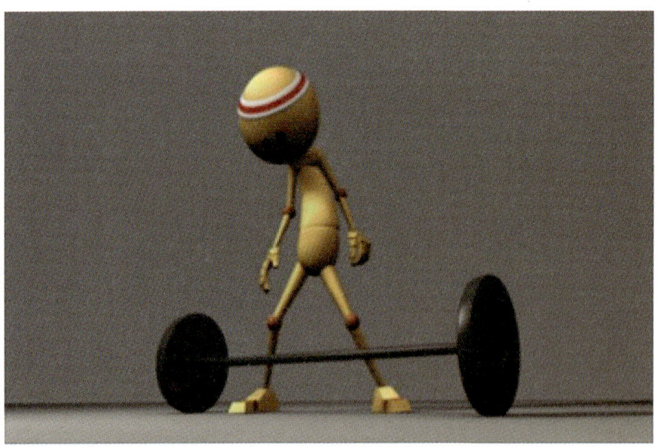

그림 1-18 근육 마사지와 체중과의 관계

### (3) 관절의 과신전은 피한다.

관절의 과신전은 그 관절 자체뿐만 아니라 관절을 유지하고 있는 연부조직까지도 스트레스를 가한다. 예로, 수근관증후근(Carpal tunnel syndrome)은 손목의 반복적인 과신전에 의해서 일어난다.

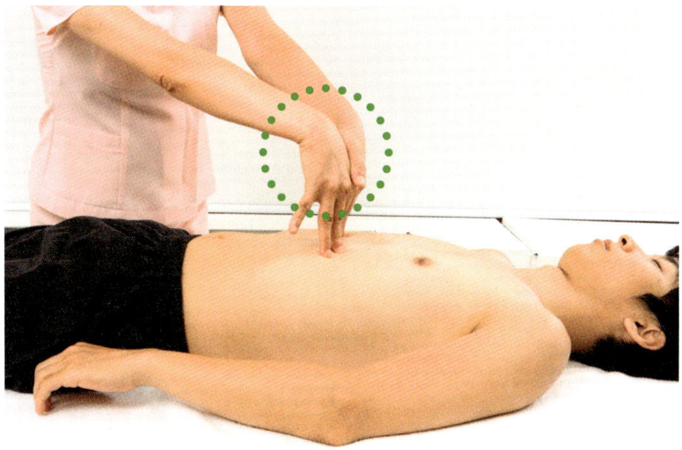

그림 1-19 손목 관절의 과신전 주의

### (4) 잘못된 엄지 사용의 위험성

엄지는 경찰법같은 마사지에 다목적이고 중요한 선택권이다. 그렇지만 엄지의 과사용 손상은 여러분이 피부미용인으로서의 경력을 끝나게 만들 수 있다. 심부 마사지 시 손상을 막기 위해서 가장 효과적인 대용으로 중수지관절인 마디를 사용한다.

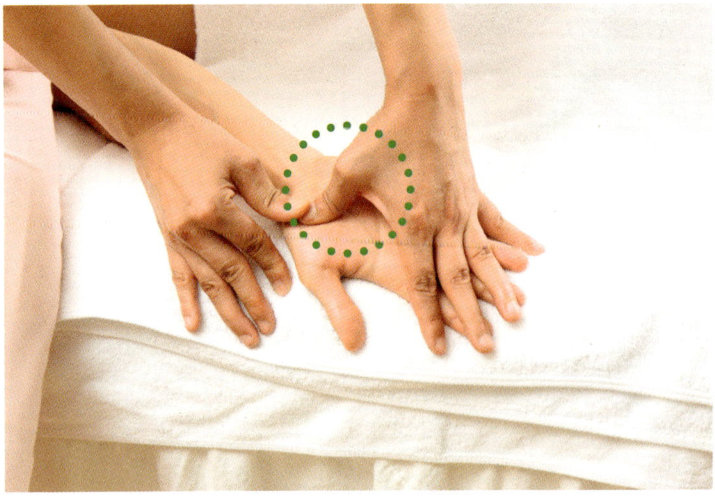

그림 1-20 잘못된 엄지사용과 엄지사용의 예

### (5) 시술자의 다리를 이동하여 중력중심을 조절한다.

① 팔보다 다리를 이용하여 무게 중심을 움직인다.
② 강하고 안정된 움직임을 위해 작고 약한 근육보다 크고 강한 근육을 사용한다.

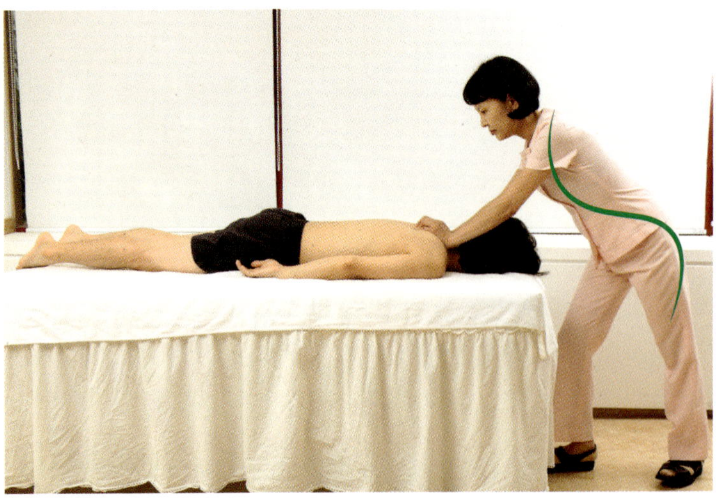

그림 1-21 팔보다 다리를 이용하는 S자세

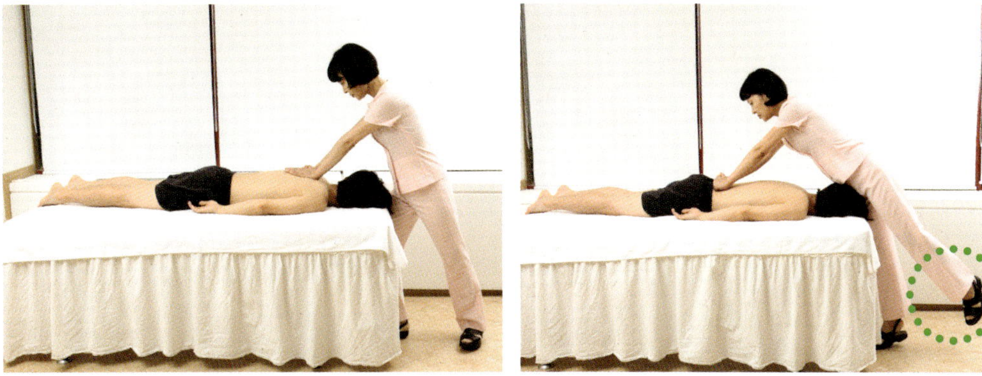

그림 1-22 다리의 균형을 잃어가는 자세

### (6) 압력을 천천히 가하거나 천천히 제거한다.

느린 동작은 마사지를 받는 사람뿐만 아니라 시술자에게도 긴장감을 적게 준다. 그러므로 마사지할 부위에 압력을 가하고 제거하는데 충분한 시간을 투자해야 한다. 민감한 조직(특히 요추 부위의 근육)은 압력의 갑작스러운 제거 시 통증을 일으킬 수 있다.

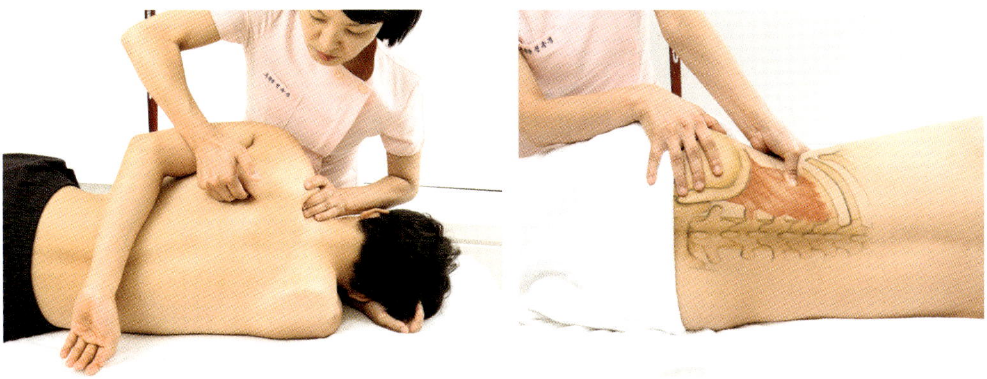

그림 1-23 압박 시술

### (7) 넓은 근육을 마사지하고 이완할 때 전완을 사용한다.

팔꿈치보다 더 널찍한 면을 필요로 할 때나 손목의 좌상(strain)을 보이고 있을 때 전완은 유용한 도구이다. 전완은 신체 어느 부위이든 실질적으로 매우 유용하다.

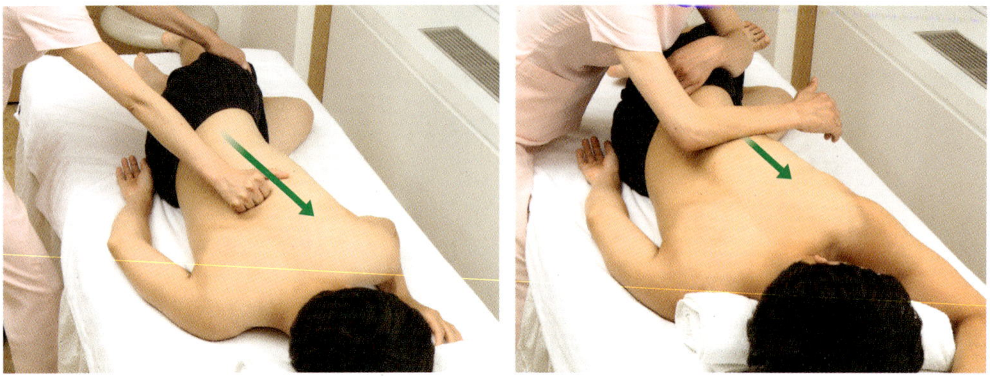

그림 1-24 전완을 이용한 등 마사지

### (8) 심부 마사지 시 팔꿈치(elbow)를 이용한다.

전완은 넓은 면에 힘을 배분하기 때문에 자신의 신체에 긴장 없이 심부로 에너지를 집중시키기에 종종 부적절하다. 이 경우 엘보(팔꿈치)는 더 작은 곳으로 힘을 집중시키는 것이 필요하다. 그런데 많은 피부미용인들이 팔꿈치를 이용하는 데 주저하고 있다. 팔꿈치 사용은 실제로 시술하는 기술 중에서 가장 쉬운 것 중의 하나다. 이것은 손가락, 손마디, 모지, 주먹이 갖고 있는 불안성의 문제가 없다. 엄지를 사용했던 부위라면 거의 대응할 수 있다.

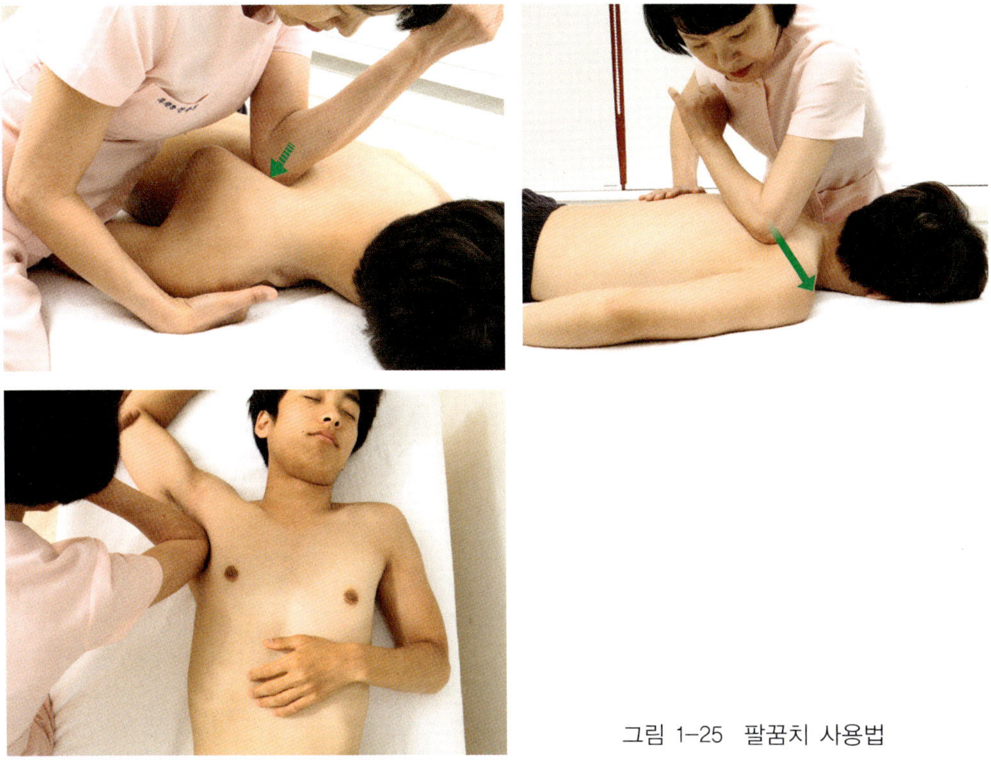

그림 1-25 팔꿈치 사용법

지금까지 신체역학의 기본원리를 알아보았다. 신체 마사지의 어떤 형태의 마사지이든지 간에 마사지의 원리를 이해하고 기술적인 면에서의 완성이 필요하다.

야구 경기를 관전하다 보면 아나운서가 타자의 자세에 대한 특이성을 말하는 것을 들은 경험이 있을 것이다. 모든 야구 선수들은 가장 자신에 맞는 배팅 자세를 찾아야 한다. 자세가 선수에 따라 다양하듯이 마사지를 시행할 시 신체역학의 적용은 시술자마다 다소 차이가 있을 것이다. 신체부위에 따라 특징 상태를 효과적으로 마사지하기 위해서 마사지 시술자는 앞에서 서술한 신체역학을 익힌 다음에 적절히 사용해 보도록 한다.

## 2. 마사지 치료사의 움직임과 적절한 힘의 단계

### (1) 마사지 시 손목과 팔꿈치와의 관계

손가락(fingers)에서부터 팔꿈치까지의 사용단계는 진행에 따라 힘의 단계와 효과가 있다. 만약에 손가락 사용 시 무리를 느끼면 손마디를 사용한다. 힘이 충분하지 못하면 주먹이 더 효과적이다. 또한 좀 더 좁은 부분에 에너지를 집중하고 싶으면 팔꿈치가 가장 효과적인 도구가 된다.

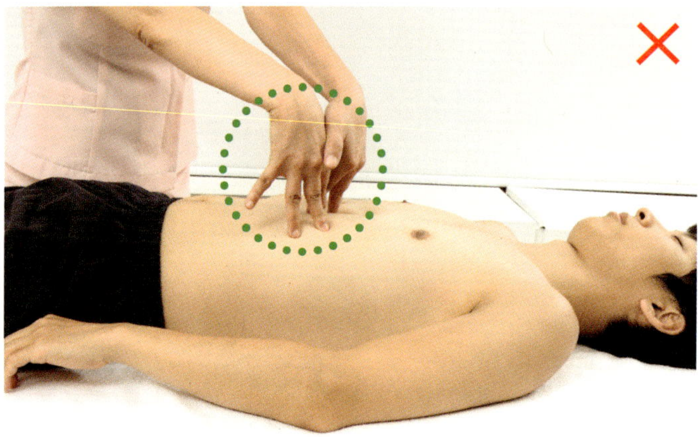

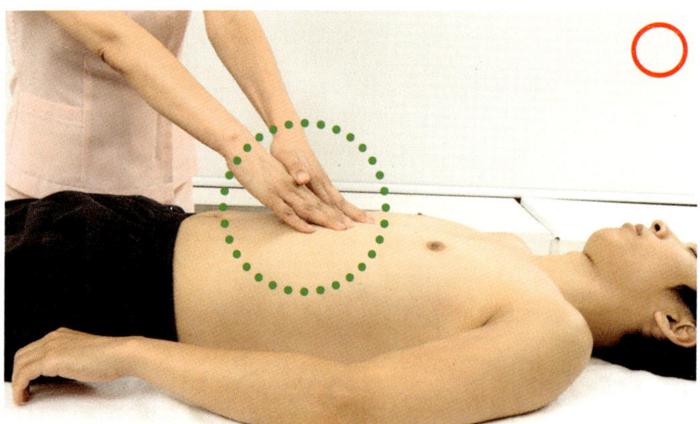

손목이 구부러지거나 손가락이 과신전되지 않도록 주의

그림 1-26 치료사 손목의 잘못된 패턴

### (2) 이상적인 치료거리

치료사와 환자와의 적절한 치료거리는 이완과 힘의 단계를 전달하는데 매우 중요하다. 중력은 환자 위에서 치료사의 체중을 직접 이용하게 된다. 팔을 구부려 환자와 너무 가까운 곳에서 치료한다면 힘은 체중을 이용한 에너지에서 나오기보다는 외적 근육에서 나오므로 어깨와 손목에 무리를 줄 수 있다.

이상적 치료거리는 중력과 수평과의 관계가 잘 조화되어 있는 치료거리로서 팔과 다리는 힘을 잃지 않기 위해 모두 신전된 상태이다.

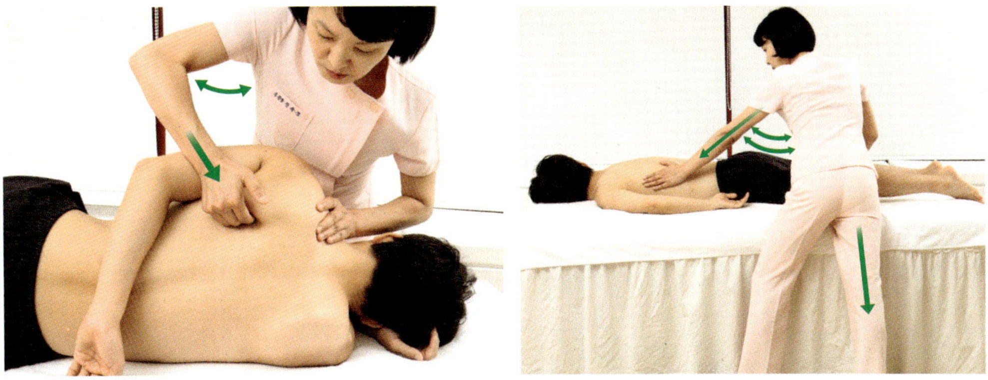

손목, 팔꿈치, 어깨는 충분한 거리에 있으며 압박을 주는데 자신의 체중을 이용할 수 있는 거리

그림 1-27 이상적 치료거리

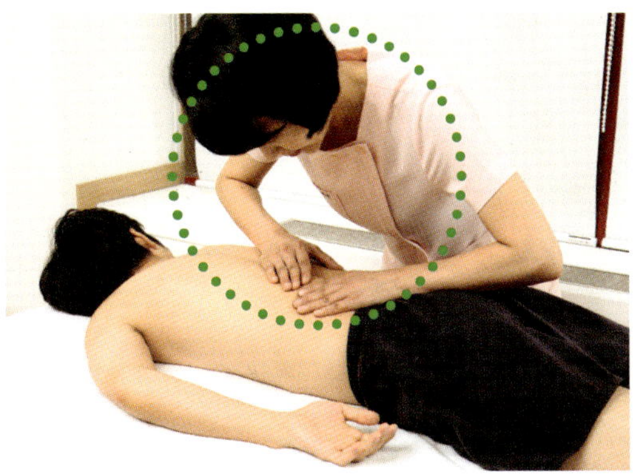

그림 1-28 너무 가까운 치료거리

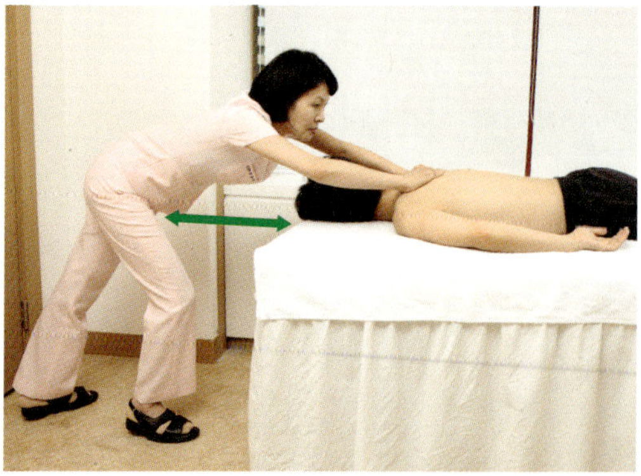

그림 1-29 너무 먼 치료거리

### (3) 엘보(elow) 사용법(허리, 등, 목, 골반, 허리)

전완(forearm)은 넓은 근육에 힘을 분산하므로 치료사의 신체에 긴장 없이 환자의 심부조직으로 에너지를 집중하기에는 부적절할 때가 있다. 이 경우 전완보다는 팔꿈치가 국소적인 부분에 에너지를 더 집중할 수 있다. 많은 치료사들이 엘보 사용을 주저하는 경우가 많지만 실제로 가장 쉬운 기술 중의 하나이다. 자기 자신에 맞는 자세를 찾기 위해 꾸준한 연습이 필요하다. 쉬운 예로, 옆으로 누운 자세일 때 치료가 더 능숙할 수 있고 똑바로 누운 자세를 더 선호할 수도 있다.

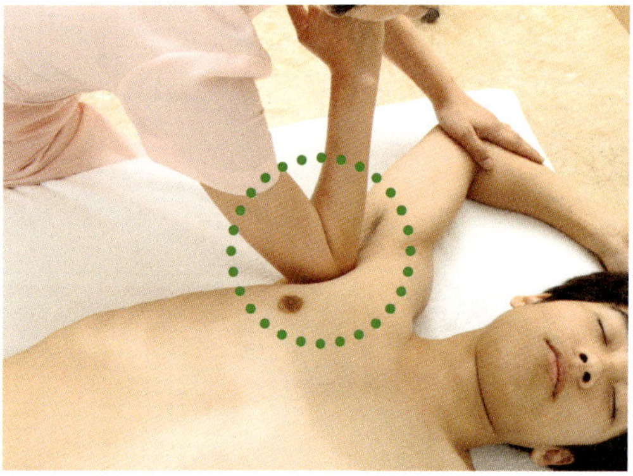

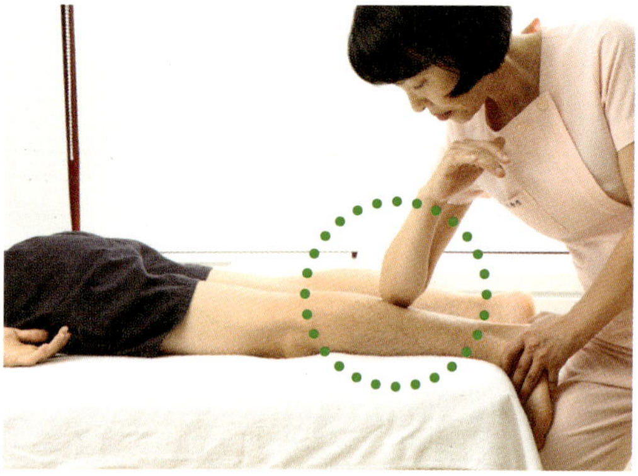

그림 1-30 엘보 사용법

### (4) 주먹(fist)의 적절한 사용

주먹은 중수골(metacarpal)과 손가락(phalanges) 사이의 네 마디를 사용하는 것으로 손가락은 느슨하게 신전해야 하고 엄지는 손가락 안으로 쥐지 말고 직선 방향으로 이완해야 한다. 주먹은 신체의 살찐 부위 등 광범위하게 사용된다. 보통 주먹을 사용할 때 팔꿈치는 신전해야지만 치료사의 골반에 끼고 허리를 약간 구부려 떠받친 상태를 유지할 경우도 있다. 주먹의 부적절한 사용으로 손목 관절에 좌상을 주며 심하면 수근관증후군이 될 수 있다.

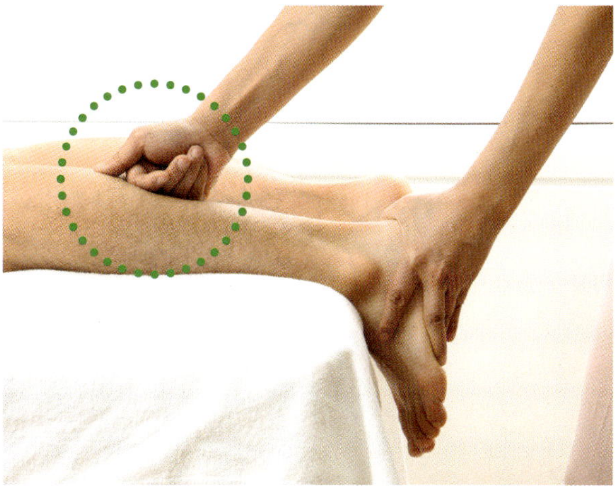

주먹을 도구로 사용할 시 엄지는 직선방향으로 향하게 놓고 팔꿈치는 신전한다.

그림 1-31 적절한 주먹 사용법

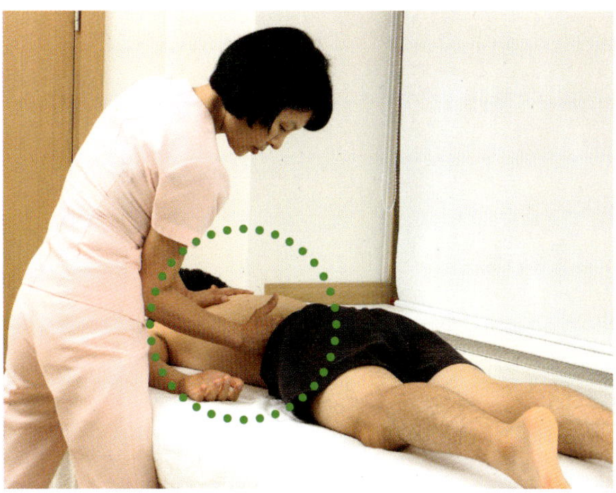

치료사의 골반에 팔꿈치를 끼고 약간 구부린 상태를 유지한 채 골반을 통해서 치료사의 체중을 이용해 에너지를 전달한다.

그림 1-32 치료사의 적절한 힘의 단계

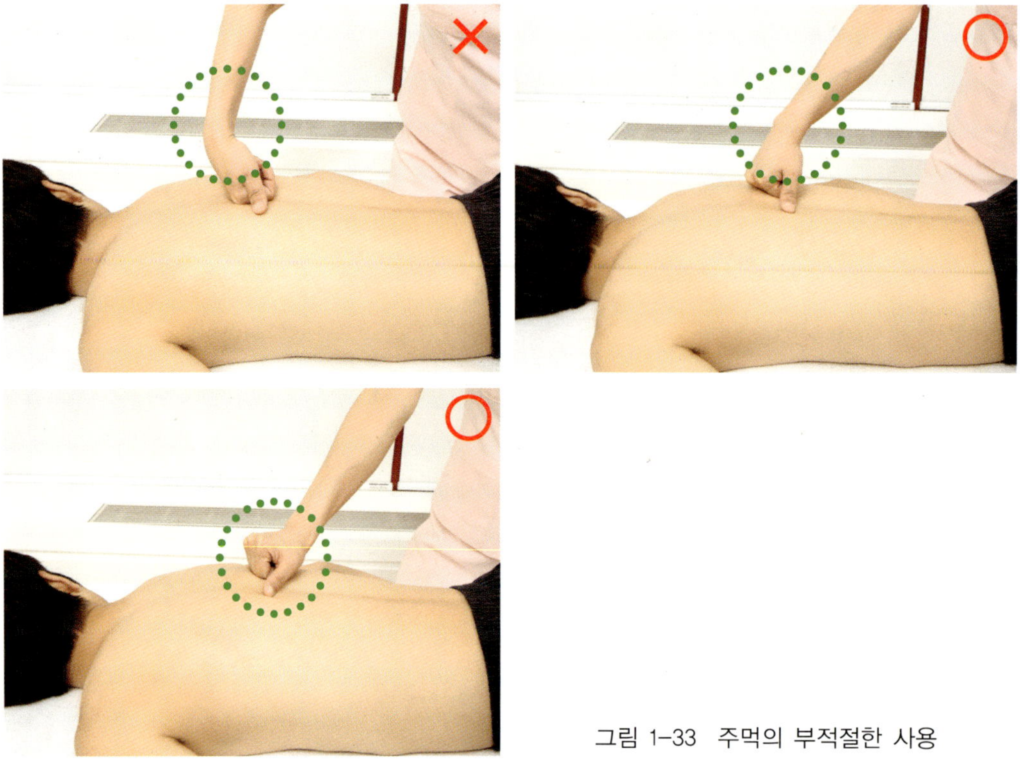

그림 1-33 주먹의 부적절한 사용

### (5) 스트레칭(stretching) 된 자세에서 근육마사지

스트레칭 된 자세에서 근육을 치료하는 방법을 예를 들어보았다. 여러 방법들이 있지만 자신만이 좋아하는 스트레칭 방법을 찾아내는 것이 중요하다.

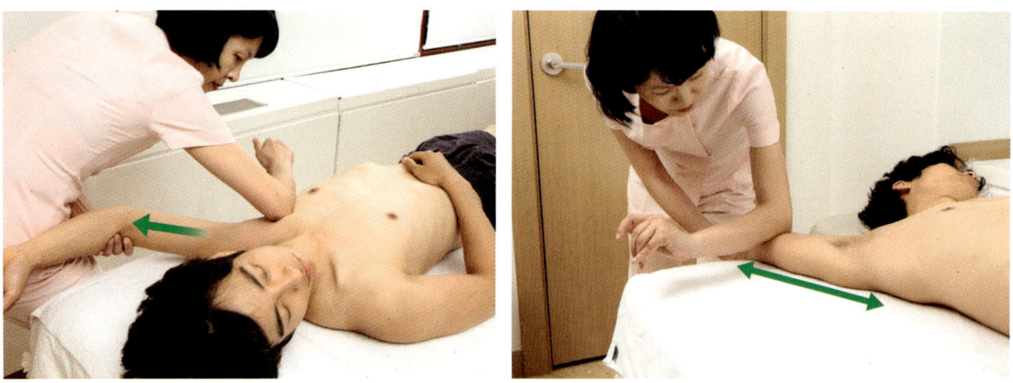

환자의 팔을 머리 위로 올리면 삼두근이 신전된다. 전완이나 주먹 등으로 팔을 치료하는 데 사용할 수 있고, 이 때 환자의 팔꿈치를 구부리면 삼두근이 더욱 더 신전된다.

그림 1-34 스트레칭된 자세에서의 근육 치료 1

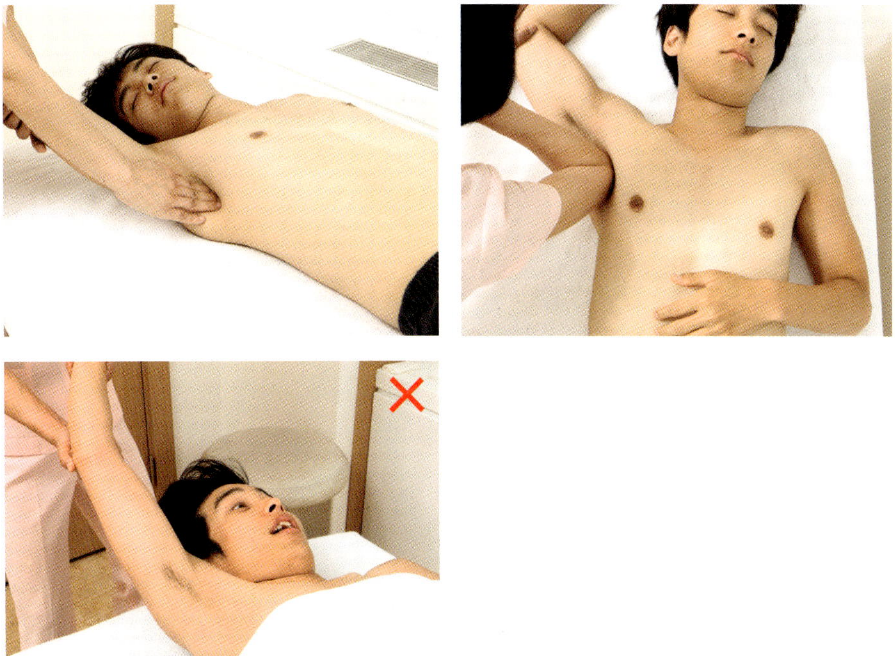

과도한 스트레칭

환자의 팔을 옆으로 스트레칭한 후 견갑하근(muscle subscapularis)을 손가락끝을 이용해 심부로 접근한다. 이 방법은 엎드린 자세에서는 접근하기 힘들기 때문에 바로 누운 자세에서 치료하면 효과적이다.

그림 1-35 스트레칭된 자세에서의 근육 치료 2

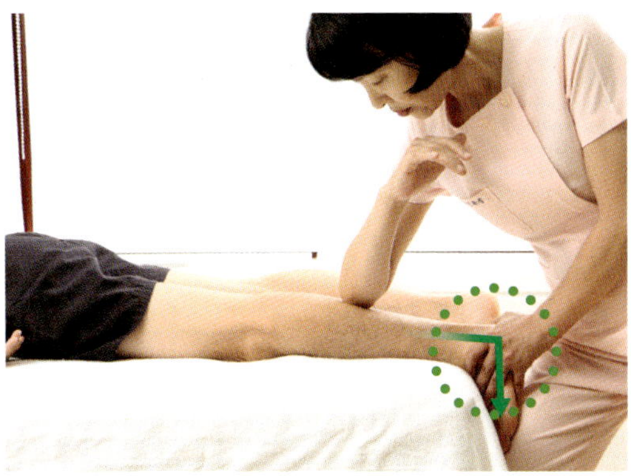

발목의 아킬레스건을 스트레칭하기 위해 발을 침대(bed) 밑으로 내린다.
비복근(gastrocnemius)이 신전되어 치료가 쉬워진다.

그림 1-36 스트레칭된 자세에서의 근육 치료 3

## 제 8 절 딥티슈 근육마사지를 위한 환자 탈의법

탈의법(draping)이란 신체 평가나 치료 시 환자의 치료할 부분을 제외한 나머지 신체 부분을 덮어주고 가려주는데 사용되는 용어이다. 이 용어는 화가가 그림을 그리기 위해 모델에게 착용해 주는 의복에서 유래되었다.

마사지 치료 시 신체에 대한 평가와 치료 접근은 약간의 신체 노출이 따른다. 그러므로 치료사는 치료 목적을 달성하면서도 환자의 프라이버시를 배려하는 방법을 고려해야 한다. 그러므로 치료사와 환자의 편안함을 위해 탈의를 할 때 신중을 기해야 한다. 보통 전통마사지에서는 환자에게 천이나 타월로 신체의 민감한 부분을 가린 후 나머지 부위는 치료를 위해 노출된다. 또한 환자를 전체적인 관점에서 신체평가를 하기 위해 보통 속옷을 입고 평가하고 판독한다.

따라서 환자의 바로 누운 자세, 엎드려 누운 자세, 복부마사지를 위한 여성의 가슴을 가려주는 기술 등 치료를 위한 탈의법을 알아보도록 하자.

### 1. 머리와 목 (head and neck)

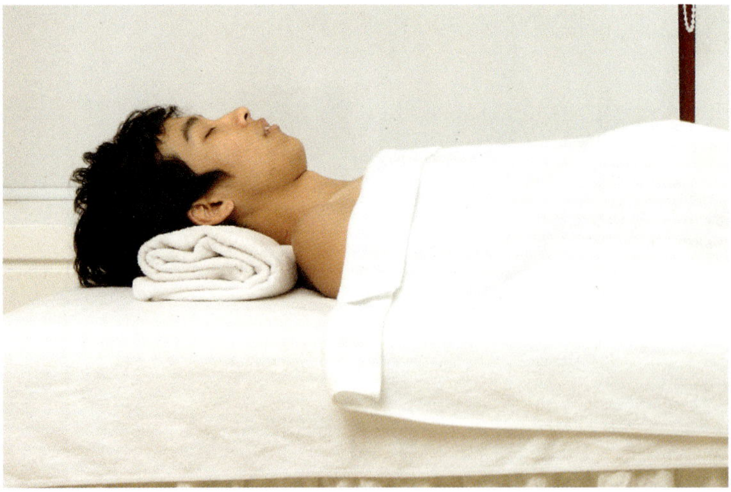

그림 1-37 머리와 목의 탈의법

## 2. 복부 (abdomen)

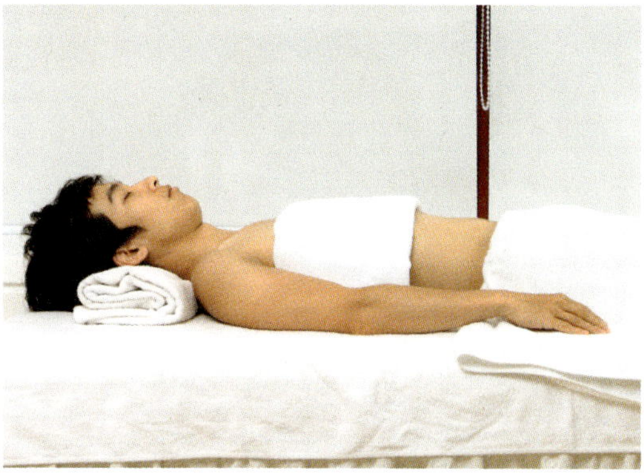

그림 1-38 복부의 탈의법

## 3. 흉부근육 (chest muscles)

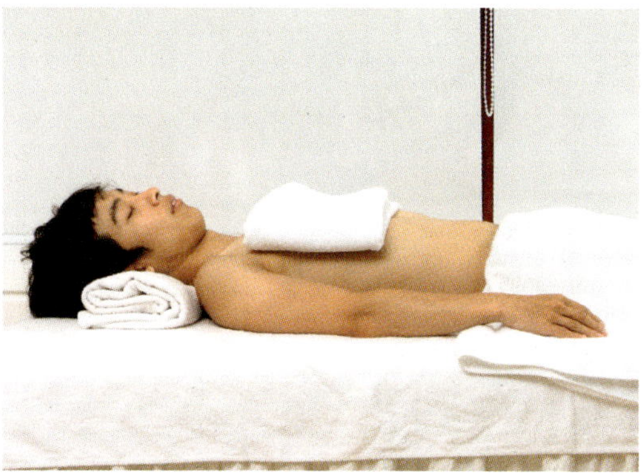

그림 1-39 흉부의 탈의법

## 4. 다리 전방 (anterior leg)

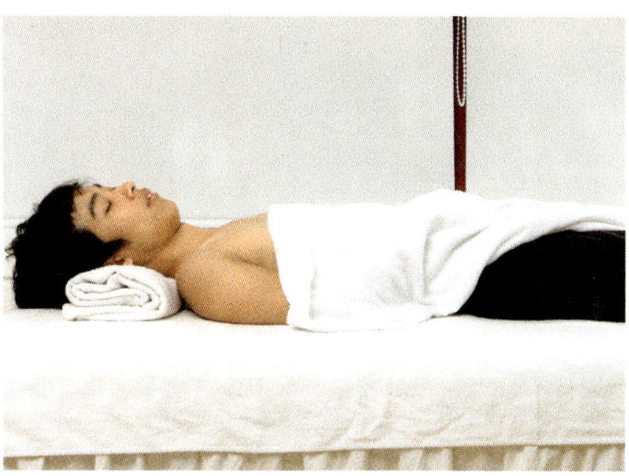

그림 1-40 다리전방의 탈의법

## 5. 뒤돌아 눕기 (turning the client)

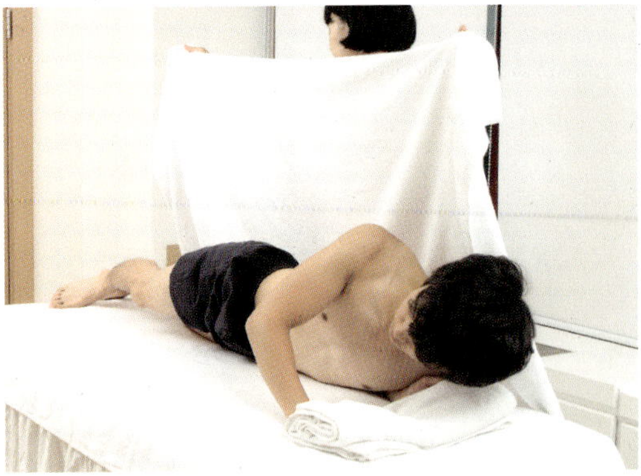

그림 1-41 환자가 뒤돌아 누울 때 탈의법

## 6. 등 (back)

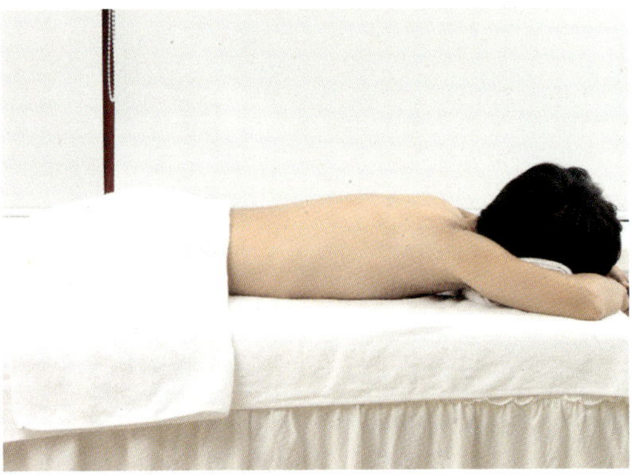

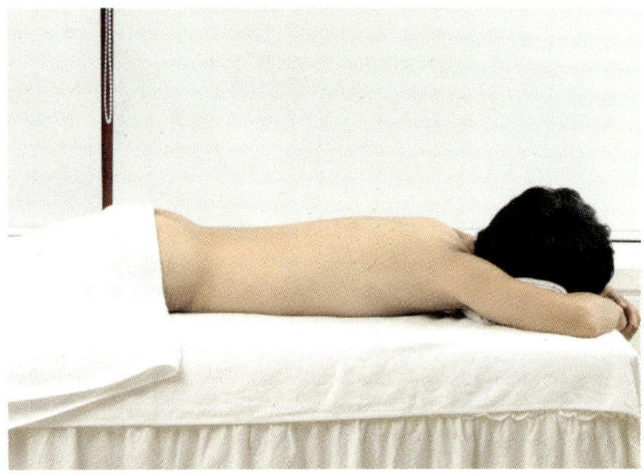

그림 1-42 등의 탈의법

## 7. 하퇴와 둔부 (posterior leg and buttock)

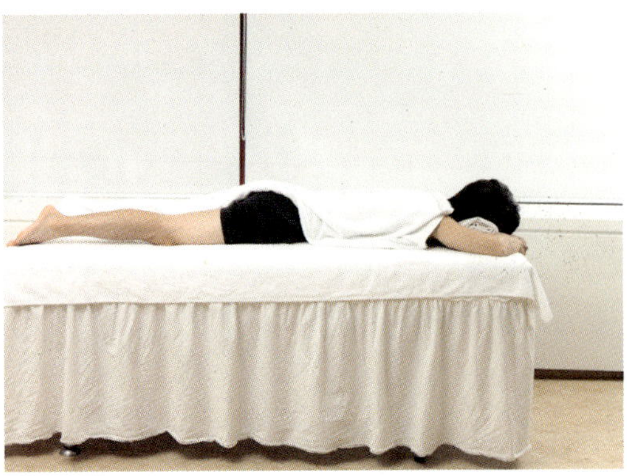

그림 1-43 하퇴와 둔부 탈의법

## 8. 외측으로 누운 자세 (sidelying)

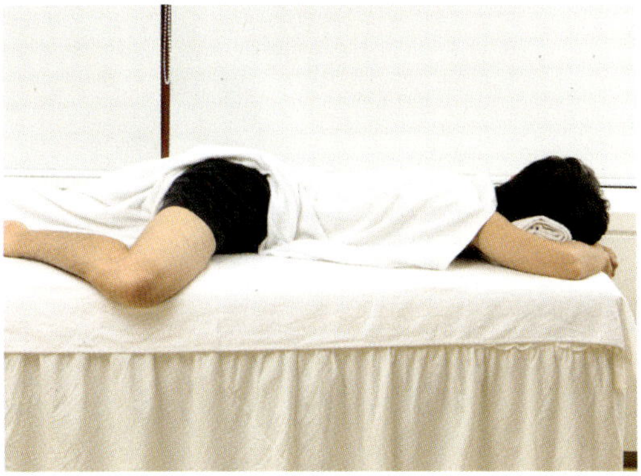

그림 1-44 외측으로 누운 자세에서의 탈의법

# 제 9 절 딥티슈 근육마사지를 위한 신체 평가 방법

환자의 신체평가와 효과적인 검사는 임상 치료의 핵심으로 신체 문제에 대한 정확한 평가는 치료사에게 자신감을 주고 환자에게 신뢰감을 심어 준다. 환자가 처음 방문 시, 이 과정은 기계적인 행동으로 보일지도 모르지만 치료사가 자신감을 성취하고 경험을 쌓아감에 따라 자연스럽게 기술이 발전할 것이다.

① 마사지 치료의 최우선의 목적은 효과적인 치료를 위한 것으로 정확한 평가가 이루어져야 한다.

② 환자의 병력은 간단한 서식과 문진(inquiry)을 통해 기록한다.

이름 : 키 : 몸무게 :

주소 :

집 전화번호 : 휴대폰 :

생년월일 : 성별 : 남자/여자 결혼상태 : 결혼/미혼

방문동기 :

병력 :

생활습관(운동이나 활동) :

환자의 통증 부위 및 과거의 통증이 있었던 부위에 체크 하시오.
(그림에도 표시를 요함)

통증 : 두통/허리/가슴/배/고관절/다리/어깨/목/팔/골반/서혜부/엉덩이

장애 경력 : 소화/경련/발작/천식/ 근육통/척추측만증/우울증/가슴앓이

그 외 정보 :

현재의 약물치료 :

전문의와의 상담 경력 :

그림 1-45 기록표(information form)

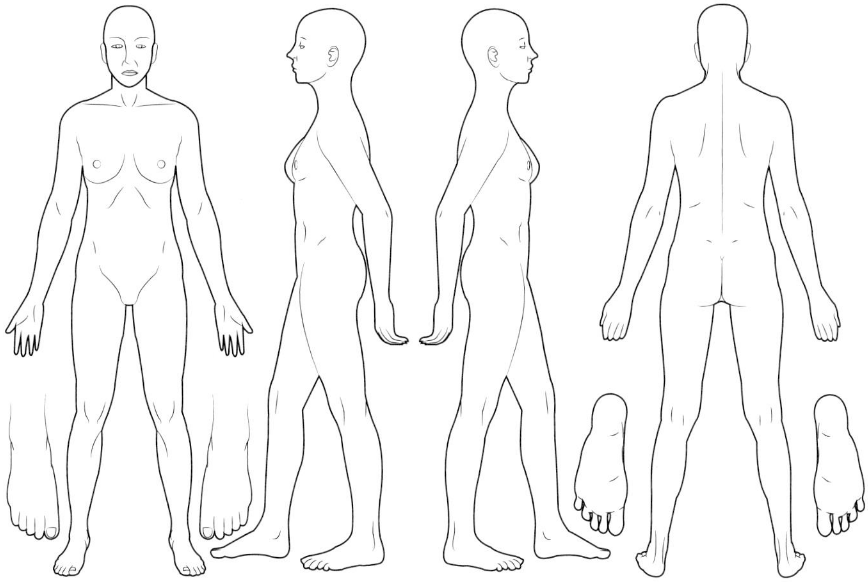

그림 1-46 신체 통증 부위 체크(Check body pain areas)

① 환자의 신체(body) 평가 : 자세평가, 관절가동범위, 손상된 근육검사, 통증을 호소하는 부위의 촉진, 호흡검사 등의 절차를 통해 전체적인 평가를 실시한다.

② 환자의 정보를 검토하여 효과적인 치료방법을 설정해 본다.

③ 치료사의 견해와 치료목적 및 환자의 자발적인 추천 운동 : 환자에게 효과적으로 전달되어야 하며 치료사는 반드시 환자 치료와 관련된 의학적인 전문지식을 갖추어야 한다.

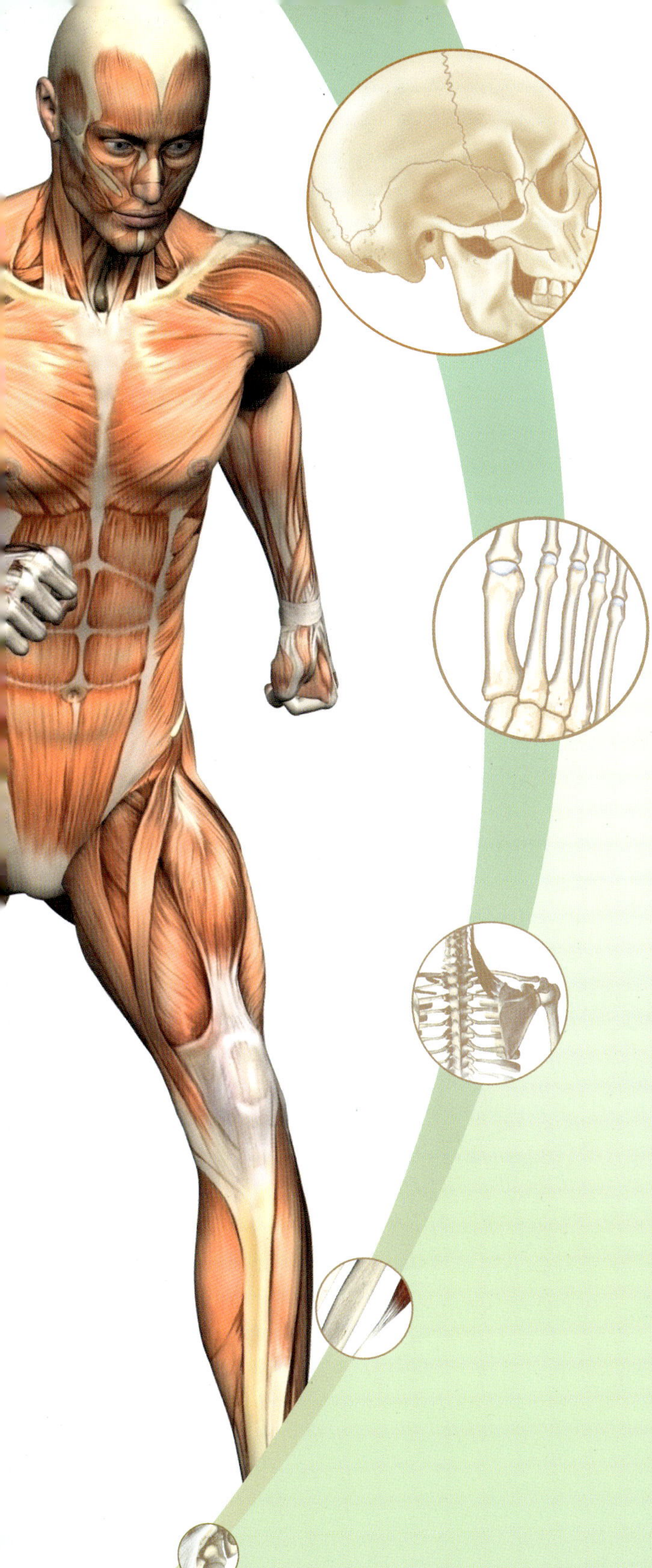

# Chapter 2
# 근육학 총론

1. 신체의 움직임(Body Movement)
2. 근육의 해부학적 구조와 기능
3. 근육의 종류
4. 근막통증증후군(MPS)

Chapter 2

# 근육학 총론

근육(muscle)이란 단어는 라틴어로 'mus(작은 쥐)'를 의미하며, 피부 밑의 근육 움직임이 마치 쥐가 이불 속에서 움직이는 모습과 비슷하다고 하여 'mus'로 표현한 것이다.

근육은 인체의 가장 큰 단일기관으로 인간의 주된 역할뿐만 아니라, 신체의 가장 많은 부분을 차지하는 기관으로 에너지대사의 주요대상이며 통증의 원인이 될 수 있다. 하지만 그 중요성에 비해 쉽게 생각하는 경향이 많다. 현대의학에서는 근육의 이상을 뼈나 관절 등에서 해법을 찾으려고 했지 근육자체의 기능적 이상에는 큰 관심을 두지 않았다.

근육에 문제가 생기면 우리 몸에는 통증(pain)과 기능장애(dysfunction)가 발생하게 된다. 하나의 사회가 한 사람으로 이루어질 수 없듯이 우리 몸은 600개가 넘는 근육의 연결을 통해서 구성되어 있다. 사회를 구성하는 개개인마다 성격이 다르듯 근육들도 각각 다른 기능과 역할을 담당한다. 이러한 근육의 형태와 신경분포 및 작용을 이해하고 인간유기체(human organism)와의 연관성을 연구 분석하여 임상에 적용하는 학문이 근육학(myology)이다.

신체 근육계(muscle system)의 기본적인 임무는 뼈를 움직여서 인체의 운동을 일으키는 것이고 부수적으로 인체의 모양과 윤곽을 형성하는데 기여한다. 근육조직(muscle tissue)은 전체 체중의 40~50%를 차지하며 여성보다 남성의 경우에 그 비율이 높고 인체에서 가장 큰 부피를 차지하는 기관이며, 근육의 수는 400~500여 개로 사람마다 근육의 수는 차이가 난다.

## 제1절 신체의 움직임(Body Movements)

신체의 부분과 동작을 설명하자면 기본적인 자세가 반드시 필요하며 이러한 자세를 해부학적 자세(anatomical position)라고 한다. 신체의 방향을 가리키는 용어가 신체에도 적용되는데 실제적인 자세와는 상관없이 해부학적인 자세를 기준으로 사용한다. 사물 또는 사람의 측면에 적용되는 '오른쪽(right)' 혹은 '왼쪽(left)' 용어는 여러분이 보는 방향이 아니라 해부학적인 방향이다(그림 2-1).

### 1. 해부학적 자세(Anatomical Position) 및 방향

해부학적 자세란 신체의 가장 기본적인 자세로 사람이 똑바로 서서 얼굴은 앞을 향하고 발을 나란히 하며 팔은 옆으로 늘어뜨려 손바닥을 앞쪽으로 향하는 자세를 말한다. 이와 같이 정의하면 해부학적 자세에서 상부(superior)는 항상 두측(head)을 향하는 것이고 하부는 발끝을 의미하는 것으로 발(feet)과 동의어이다. 이러한 용어들은 다음과 같이 정의할 수 있다.

① 상방/상부(superior) : 두부(head) 방향

② 하방/하부(inferior) : 발(feet) 방향

③ 전면(anterior) : 복부(ventral), 신체의 앞 방향

④ 후면(posterior) : 배부(dorsal), 신체의 뒤 방향

⑤ 내측(medial) : 가운데를 의미하는 라틴어 'medius' 에서 유래, 신체의 가운데 방향, 사지의 안쪽

⑥ 외측(lateral) : 측면을 의미하는 라틴어 'latus' 에서 유래, 신체의 중앙선에서 멀어지는 방향, 신체나 사지의 바깥쪽

⑦ 근위부(proximal) : 가까이 있는 의미의 라틴어 'proximus' 에서 유래, 신체의 중앙 또는 사지가 몸통에 연결되는 부위에 가까운 방향

⑧ 원위부(distal) : 멀리 있는 의미의 라틴어 'distans' 에서 유래, 신체의 중앙 또는 몸통 연결부위에서 멀어지는 방향

⑨ 표층/천부(superficial) : 신체표면에 가까운 방향

⑩ 심부/깊은(deep) : 신체표면에서 멀어지는 방향

⑪ 배부(dorsum) : 어떤 부위의 뒷면, 예로 손등이나 발등

⑫ 수장(palmar) : 손의 앞면, 손바닥

⑬ 족저(plantar) :발바닥 쪽

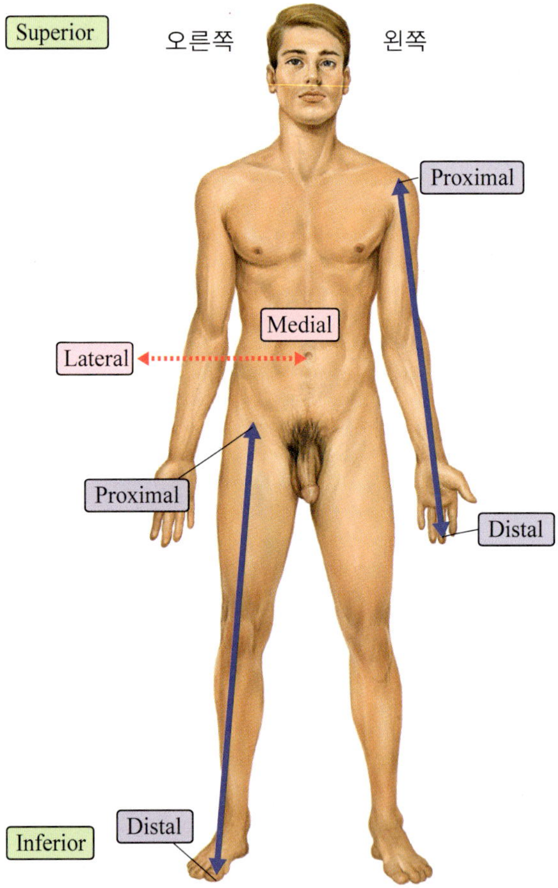


그림 2-1 해부학적 자세와 방향

## 2. 신체의 구역별 부위 (Regional Areas)

신체의 주요한 분할은 신체의 축 부분(체간, axial part)과 부속 부분(체지, appendicular parts)이며, 축 부분은 머리(head)와 목(neck), 몸통(trunk)으로 이루어지고 부속 부분은 신체의 축에 연결되어 있는 사지로 구성된다.

그림2-2의 용어들은 특정한 신체부위를 의미하고 표에는 다양한 인체 부위를 표현하는 의학적 용어들이 소개되어 있다.

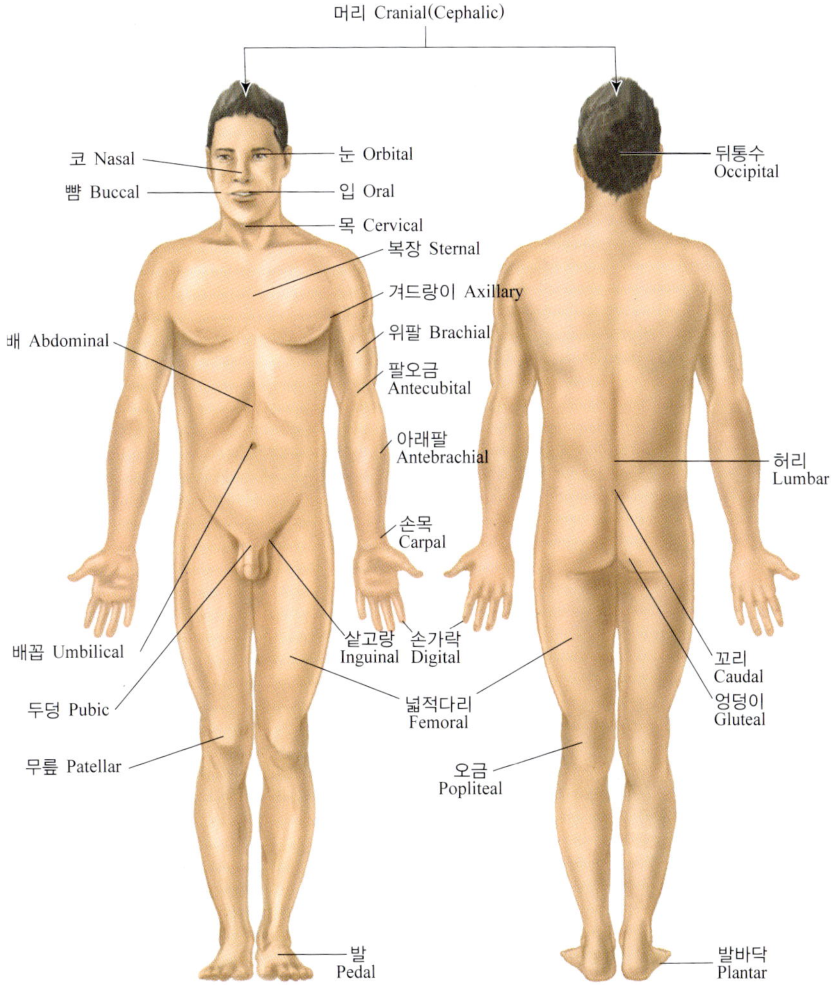


그림 2-2 인체의 앞쪽과 뒤쪽

표 2-1 인체영역과 부위

| 인체 영역 | 부위 | 의학적 적용 |
|---|---|---|
| antebrachial | 아래팔 | 손목과 팔꿈치 사이 |
| antecubital | 팔꿈치앞부위 | 채혈에 사용되는 부위 |
| axillary | 겨드랑이 | 체온을 잴 수 있는 부위 |
| brachial | 위팔 | 혈압을 측정하는 부위 |
| buccal | 뺨 | 청색증을 측정하는 부위 |
| carpal | 손목 | 손목굴 증후군(carpal tunnel syndrome) |
| cervical | 목 | 목 부위 상해 시에 목 지지대가 필요한 부위 |
| digital | 손가락 | 산소포화도 측정 부위 |
| femoral | 넓적다리 | CPR이 효과가 있는지, 맥박을 확인하는 부위 |
| gluteal | 볼기 부위<br>(엉덩이) | 엉덩이 주사 부위 |
| lumbar | 허리 | 장시간 차를 탔을 때 통증이 자주 옴 |
| nasal | 코 | 분무 형태로 투약할 수 있음 |
| oral | 입 | 약물의 주된 투입 경로 |
| orbital | 눈 | 상해는 시야에 손상을 줌 |
| patellar | 무릎 | 운동으로 인한 상해가 자주 올 수 있음 |
| pedal | 발 | 심장 문제를 가진 환자는 부종이 있음 |
| plantar | 발바닥 | 사마귀(planter wart)는 통증이 심함 |
| pubic | 두덩부위 | 이(body lize)가 발견됨 |
| sternal | 복장뼈 | CPR 시 사용되는 부위 |
| thoracic | 가슴 | 심장과 허파 소리를 들을 수 있는 부위 |

## 3. 신체의 면 (Planes of the human body)

면은 인체나 장기를 단면으로 분리하고 그림으로 형상화한 것을 의미하며, 가상선을 통하여 신체나 신체 일부가 절단된 것처럼 보일 수 있다.

① **시상면**(sagittal plane) 또는 **정중면**(median plane), **정중시상면**(mid-sagittal plane) : 신체를 앞에서 뒤까지 수직으로 통과하는 면이다. 인체를 오른쪽과 왼쪽으로 균등하게 나누는 면을 말하며, 그림에서는 정중시상면을 보여준다.

※ **부시상면**(parasagittal) : 인체를 수직으로 나누지만 좌 · 우가 대칭되지 않는다.

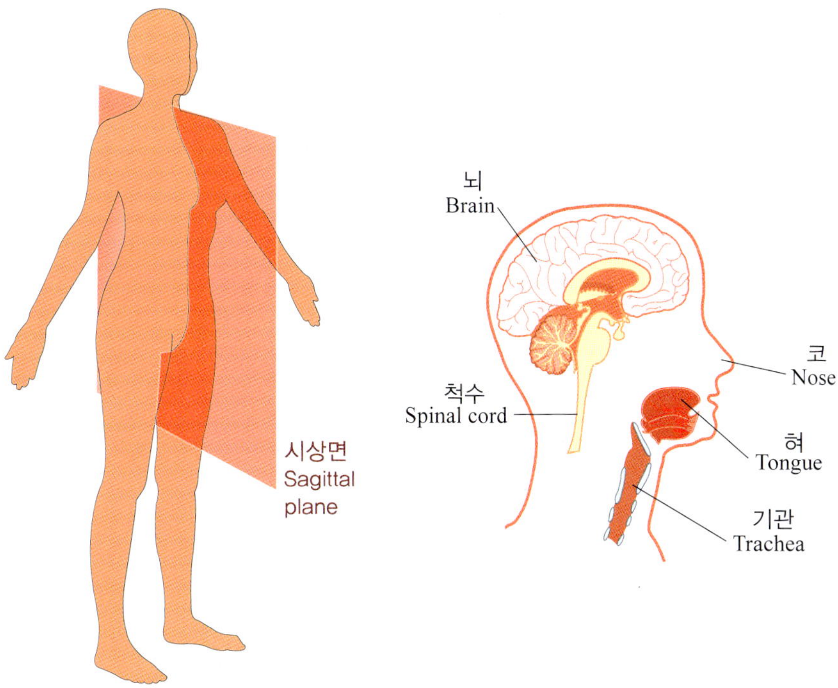


그림 2-3 정중시상면과 머리시상면

② 관상면(coronal plane) 또는 이마면(frontal plane) : 신체를 앞 · 뒤로 나누는 면을 말한다.

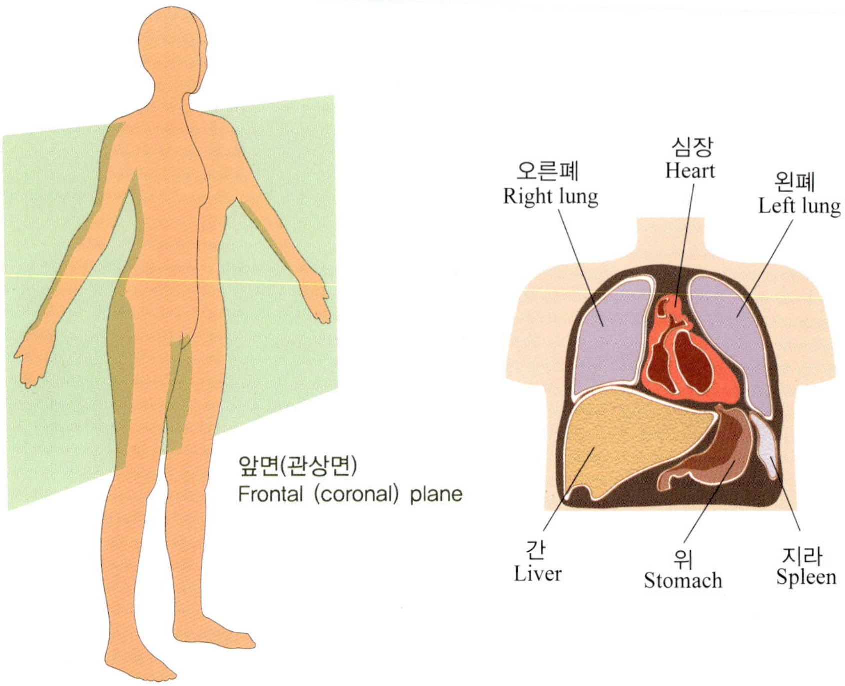


그림 2-4 흉부와 상체 관상면

③ 횡단면(가로면, transverse plane) 또는 수평면(horizontal pane) : 신체를 위(superior)와 아래(inferior)로 나누는 면이다 내부 장기를 더 세밀하게 검사하기 위해 장기나 표본을 채취할 때 주로 사용된다.

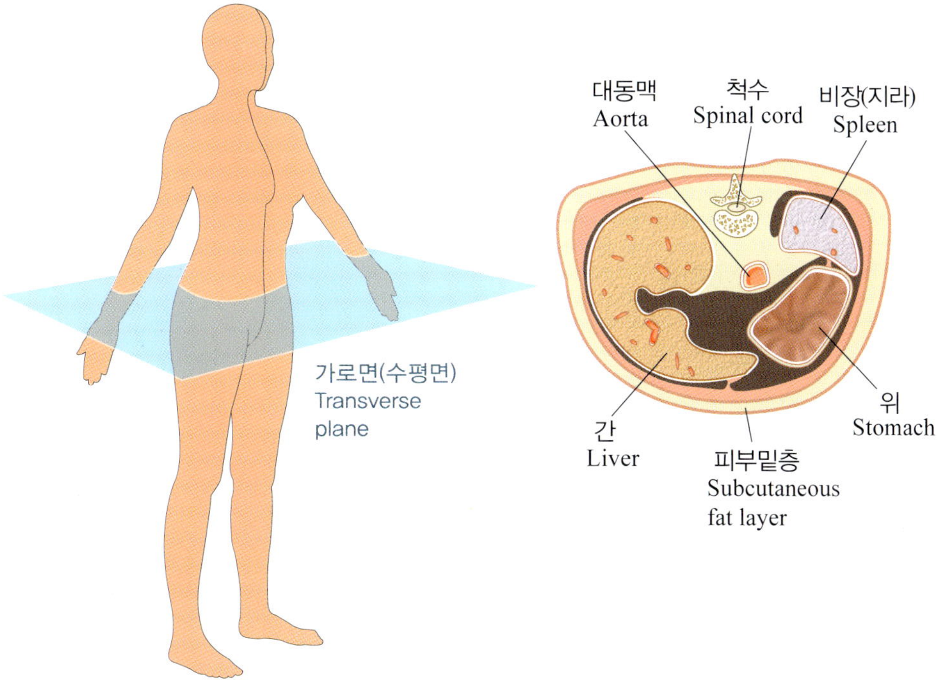


그림 2-5 횡단면과 상복부의 가로면

## 4. 신체의 운동범위 (Range of Motion)

신체 부위가 움직이는 방향은 태아 자세(fetal position)와 연관시켜 설명한다. 태아 자세의 움직임은 모든 사지를 굴곡(굽힘, flexion)하게 된다. 태아 자세로부터 펴는 동작을 통해 모든 사지는 신전(폄, extension)된다. 여기서 운동범위는 관절가동범위를 의미한다.

### ① 굴곡 (굽힘, flexion)

관절에서 두 개의 뼈 사이의 각도(angle)를 감소시키는 움직임이다. 해부학적 자세에서 무릎 관절이 뒤로 구부러지는 것만 제외하고 굴곡은 항상 앞쪽으로 구부리는 것이다. 즉 굴곡은 항상 태아 자세로 향하는 동작이다.

### ② 신전 (폄, extension)

관절의 중심으로 두 뼈의 각을 넓히는 움직임으로 굴곡이 전제된 후에 이루어지는 것으로 굴곡이 전제되지 않은 신전은 과신전(hyperextension)이라고 한다. 즉, 정상범위를 넘어서 사지를 신전시키는 것을 의미한다.

③ 외전 (벌림, abduction)

신체나 사지의 중앙선에서 사지가 멀어지는 동작으로 어깨관절을 중심으로 팔이 몸으로부터 떨어져 나가는 동작이다.

④ 내전 (모음, adduction)

신체나 사지의 중앙선으로 사지가 가까워지는 동작으로 대부분의 내전운동은 외전상태를 전제로 하고 일어난다.

⑤ 회선 (휘돌림, circumduction)

굴곡, 신전, 외전, 내전의 연속된 동작으로 뼈의 원위부 끝이 원을 그리며 움직이는 데 반해 근위부 끝은 안정되게 남아있는 동작이다.

⑥ 회전 (돌림, rotation)

축이 있는 상태에서 돌아가는 동작으로 내회전(안쪽 돌림, medial rotation)은 중심선 안쪽 방향으로 도는 동작, 외회전(가쪽 돌림, lateral rotation)은 중심선 바깥 방향으로 도는 동작이다.

⑦ 회내 (엎침, pronation)

손(hand)에서만 일어나는 움직임으로 손바닥이 바닥을 향하도록 뒤집는 움직임이다.

⑧ 회외 (뒤침, supination)

손에서만 사용되는 동작으로 손바닥을 천장을 향하도록 뒤집는 움직임이다.

⑨ 배측굴곡 (뒤굽힘, 발등굽힘, dorsiflexion)

발가락이 발등 쪽을 향하도록 발목 관절의 각도를 줄이는 동작으로 발등 쪽으로 발가락을 굽힌다.

⑩ 저측굴곡 (저굴, 발바닥쪽 굽힘, plantar flexion)

발가락이 바닥쪽을 향하는 동작이다.

⑪ **내번** (안쪽번짐, inversion)

발에서만 일어나는 움직임으로 발목을 안쪽으로 젖혀주는 동작이다.

⑫ **외번** (가쪽번짐, eversion)

발에서만 일어나며 발목을 바깥쪽으로 젖혀주는 동작이다.

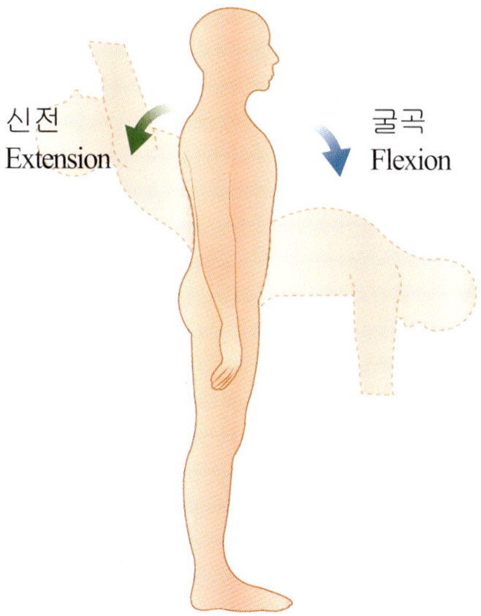


a. 체간의 신전과 굴곡

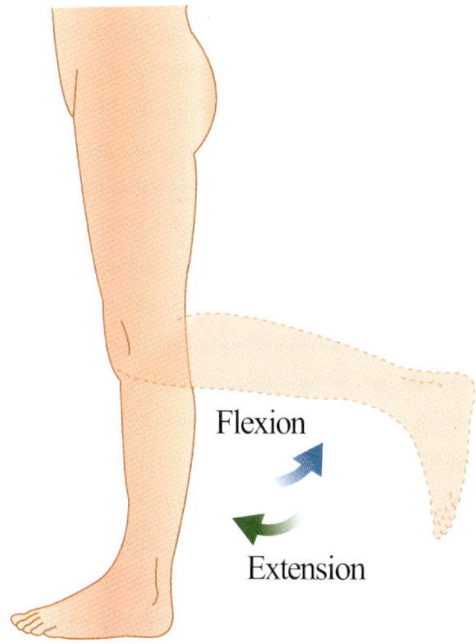


b. 슬관절의 굴곡과 신전

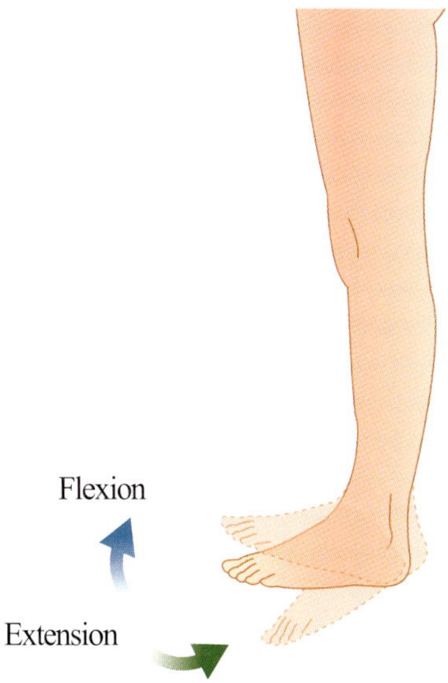


c. 배측굴곡과 저측굴곡

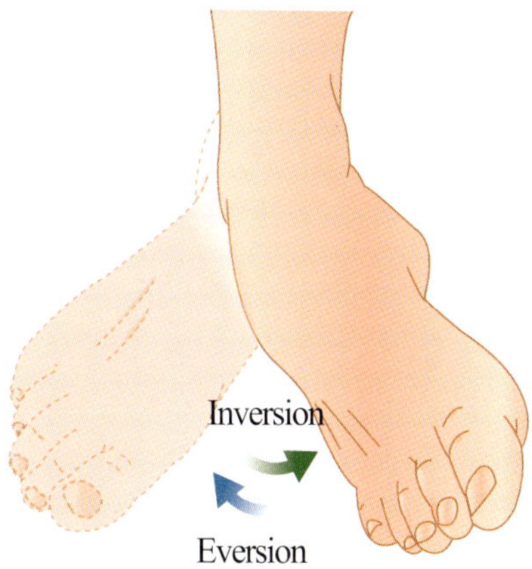


d. 발목의 내반(inversion)과 외반(eversion)

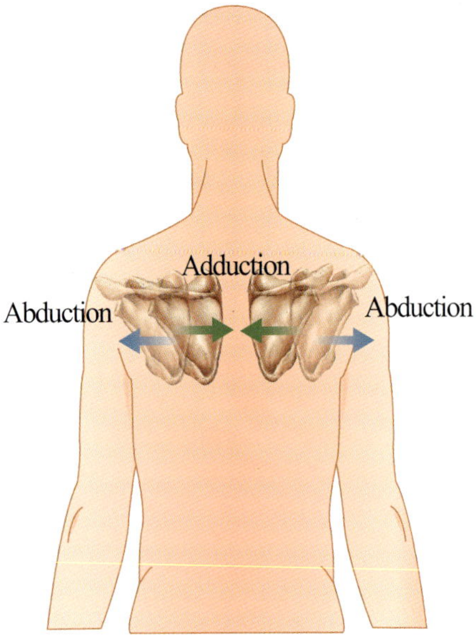


e. 견갑골의 내전(adduction)과 외전(abduction)

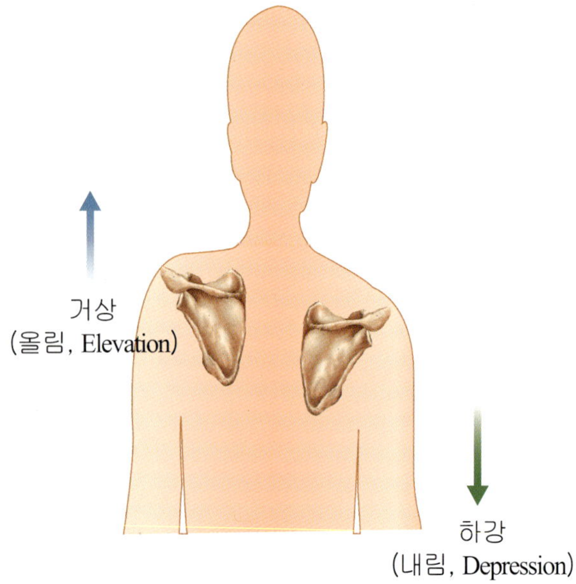


f. 견갑골의 거상(올림)과 하강(내림)

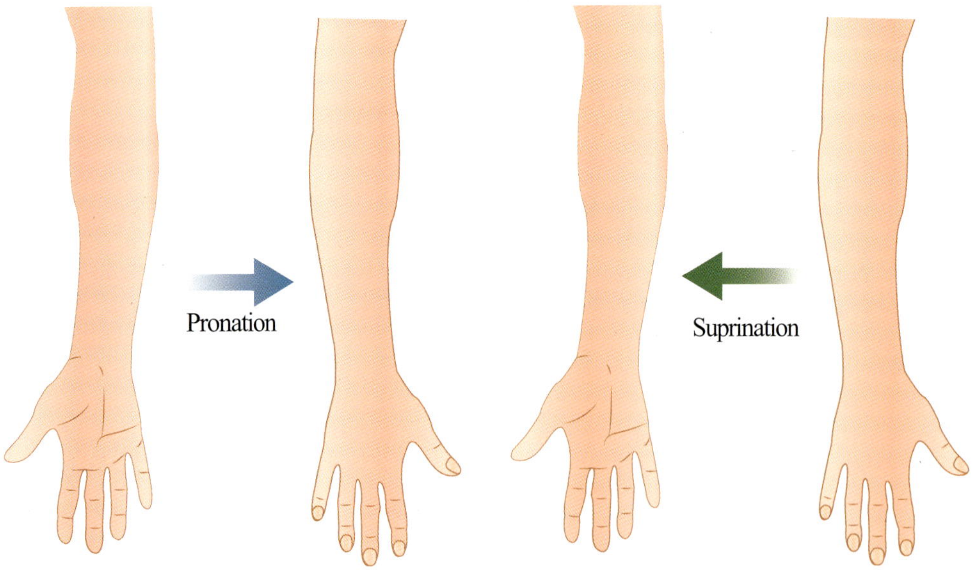


g. 전완의 회내(pronation)와 회외(suprination)는 손에서만 일어나는 움직임

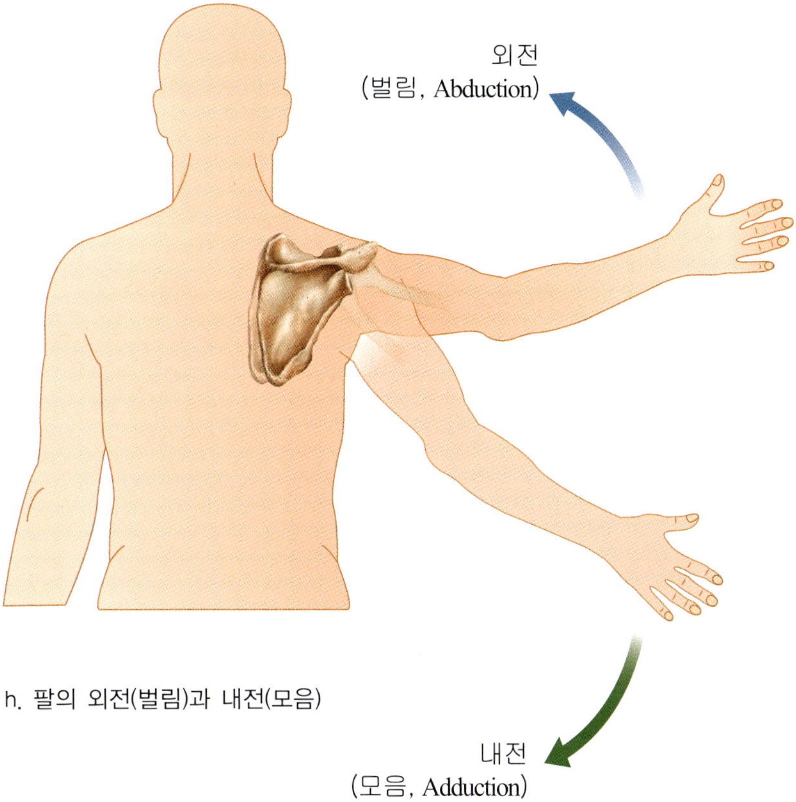


h. 팔의 외전(벌림)과 내전(모음)

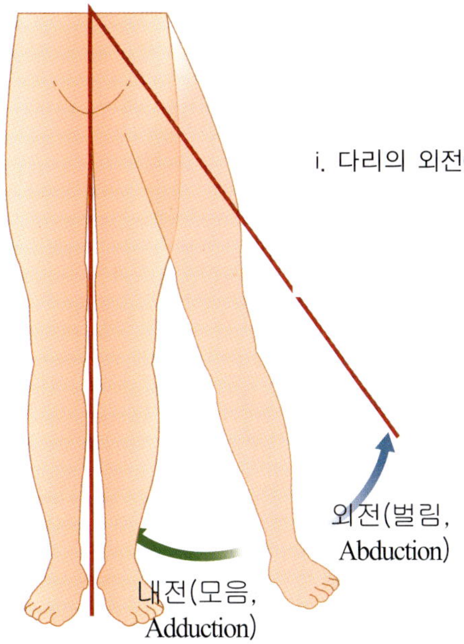


i. 다리의 외전(벌림)과 내전(모음)

그림 2-6 신체의 관절가동범위(a~i)

## 제 2 절 근육의 해부학적 구조와 기능

근육은 근막(fascia)이라는 질긴 결체조직 층에 둘러싸여서, 인접한 근육의 근막이나 피하의 다른 결체조직에 가서 연결된다. 근육의 최소 구성단위인 근섬유(근육섬유)는 근섬유초(근내막, endomysium)라는 소성 결합조직에 싸여 있으며, 이 근섬유들은 다양한 크기의 다발(근속)을 이루고 각각의 근속은 근주위막(근주막, perimysium)이라는 치밀한 결합조직에 싸이게 된다. 근속들이 모여서 형성되는 전체 근육은 다시 근외막(epimysium)이라는 섬유성 결합조직의 근막(fascia)으로 싸여지게 된다(그림 2-7).

근주위막과 근외막에 있는 교원섬유는 건(tendon)에 있는 교원섬유와 연속되고, 이들 섬유는 뼈와 근섬유의 부착을 위한 구조적인 역할을 한다. 즉, 근육은 건에 의해 뼈에 부착된다. 근육은 뼈나 건을 통해 붙게 되는데 비교적 고정되어 있어, 이 지점을 기시부(origin)라고 한다. 움직이는 뼈에 부착하는 근육의 끝을 종지부(insertion)라고 부른다. 이렇게 근육의 양끝이 뼈에 연결되는데 두 가지 형이 있다.

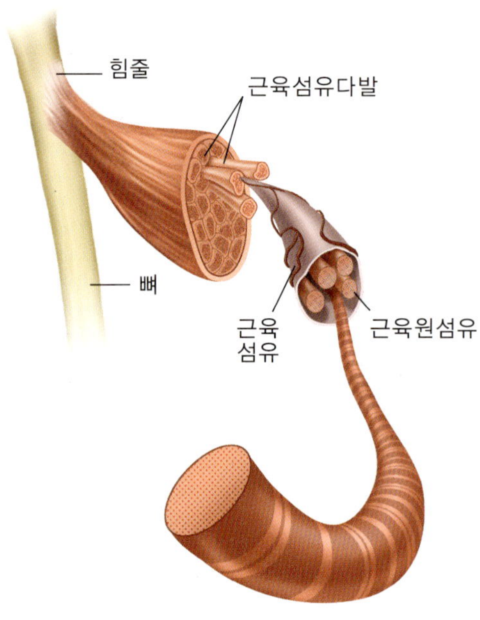


근섬유(근육섬유, muscle fiber)
각각의 근육세포는 근섬유라 하며, 이 근섬유의 수에 따라 근육의 크기나 기능이 다양해진다.

그림 2-7 근육(골격근)의 구조

## 1. 건(힘줄, Tendon)과 건막(널힘줄, Aponeurosis)

근육의 결합조직(connective tissue) 성분인 근막(fascia)은 함께 결합해서 건이라고 불리는 둥근 다발 또는 편평한 밴드 형태와 얇고 편평한 넓은 건막의 형태로 근육의 끝부분을 지나서 뻗어나게 된다. 건 또는 건막은 근육이 뼈나 연골, 다른 근육의 연결선에 안전하게 붙도록 한다.

## 2. 살갗 부착(fleshy attachment)

근섬유가 바로 골막에 부착하는 것으로 부착되는 부위와 넓게 펴져서 부착되어 작용 시 힘이 분산되는 경우의 근육이다.

## 3. 섬유성 부착(fibrous attachment)

부착점이 한 곳에 집중되어서 수축 시 강한 힘을 받게 되기 때문에 건(tendon)에 부착된다(그림 2-6). 근섬유가 근육의 수축을 따라 평행하게 기시점(origin)과 정지점(insertion)이 부착되어 그 근육의 모양을 결정하게 되는데 각 근육의 모형은 부착하는 형태에 따라 여러 가지 형태를 형성하게 된다.

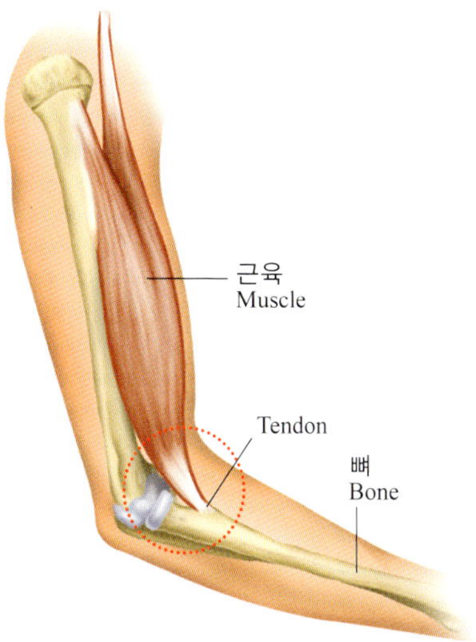


건(tendon)이 뼈에 부착된 모습

그림 2-8 근육과 건(tendon)

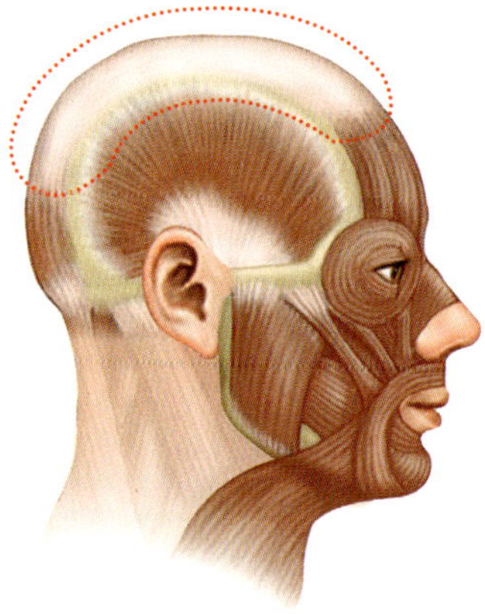
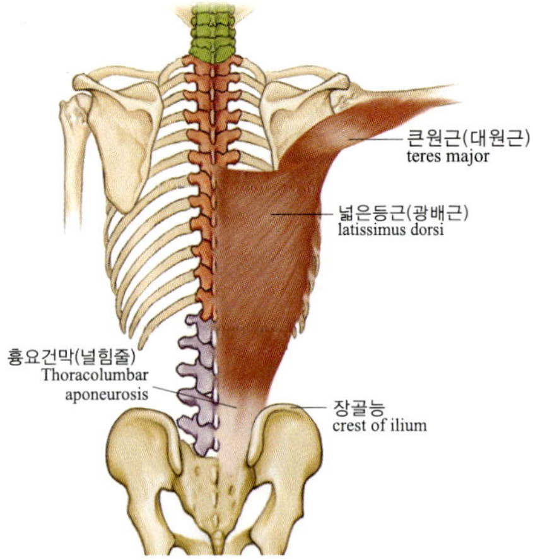


얇고 넓은 건막이 부착된 모습

그림 2-9 모상건막과 광배근

## 4. 근육의 형태

근육 형태는 근섬유들의 배열에 의해 구성된다. 이러한 근육 형태는 마사지 치료사들에게 근육 해부학 측면에서 가장 중요한 요소 중의 하나이다.

① 근섬유의 배열은 근육의 특정 부위나 근육 자체의 운동학적 기능을 결정한다.

② 근육의 특정 부위에서 근섬유의 방향은 움직임의 형태와 방향을 결정하므로, 각 근육의 구조학적 특징에 대해 아는 것이 중요하다.

| 근육형태 | 근속 배열 | 근육 |
|---|---|---|
| 평행근<br>parallel | 근속이 근육수축에 의해 평행하게 배열 | 상완이두근, 봉곤근 |
| 수렴근(방사근)<br>radiate | 근속이 부채모양으로 넓게 기시하여 중심건의 한 지점에서 정지 | 대흉근, 측두근 |
| 익상근(우상근)<br>pinnate | 깃털 모양을 한 형태, 근속이 대각선으로 배열되어 평행근보다 근육수축이 강함 | 대퇴직근, 비복근 |
| 반우상근<br>unipinnate | 근속이 중심건의 양면에 대각선으로 배열 | 내측광근, 외측광근 |
| 다우상근<br>multipennate | 근속이 여러 건에 대각으로 배열 | 삼각근 |

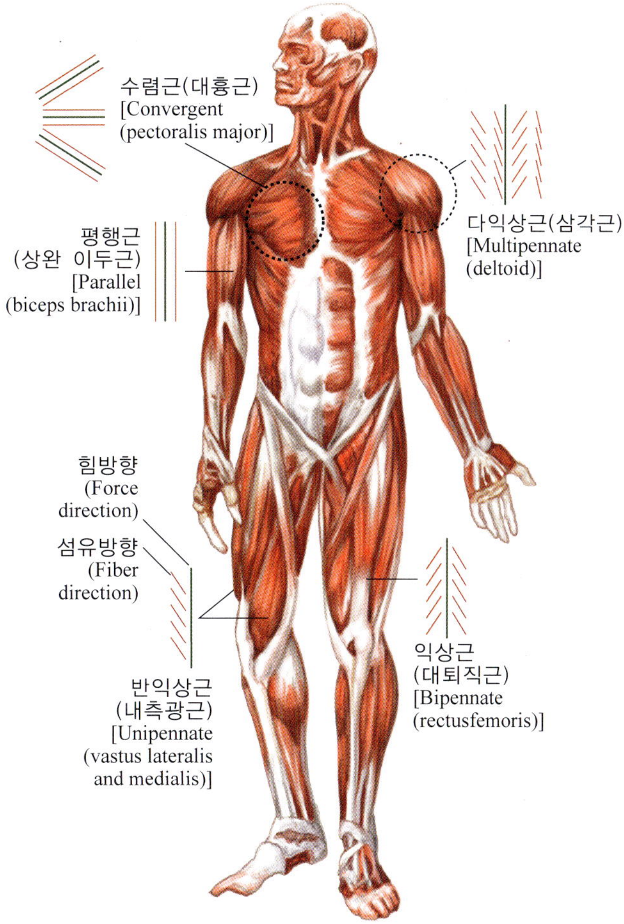


그림 2-10 근육의 형태

## 5. 근원섬유 (Myofibril)

근육의 최소단위인 근섬유(근육섬유)는 수백 개에서 수천 개의 근원섬유(근육원섬유)를 포함하고 있으며, 이것이 골격근의 수축성을 가진 성분이다. 근원섬유는 근절(근육원섬유마디, sarcomere)이라고 하는 최소단위들이 긴 실처럼 연결된 모습을 하고 있다.

하나의 근원섬유에는 여러 개의 근육원섬유 마디(근절)가 반복되어 나타나며 근수축의 기본단위이다. 양쪽의 가는 액틴근세사 사이에 굵은 미오신근세사가 일부분씩 겹쳐 배열되어 있는 구조를 하고 있다.

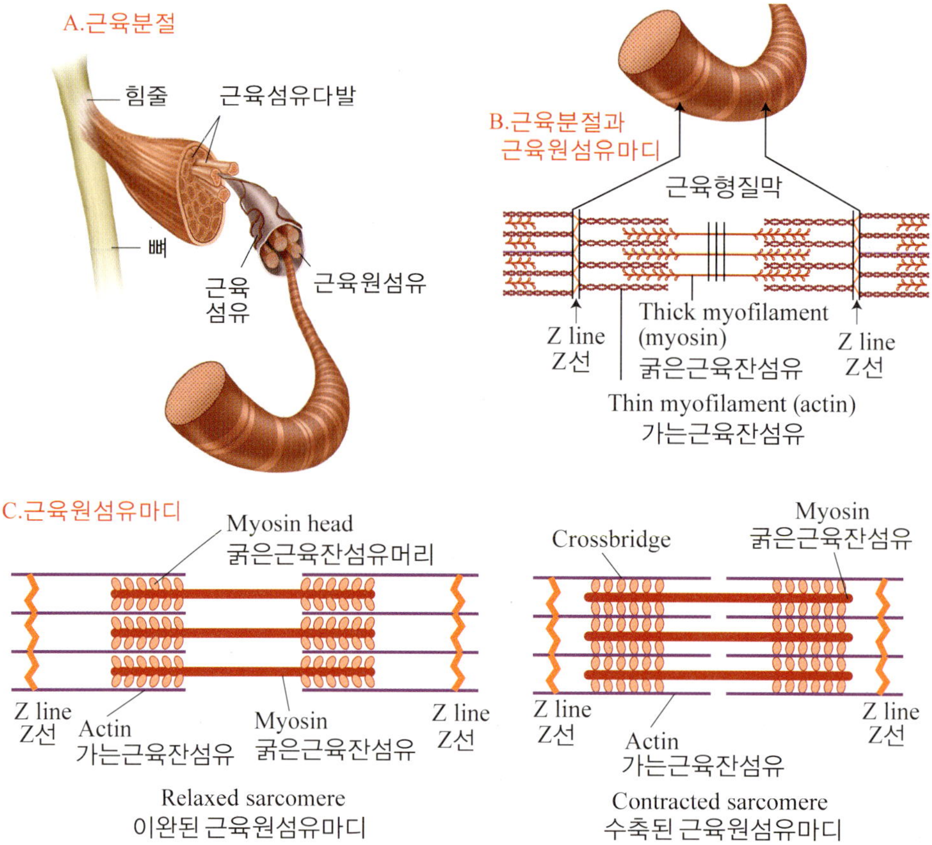


그림 2-11 근육의 움직임

### (1) 근절(근육원섬유마디, Sarcomere)

근절은 근육원섬유의 기본적 기능 단위이며, Z선 끝에서 끝으로 연결하는 수많은 근절로 이루어져 있다. 어두운 부분은 A대이고 밝은 부분은 I대로 교차하면서 나타난다. 각 어두운 A대는 중앙의 밝은 부분에 해당하는 H대를 포함하며, 근육원섬유(근원섬유)가 이완할 때 뚜렷하게 나타난다.

① 근 수축 시 액틴과 미오신의 길이는 변화가 없으며, 액틴이 미오신 사이로 미끄러져 들어가서 액틴과 미오신이 겹치는 부분이 늘어난다.

② A대(암대)의 길이는 변화가 없다.

③ I대(명대), H대, Z선과 Z선 사이(근절)의 길이가 짧아지고 H대는 사라지기도 한다.

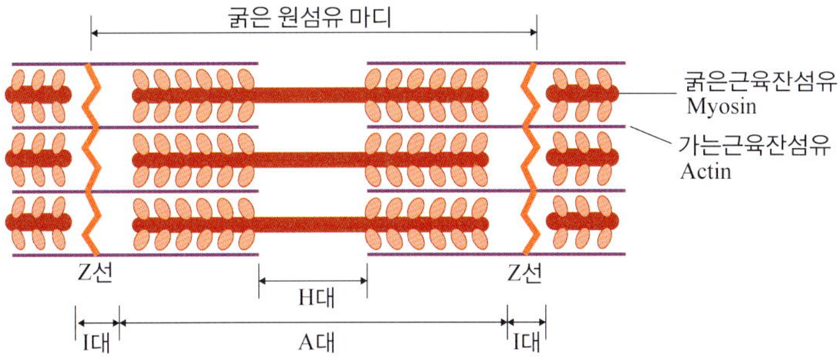


• I대(명대) : 액틴 필라멘트만 있는 부위
• A대(암대) : 액틴과 미오신이 겹쳐 있는 부위
• H대 : M선 주위의 굵은 미오신만 있는 부위

그림 2-12 근절(근육원섬유마디, Sarcomeres)

### (2) 액틴 근세사(Actin filament)

액틴 근세사는 근절의 Z선부터 중심 쪽으로 뻗어있고 단순한 관계를 통한 각각의 근세사는 세 개의 다른 단백질분자(액틴, 트로포미오신, 트로포닌)로 구성된다. 이들은 마치 꿰어놓은 두 줄의 구슬이 나선형으로 감겨있는 모양으로 이루어져 있다.

① 액틴 (actin)

근세사의 중추를 형성한다. 두 가락의 나선형으로 꼬인 각각의 액틴분자는 액틴분자의 가락을 형성하여 공 모양으로 서로 연결된다. 서로 꼬인 진주의 두 가락과 매우 비슷하다.

② 트로포미오신 (tropomyosin)

액틴 근세사 주위의 관 모양의 단백질로 패인 홈에 꼭 맞는다.

③ 트로포닌 (troponin)

액틴가락과 트로포미오신 모두에 규정된 간격으로 붙어있는 복잡한 단백질로 배열되어 있다.

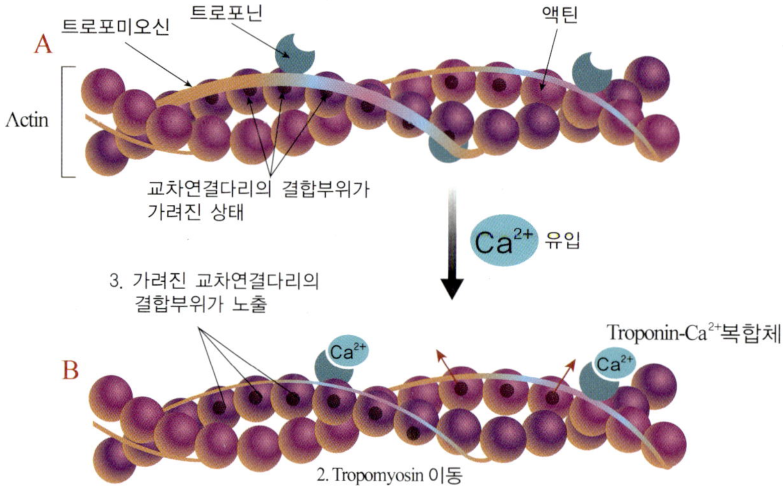


트로포닌이 칼슘이온과 결합하면, 트로포미오신을 액틴 섬유로부터 분리시켜 미오신이 결합할 수 있다. 그림 A는 트로포미오신에 의해 교차연결다리의 결합부위가 가려져 있다.

그림 2-134 액틴 근세사의 분자구조

### (3) 미오신 근세사(myosin filament)

모든 골격근 단백질의 약 2/3 정도를 차지하며 나선형인 두 개의 단백질로 구성되어 있다. 미오신 근세사는 가락의 끝이 공 모양의 머리 형태로 근육활동을 하는 동안 액틴근세사의 특수 부위와 함께 서로 상호작용을 한다.

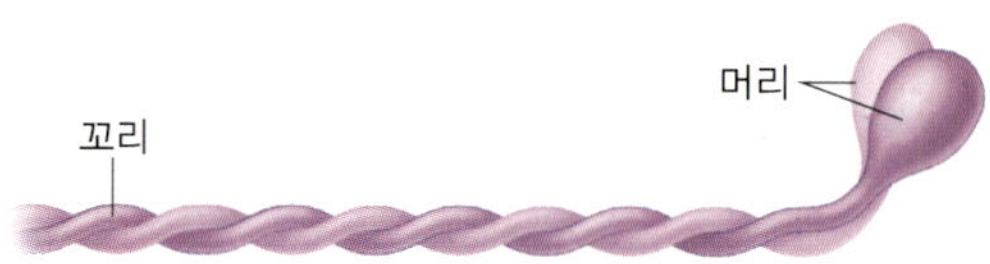


그림 2-14 미오신 근세사(myosin filament) 구조

### (4) 근육섬유의 작용(근육 활동을 일으키는 과정)

각각의 근육섬유는 섬유의 중심 끝에 연결된 하나의 운동신경에 의해 지배된다. 운동신경에서 떨어져 나온 아세틸콜린이 근섬유초(근내막, endomysium) 위의 수용체와 결합한다. 이 때 아세틸콜린이 충분히 분비되면 근섬유 내에서 활동전압이 발생된다.

활동전압은 근형질세망(가로세망, 근소포체, sarcoplasmic reticulum)으로부터 떨어져 나온 $Ca^{2+}$(칼슘)을 근형질 내로 유인하게 된다. $Ca^{2+}$은 액틴근세사의 트로포닌과 결합하고, 트로포닌은 트로포미오신을 끌어당겨서 액틴으로부터 교차연결 결합부위를 분리시켜 미오신 머리가 액틴 근세사와 결합할 수 있게 한다. 즉, 트로포미오신이 액틴에 붙어 있으면 미오신 머리가 액틴에 결합할 수 없으므로 칼슘의 역할이 매우 중요하다.

#### 1) 근섬유 (근육섬유, muscle fiber)

각각의 근육세포는 근섬유라고 하며, 이 근섬유의 수에 따라 근육의 크기나 기능이 다양해진다.

##### ① 근초 (sarcolemma)

근섬유는 근초라고 불리는 원형질막으로 둘러싸여 있고, 이 근초는 각 근섬유의 끝에서 뼈 안의 건(tendon)과 근섬유막을 융합시킨다. 이와 같이 일반적으로 각각의 눈에 보이지 않는 근섬유는 건을 거쳐 뼈에 부착되어 있으며 이로써 움직임이 발생하게 된다.

##### ② 근형질 (sarcoplasm)

근섬유의 세포질(cytoplasm)을 말하여, 근섬유 사이에서 젤라틴과 같은 물질들로 채워져 있다. 근섬유는 주로 용해된 단백질, 미네랄, 글리코겐, 지방 및 필수 세포소기관을 포함한다. 특히 근형질에는 산소와 결합된 합성물인, 헤모글로빈과 거의 동일한 마이오글로빈(myoglobin)뿐만 아니라 다량의 글리코겐(glycogen)도 저장되어 있다.

### 2) 근형질세망 (가로세망, 근소포체, sarcoplasmic reticulum)

근섬유 내부에서 찾을 수 있으며, 이 막질의 경로는 근섬유의 수평적인 경로로 근섬유 주위를 고리모양으로 연결한다. 그리고 근수축의 중요한 요인인 칼슘을 저장하는 역할을 한다.

### 3) T세관 (가로세관, T tubule, transverse tubule)

근형질 내부에서 근섬유를 통하여 물질이 이동하도록 해준다. 근육 외부의 자극을 내부로 전달하고 근형질세망을 자극해서 칼슘을 분비하고 근수축을 일으킨다.

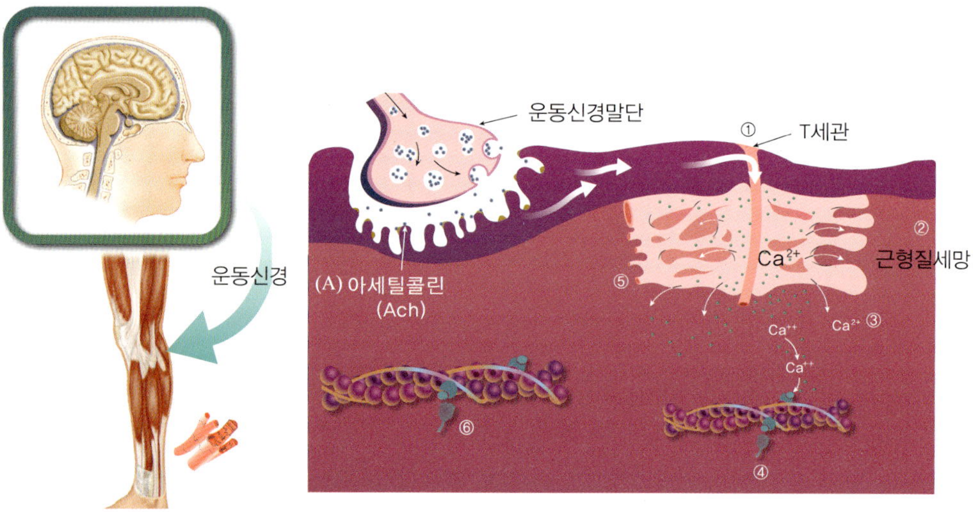


운동신경에서 떨어져 나온 아세틸콜린이 근섬유초(근내막, endomysium) 위의 수용체와 결합한다. 이 때 아세틸콜린이 충분히 분비되면 근섬유 내에서 활동전압이 발생된다.

그림 2-15 신경전달물질 아세틸콜린

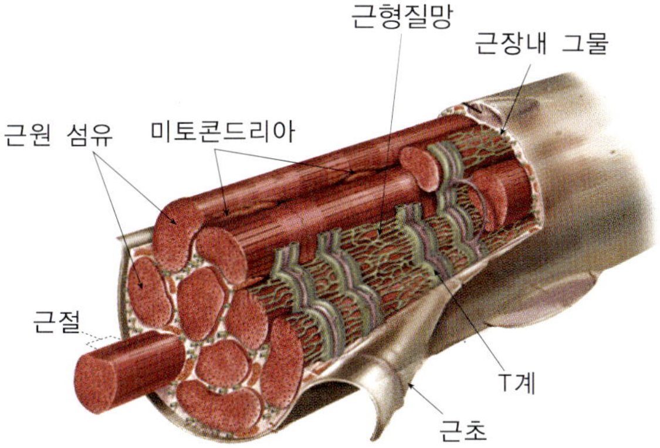


근섬유 주위를 고리로 연결하며, 근수축의 중요한 요인인 칼슘을 저장하고 있다.

그림 2-16 근형질세망(근형질망, sarcoplasmic reticulum)

### (5) 근육의 활주설(교차결합이론, Cross bridge theory of muscle contraction)

일반적으로 근육기능에 대한 이론은 활주설이다. 이것은 교차결합이론이라고도 불린다. 근육조직이 운동신경세포(motor neuron)에 의해 자극되었을 때 어떻게 수축되는지를 설명해 주는 이론이다. 미오신의 머리가 액틴근세사에 결합하면서 강한수축이 일어나면, 액틴근세사가 미끌어지게 되면서 Z선의 중앙으로 이동한다. 즉, 이런 움직임이 마치 활주하듯이 이동된다고 하여 근육 활주설이라는 개념이 형성되었다. 이 때 근육의 수축과 이완에 반드시 필요한 것은 칼슘과 ATP(아데노신 삼인산, adenosine triphosphate)이다. ATP는 미오신 머리가 액틴과 교차결합을 형성하고 푸는데 필요한 에너지를 공급한다. 또한 칼슘은 액틴과 미오신 및 ATP에 서로 영향을 주어서 수축을 유도하며, 칼슘이 근육에서 떨어져 나가면 교차결합은 해체되고 근육이 이완된다.

시체가 뻣뻣하게 굳는 현상을 '사후경직(rigor mortis)'이라고 하는데, 이는 과학적으로 설명될 수 있는 정상적인 생리현상이다. 사람이 죽으면 모든 세포활동이 정지되므로 수축 시 사용된 칼슘은 다시 근형질세망으로 되돌아가지 못한다. 따라서 근육이 수축된 상태로 몸 전체가 경직된다. 또한 교차결합을 해체할 수 있는 ATP가 죽은 시체 속에서는 존재하지 않으므로 경직이 풀리지 않는다.

다음은 근육이 수축되고 다시 제자리로 되돌아가는 과정을 설명한 것이다(그림 2-18, 2-19).

① 운동뉴런의 말단에서 분비된 아세틸콜린에 의하여 근세포막이 탈분극된다.
② 세포막을 따라 온 활동전위는 T세관을 따라 근섬유로 전도된다.
③ 근소포체(근형질세망)에 저장되어 있던 칼슘이온이 방출된다.
④ 방출된 칼슘이온과 트로포닌이 결합하면서 액틴의 교차연결 결합부위가 노출된다.
⑤ ATP분해효소(ATPase)가 미오신 머리(head)에서 활성화 되면, ADP+Pi로 분해되어 에너지가 방출된다. 방출된 에너지는 미오신 머리를 다시 곧바로 서게 한다.

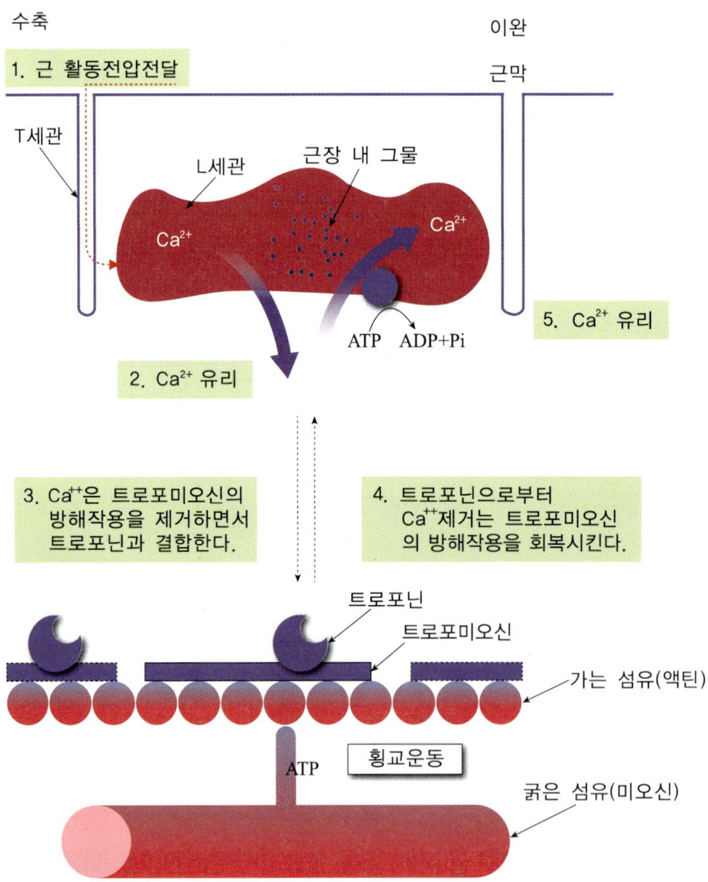


그림 2-17 근형질세망(가로세망, 근소포체)에서 칼슘 방출

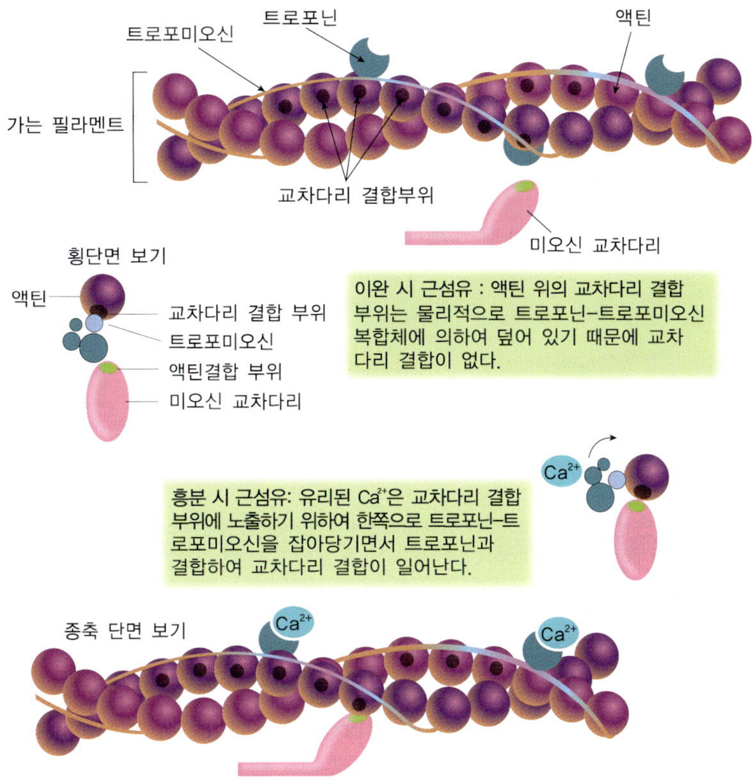


ATP분해효소에 의해 에너지가 방출되면 미오신 머리가 액틴과 결합되면서 액틴근세사가 Z선 중앙 쪽으로 미끄러지듯이 이동한다.

그림 2-18 트로포닌과 칼슘의 결합

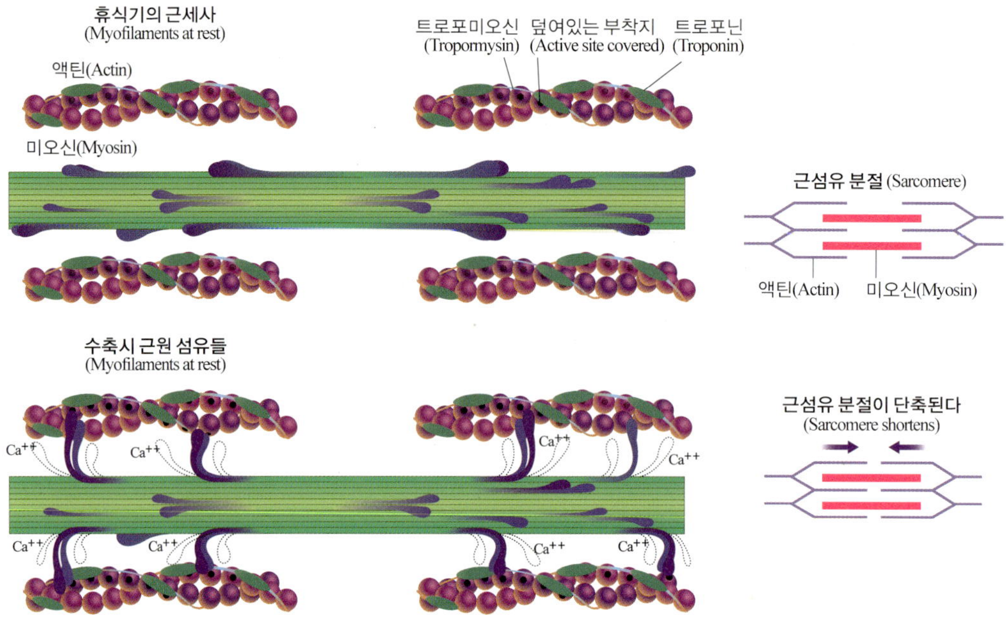


그림 2-19 근육수축의 활주설(Cross bridge theory of muscle contraction)

## 제 3 절 근육의 종류

근육조직(muscle tissue)은 근육세포가 모인 것이다. 근세포(근육세포)는 모양이 좁고 길기 때문에 근섬유(muscle fiber)라고도 한다. 인체의 근조직(근육조직)은 구조와 기능에 의해 3가지로 구별된다.

### 1. 골격근 (뼈대근육, Skeletal muscle)

골격근은 체중의 반을 차지하고 있으며, 인체 내 골격근 수가 약 200쌍이 있다. 그러나 신체운동이나 자세에 관여하고 있는 근육은 75쌍 정도이고, 나머지는 안면의 표정이나 발성 및 연하작용 등의 역할을 한다.

골격근은 중추신경의 운동신경에 의해 지배되고, 우리가 의식해서 사용할 수 있기 때문에 수의근(voluntary muscle)이라고 하며 뼈에 부착되어 있다. 또한 골격근의 근섬유는 줄무늬가 있어 줄무늬근 또는 횡문근이라고 부른다. 이 근육은 달리기 또는 들어올리기와 같은 스포츠나 운동을 통해 발달시키고 싶은 근육이 골격근이다.

## 2. 평활근 (민무늬근, Smooth muscle)

평활근은 심장을 제외한 인체 내 모든 장기의 벽을 형성하고 있는 근육이다. 따라서 내장근육이라고도 한다. 골격근과는 달리, 근섬유에 가로줄 무늬가 없어 민무늬근육이라도 하며, 이 근육은 자율신경계의 지배를 받아 의식적으로 통제할 수 없으므로 불수의근(involuntary)이다.

대부분의 평활근은 소화기뿐만 아니라 비뇨기 등 인체 내 모든 장기의 벽으로, 위(stomach)의 유문 부분의 괄약근과 같이 불수의적인 괄약근(sphincter)을 내포하고 있다. 이것은 수축과 이완을 리드미컬한 파도와 같은 형태로 연동운동(peristalsis)을 한다.

## 3. 심장근 (Cardiac muscle)

심장근은 심장의 벽에서만 볼 수 있는 근육으로 그 구조나 성질이 골격근과 내장근의 중간쯤이라고 볼 수 있다. 형태상으로 볼 때 골격근과 같이 가로줄무늬가 있지만 선명하지 않다. 신경지배는 평활근과 같이 자율신경의 지배를 받는 불수의근이다. 또한 심장근은 내장근처럼 리드미컬하게 수축을 하며, 이 수축은 분당 75회 정도로 수축과 이완을 반복하며 잠시도 쉬지 않고 평생을 움직인다.

| 구 분 | 해부학적 측면 | 생리학적 측면 |
|---|---|---|
| 골격근(뼈대근육) | 가로무늬근(횡문근) | 수의근(중추신경이 지배) |
| 평활근(내장근) | 민무늬근 | 불수의근(자율신경이 지배) |
| 심장근 | 가로무늬근(횡문근) | 불수의근(자율신경이 지배) |

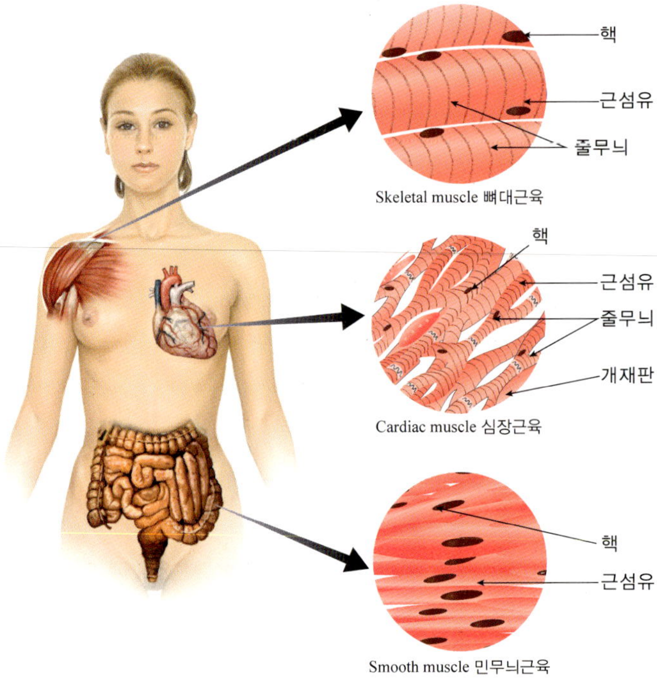


그림 2-20 3가지 근육조직

## 제 4 절 근막통증증후군(MPS)

근막통증증후군은 Myofascial Pain Syndrome & Dysfunction의 약자이다. 근막을 이용해 증후군(syndrome)과 기능이상(dysfunction)을 치료하는 학문이다. 또한 통증유발점(trigger point)을 이용하여 통증 및 잘못된 체형을 치료하는 학문으로 그 것의 본바탕은 근육에 있다.

근육을 이해하면 통증유발점의 활용도는 더욱 커지게 된다. 하지만 치료 포인트에만 관심을 갖는다면 MPS의 임상적인 활용도는 떨어질 것이다. 근육을 이해한다는 것은 해부학을 이해하는 것과 같다. 근육의 해부학적 이해가 없으면 TrP(trigger point)는 단지, 하나의 해부학적인 포인트이지 치료의 포인트라고는 할 수 없다.

흔히 일상생활에서 일반적인 검사나 X-ray 상에 특별한 소견이 없는데도 계속 통증을 호소하는 경우, 환자의 통증치료에만 초점을 맞추지 근막 기능이상(미소뇌기능장애, myofascial dysfunction)에 대한 이해도는 부족한 실정이다. 만성적 환자는 통증이 기능이상을 만들고, 이 기능이상은 운동범위(ROM, Range of Motion)에 문제를 일으킨다. ROM의 문제는 근육의 단축이나 신장 혹은 긴장의 증가로 경련이 발생하여 정상적인 체형이 불균형 한 체형으로 변화된다.

각 근육의 증상에 따라 환자가 독특한 자세를 취하는 것을 임상에서 흔히 볼 수 있듯이, 허리가 아픈 사람이라고 해도 모두 같은 자세로 병원을 방문하지는 않는다. 어떤 환자는 통증이 해소되었음에도 불구하고 계속 비정상적인 자세를 취하는 경우가 있다. 이것은 통증이 아직 재발 될 요인이 남아있기 때문이며, 쉽게 재발될 수 있는 경우이다.

MPS는 TrP를 이용한 통증치료라기보다는 근육의 기능이상에 의해 만성화된 체형과 자세를 바로잡아 주는 치료법이라고 볼 수 있다. TrP에 의한 통증이 만성화되면 결국, 자세가 흐트러지거나 체형이 변화된다.

## 1. MPS (근막통증증후군, Myofascial Pain Syndrome)의 정의

근골격계의 연부조직에 통증유발점(trigger point)라고 하는 유발점이 독특한 통증패턴과 운동범위제한, 근육의 약화, 피로감 및 자율신경학적 고유 수용성 감각장애를 일으키는 증후군을 말한다.

## 2. 통증유발점 (Trigger Point)

'트리거(trigger)' 란 방아쇠를 의미한다. 총의 방아쇠를 당기면 총알은 일정거리에 있는 목표물에 박힐 것이다. 이 때, 총알이 관통된 목표물은 환자가 말하는 통증부위가 되고 총알을 날아가게 한 방아쇠(trigger)는 통증을 일으킨 근원지가 된다. 즉, 통증유발점(trigger point)은 통증을 일으키는 원인 제공점이 되는 것이다.

통증 원인
Trigger
(방아쇠)

→

통증 부위
Point
(목표물)

주로 근육의 내막이나 근복에 위치하는 단단한 띠(taut band) 중에서 가장 민감한 부위에 해당되는데, 압박하면 민감한 압통을 호소하고 연관된 통증(referred pain)이 재현된다. 또한 국소적 연축반응(local twitch response)이 나타나기도 하며 TrP(trigger point)는 인대(ligament), 건(tendon), 관절낭, 피부, 골막 등에서도 발생된다.

## 3. 근육변성에 의한 Trigger Point(통증유발점)의 생성기전

### (1) 칼슘 적재설($Ca^{2+}$ deposit)

칼슘이 쌓이는 원인은 근육의 급격한 긴장이나 근형질세망(sarcoplasmic reticulum)의 손상이다. 그럼, 칼슘이 쌓이는 과정을 살펴보도록 하자.

근수축의 정상적인 수축과 이완 과정에서 칼슘 펌프(calcium pump)가 칼슘을 세포 밖으로 이동시키지 못해 칼슘 이온농도가 $10^{-5}$이하로 감소되지 못한다.

↓

근육이 이완되지 못하여 수축상태를 유지해 ATP를 과소비 혹은 고갈시킨다.

↓

국소혈관이 수축되어 신진대사는 증가하고, 순환은 감소되어 근섬유가 단축된다.

↓

근절(sarcomere)의 이완이 일정하지 않아 근섬유가 단단한 띠(taut band)로 형성된다.

↓

통증유발점(trigger point)가 생성된다.

### (2) 신경 감작(Neurosensitization)

신경 감작이란 신경이 지나치게 활성화 된 상태를 말한다. 과정을 살펴보면 다음과 같다.

조직 손상으로 근형질세망이 손상되면 히스타민(histamine) 및 세로토닌(serotonine)이나 키닌(kinin) 등의 통증유발물질이 분비된다.

순환은 감소하고 신진대사는 증가된다.

↓

국소허혈(혈액이 모자란 상태) 증상이 심해지고 ATP는 고갈된다.

↓

대사물질이 축적되며 민감해 진다.

↓

통증유발점(trigger point)이 생성된다.

## 4. 근육변성에 의한 Trigger Point(통증유발점)의 종류

### (1) 활동성(active) TrP와 잠재성(latent) TrP

| | 활동성(active) TrP | 잠재성(latent) TrP |
|---|---|---|
| 통증 | 통증을 발생시킨다. | 통증을 발생시키지 않는다.<br>촉진 시만 통증이 발생한다. |
| 증상 | 연관통(referred pain)과 자율신경학적, 고유수용성 감각장애가 발생한다. | 영향 받는 근육에 압통(tenderness), 관절의 경직, 근위축이 초래된다. |
| 연령층 | 젊은층(남<여) | 노인층 |

(2) 위성(衛星, satellite) TrP

통증의 전이에 의해 발생한 TrP이다. A라는 근육에 TrP가 발생되면 B라는 부위에 통증이 발생된다. 이 때 A근육의 TrP가 치료되지 않으면 B부위에 위치한 근육에 긴장이 증가해 TrP가 새로 발생되어, 다시 C라는 부위에 통증을 일으킨다.

(3) 2차(secondary) TrP

근육의 기능 상 길항 및 협력관계에 의해 발생한 TrP를 말한다. 근육의 TrP에 의해 발생한 경직이나 긴장은 그 근육과 주동근 및 길항근 관계에 놓여있는 근육에 긴장을 주어 TrP를 새로 발생시킨다.

## 5. 근육변성에 의한 Trigger Point(통증유발점)의 특징

(1) 점프사인(jump sign)

TrP 촉진 시 환자는 통증에 반응하여 몸을 움츠리거나 고함치며 펄쩍 뛰는 반응을 하는데 이것을 '점프사인'이라 한다.

(2) 단단한 경결띠(taut band)

'Taut' 는 이완되지 못하고 긴장되어 있는 말한다. TrP 인접 섬유의 촉진 시 밧줄과 같은 단단한 띠가 느껴지는데 이것을 타우트밴드(Taut band)라고 부른다.

(3) 연관통(referred pain)

TrP에 의해 근육 자체에서 발생되는 통증이나 다른 부위에서 발생되는 통증 및 통증방사부위 내의 자율신경학적, 고유수용성 감작장애 증상을 말한다.

## 6. 통증유발점(Trigger point)의 촉진 방법

### (1) 평판 촉진(flat palpation)

평판 촉진은 근육이 편평하게 넓은 부위에 뼈와 접촉되어 있을 때에 사용한다.
( 예 극하근, 승모근 하부)

### (2) 집기 촉진(pincer palpation)

집기 촉진은 근육을 손가락으로 집어 들 수 있는 경우에 사용한다.
( 예 흉쇄유돌근)

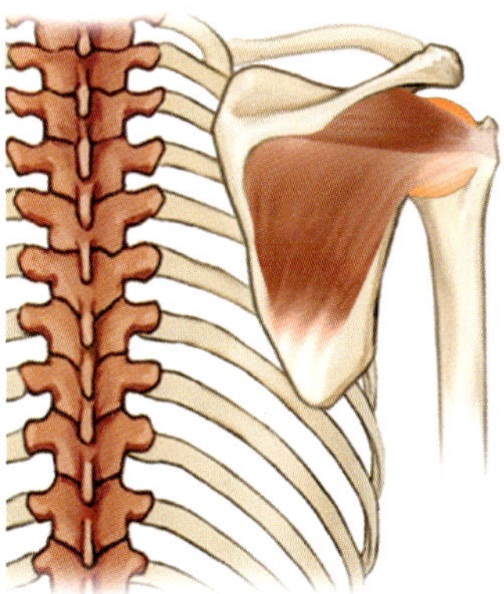

그림 2-21 극하근 근육

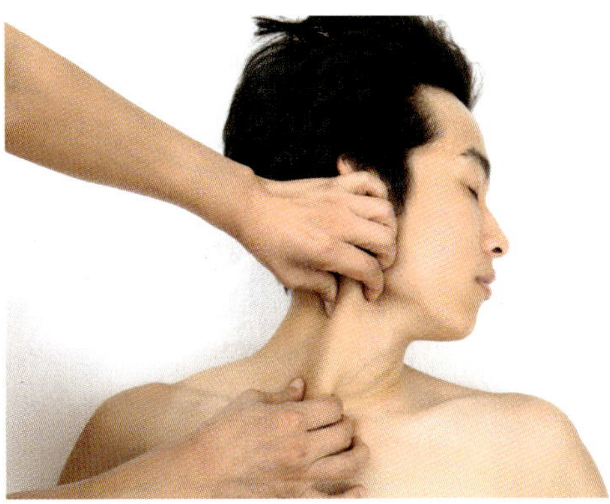

그림 2-22 흉쇄유돌근 손가락 집기 촉진

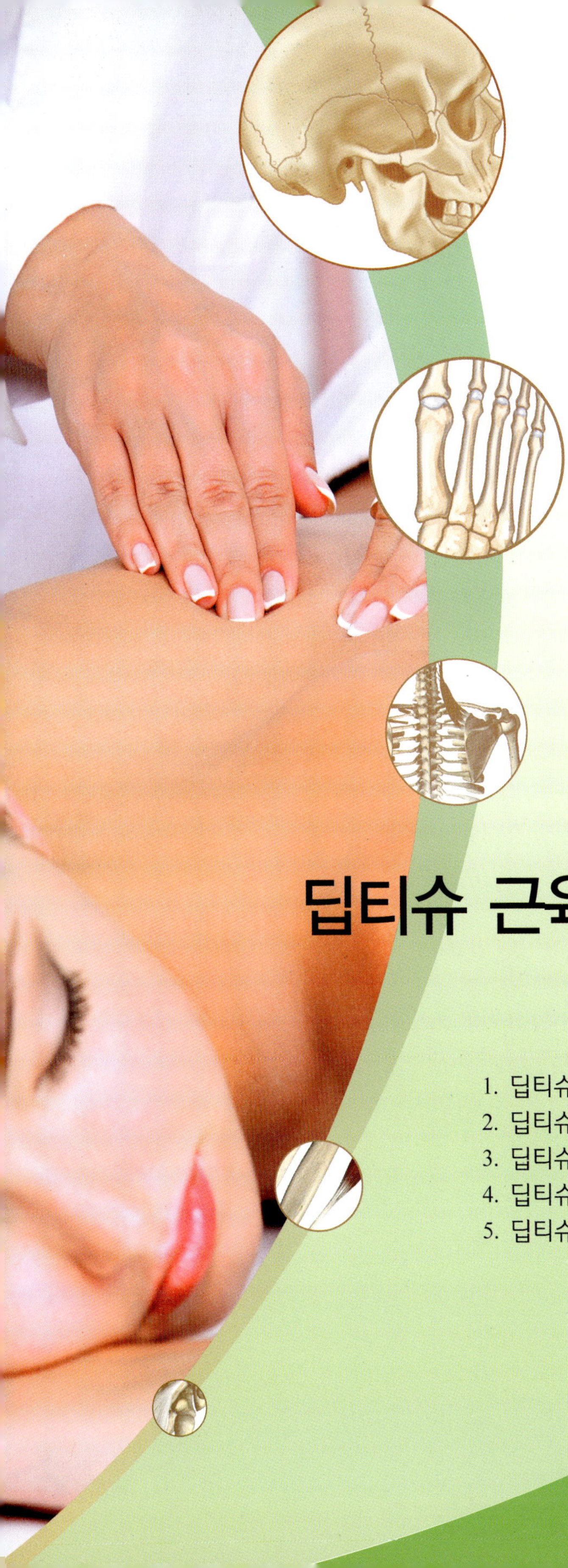

# Chapter 3

# 딥티슈 근육마사지를 위한 근육의 실제

1. 딥티슈 근육마사지를 위한 머리와 얼굴 근육
2. 딥티슈 근육마사지의 척주와 기립근
3. 딥티슈 근육마사지의 목, 어깨, 견갑부의 상호관계
4. 딥티슈 근육마사지의 어깨와 등
5. 딥티슈 근육마사지의 요부와 골반

Chapter 3

# 딥티슈 근육마사지를 위한 근육의 실제

1장과 2장에서 딥티슈 근육마사지와 근육학에 대해서 공부하였다. 이제 우리는 1장에서 배운 딥티슈 근육마사지의 기본적인 이론을 신체의 구체적인 치료법 및 치료사의 신체역학, 즉 손가락 관절(knuckle), 주먹(fist), 전완(forearm), 팔꿈치(elbow) 등을 사용한 신체역학적인 치료법과 상호 연결하여 생각해 볼 수 있다.

각 개인의 형식에 맞춰 자신 만의 창조적이고 창의적인 경험을 쌓을 수 있도록, 지금까지 배운 이론들을 실제로 자유롭게 적용시켜 보자.

이 장에서는 전신마사지(full body massage)를 기준으로 신체(body)와 안면부위를 서술하였다. 보디마사지에서는 먼저, 등마사지(back massage)를 시작으로 다리(leg), 복부(abdomen), 팔(arm) 순으로 서술하였고 근육의 해부학적 위치와 기능 및 근육의 통증유발점(trigger point)을 표시하였다. 그리고 그 근육에 대한 딥티슈 근육마사지의 치료법을 그림으로 표현하였다.(그림 3-1)

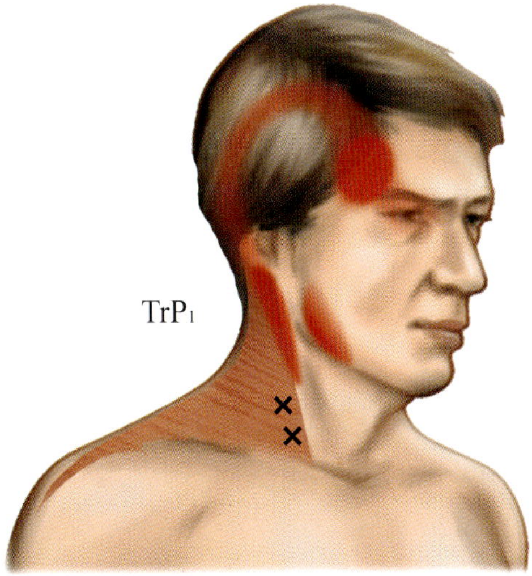


그림 3-1 승모근 상부 통증유발점과 전이통 부위

### (1) 통증유발점(Trigger Point)

① 'TrP' 는 통증유발점으로 'X' 로 표시하였다.
② '1' 이라는 의미는 첫 번째 TrP지점이다. 예로 TrP2, TrP3는 두 번째, 세 번째 지점을 의미한다.

### (2) 전이통(Referral pain)

① 적색 진한점(red dot)은 '근본 통증' (essential pain)이라고도 부르며 그 부위에 전이통이 생긴다.
② 적색 산발점(spillover dot)이라고도 부르며 가끔 어떤 사람에게만 나타난다. 통증이 자주 일어나는 부위는 아니다.

## 제1절 딥티슈 근육마사지를 위한 머리와 얼굴 근육

머리에는 신체를 조절하는 뇌가 있고 전면에는 얼굴이 있다. 또한 목은 머리와 신체의 다른 부분들을 연결하고 머리를 움직이고 지탱한다. 대부분의 두통은 목근육의 통증유발점에서 기원한다고 밝히고 있다. 두통은 목근육들의 통증유발점을 해소함으로써 줄일 수 있다.

머리에는 전두근과 후두근 및 측두근이 있고, 이 근육들이 이마와 두피를 움직인다. 안면근육은 일차적으로 얼굴의 표정을 만들고 턱 근육들은 하악골을 움직여 입을 열고 닫는다.

① **전두근**(이마근, frontalis muscle) : 두개골의 모상건막(galea aponeurotica)에 의해 후두근과 직접적으로 연결되어 있고 안륜근과도 연결되어 두피 전체를 긴장시키고 두통을 유발한다.

② **후두근** : 후두근은 해부학적으로 후두부의 모상건막에 연결되어 후두골 상항선에 연결된다. 두피를 뒤쪽으로 당기는 작용을 하며, 후두통과 직접적으로 연관된 근육이다. 베개를 똑바로 하고 자면 불편하고 머리 뒤쪽이 쑤신다. 주로 베개를 옆으로 하고 잔다.

③ **안륜근**(눈둘레근, orbicularis oculi muscle) : 눈을 둘러싸고 있으며 눈꺼풀이 자동적으로 감기게 하거나 눈살을 찌푸리게 한다. 흉쇄유돌근의 통증유발점으로 인해 통증이 발생한다.

④ **협골근**(광대근, zygomaticus muscle) : 일명 미소근육으로 불리운다. 교근이나 익돌근과 같이 씹는 근육의 통증유발점에 영향을 받으며 엄지와 시지를 이용한 집기 촉진법(pincer palpation)에 의해 검진되고 치료도 가능하다.

⑤ **측두근**(관자근, temporalis muscle) : 귀 옆의 가리비 모양으로 측두의 하악관절(TMJ)을 구성하는 근육이다. 턱을 후방 외측으로 움직이고 하악골을 안정자세로 유지시킨다.

⑥ **교근**(깨물근, masseter muscle) : 씹기근육으로 측두하악관절에 문제가 있을 때 먼저 치료해야 하는 근육이다. 또한 이명(tinitus)의 원인이 되기도 한다. 교근과 측두근, 익상근, 이복근은 턱 관절의 기능을 담당하면서 얼굴의 모양을 결정하는데 중요한 역할을 한다.

⑦ **내익상근**(안쪽 날개근, medial pterygoid muscle) : 하악골(아래턱)을 내리고 돌출시키며, 입안과 귓속 깊숙한 부위에 모호한 통증이 나타난다. 엄지손가락을 빠는 것은 내익상근을 손상시킬 수 있다.

⑧ **흉쇄유돌근**(목빗근, sternoceidomastoid muscle) : 보통 SCM으로 줄여서 부르기도 한다. 이 근육은 두개골 및 안면 균형을 잡아주는 근육으로 흉골, 쇄골, 유양돌기에 부착되어 그 부위의 첫글자를 따서 흉쇄유돌근이라고 하였다.

⑨ **흉쇄유돌근의 통증유발점** : 눈의 통증으로 연결되며 안구건조증이나 눈의 떨림 증상이 있고, 귓속의 통증도 유발한다.

### (1) 얼굴과 안면근육의 해부학적 구조와 통증유발점 및 전이통 부위

| 근육명 | 기시점 | 정지점 | 작용 | 신경지배 |
|---|---|---|---|---|
| 전두근 | 모상건막 | 눈썹 위 피부 | 눈썹을 올림<br>이마 주름 형성 | 안면신경(제 7뇌신경) |
| 측두근 | 측두골 측두와 | 하악골 관상돌기,<br>하악지 전연 | 하악골 거상<br>하악골 후퇴 | 삼차신경(제 5뇌신경) |
| 내익상근 | 접형골 내측면 | 하악골 각 내측 | 아래턱 거상 | 삼차신경(제 5뇌신경) |
| 교근 | 관골궁 | 하악골 각 외측 | 하악골 거상 | 삼차신경(제 5뇌신경) |
| 흉쇄유<br>돌근 | 흉골병(흉골지)<br>쇄골내측(쇄골지) | 유양돌기 | 목 굴곡,<br>외측굴곡 | 부신경(제 11뇌신경)<br>제 3,4경신경 |

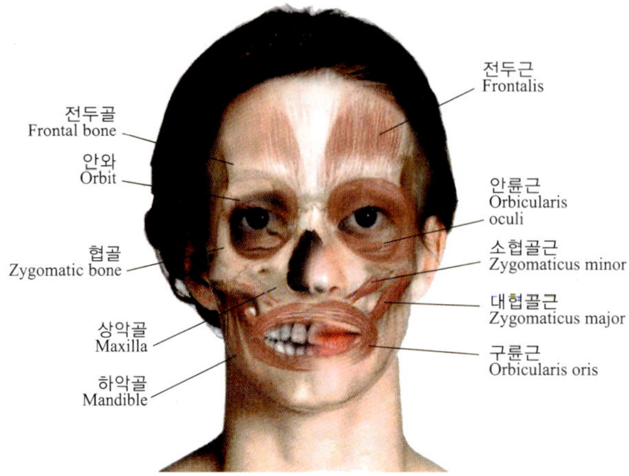


그림 3-2 안면의 근육

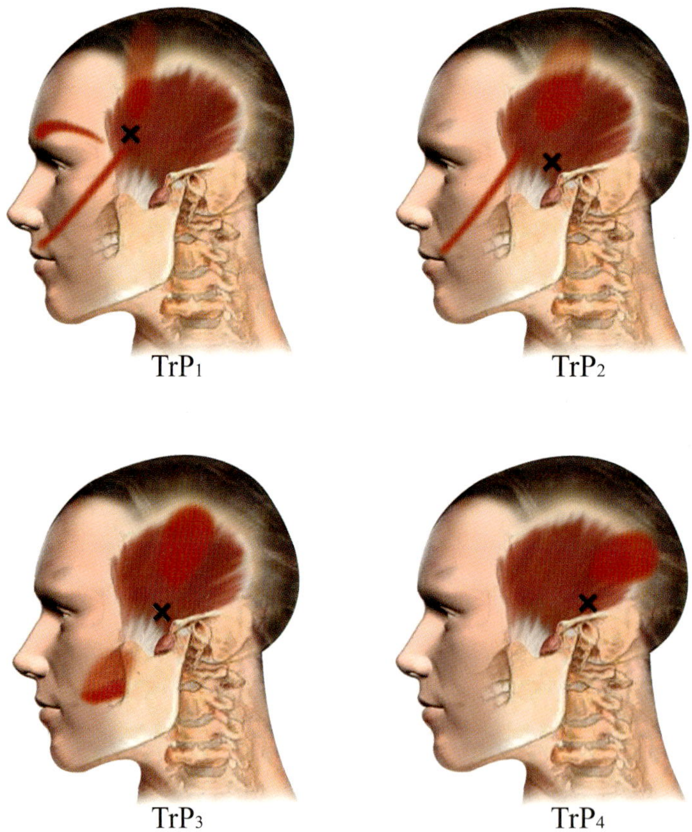


관자놀이와 편두통을 유발하며 윗니 어금니 통증 및 비염 등 코질환에도 연관된 근육이다.

그림 3-3 측두근의 통증유발점과 전이통 부위

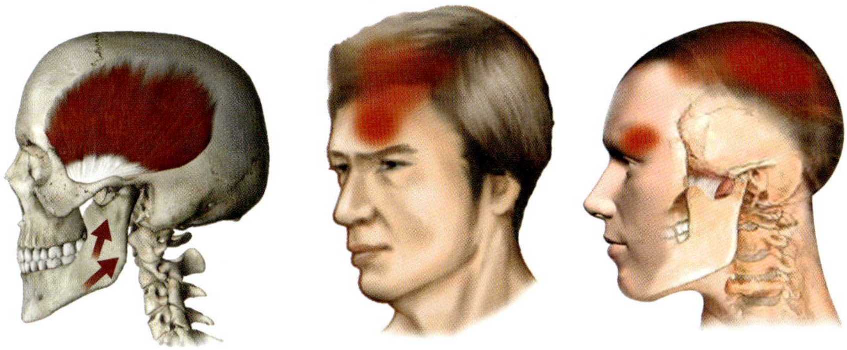

그림 3-4 전두근의 해부학적 구조와 통증유발점 및 전이통 부위(두피 긴장근육)

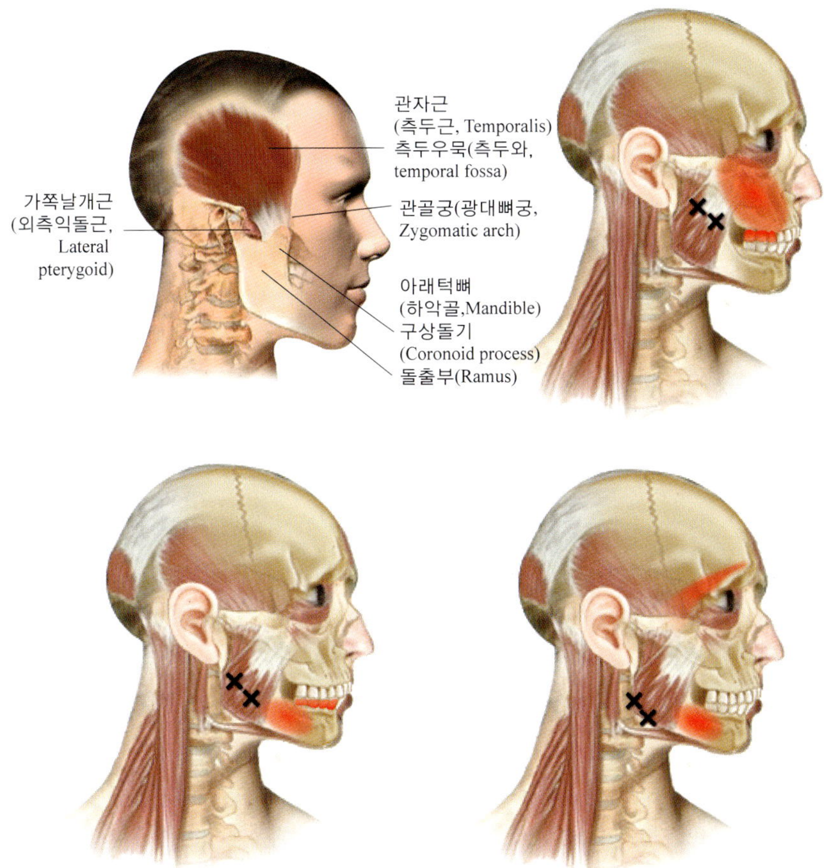


그림 3-5 교근의 해부학적 구조와 통증유발점 및 전이통 부위

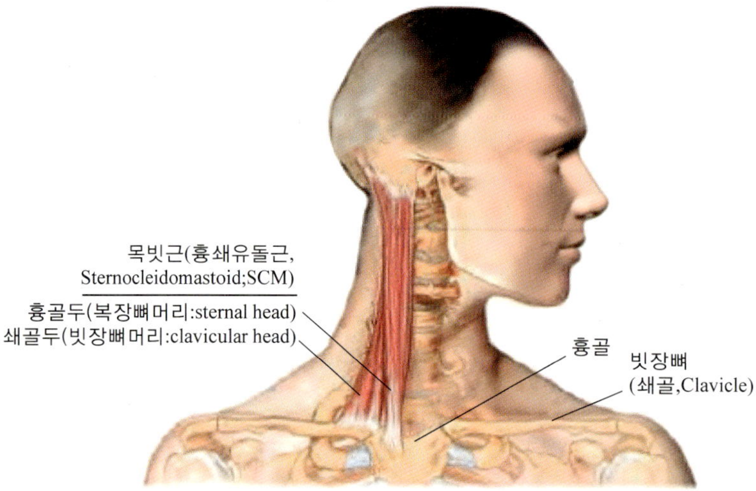


그림 3-6 흉쇄유돌근의 해부학적 구조

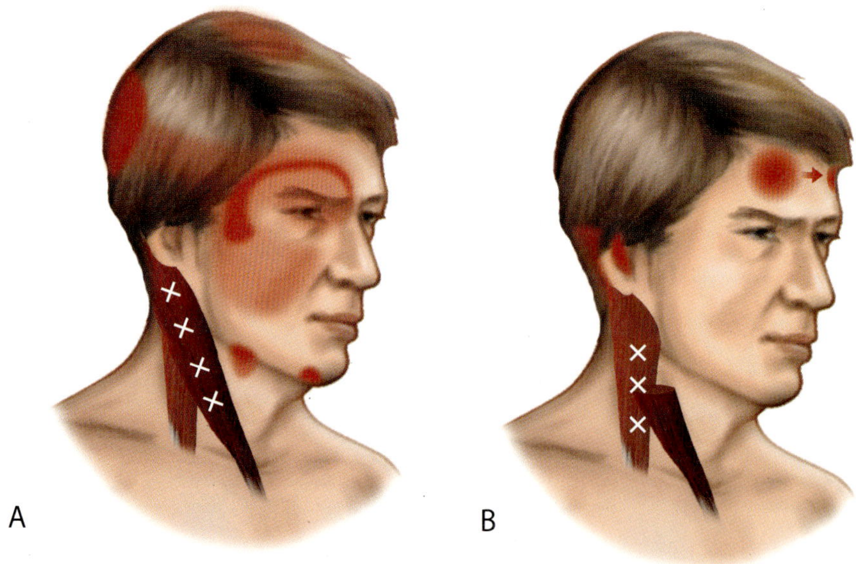


흉골지(A)는 동측 뺨과 안와통증 및 후두와 두정부에 통증을 일으키고,
쇄골지(B)는 전두통과 이통을 발생시킨다.

그림 3-7 흉쇄유돌근의 통증유발점과 전이통 부위

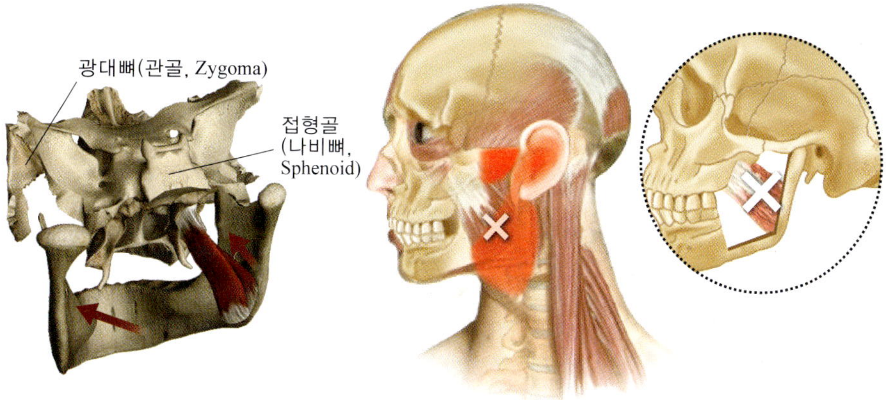


그림 3-8 내익상근의 해부학적 구조와 통증유발점 및 전이통 부위

### (2) 머리와 얼굴의 딥티슈 근육마사지 실제

머리근육(전두근, 후두근, 측두근)과 모상건막의 마사지는 두피긴장을 해소하여 탈모에 도움이 되며 목근육의 긴장과 이마의 표정근육에도 효과적이다. 턱과 관련된 근육을 이완하는 마사지 기법은 안면의 비대칭을 잡아주며, 사각턱의 문제를 해결할 수 있다.

두개 감압(cranial decompression)은 후두골과 경추 사이의 공간을 제공해 준다. 또한 자율신경계의 회복에도 효과적이며 두통을 호소하는 환자에게도 도움을 준다. 마사지를 시행할 시 목을 지나치게 앞쪽으로 기울이거나 심하게 당겨 목이 곧게 세워지지 않도록 주의한다.

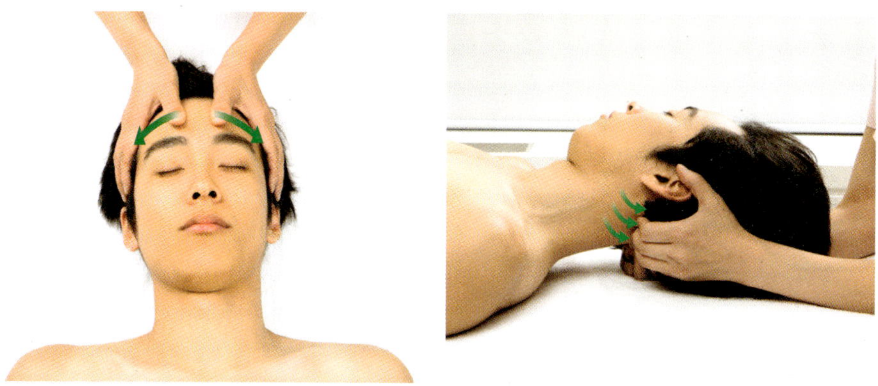

후두근(우)은 한 손으로 머리를 고정한 후 손가락 끝을 이용한다.
전두근(좌)은 양쪽 엄지손가락을 이용해 전두근을 근육결과 교차방향으로 스트로킹시킨다.

그림 3-9 전두근(좌)과 후두근(우)의 스트로킹 마사지

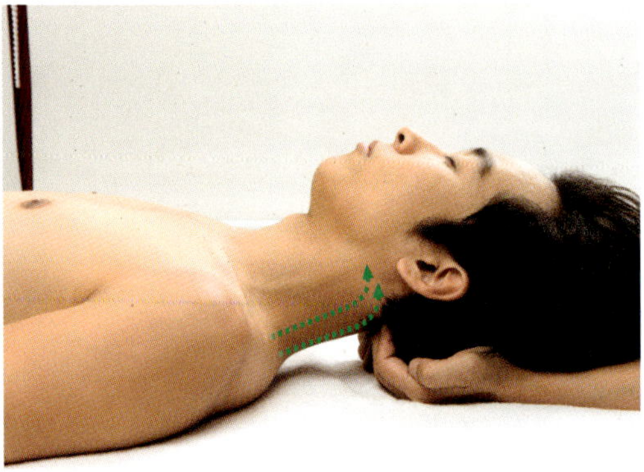

손가락을 약간 굴곡하여 손끝의 힘을 이용해 후두부 기저부 위로 힘을 적용한다.

그림 3-10　두개 감압

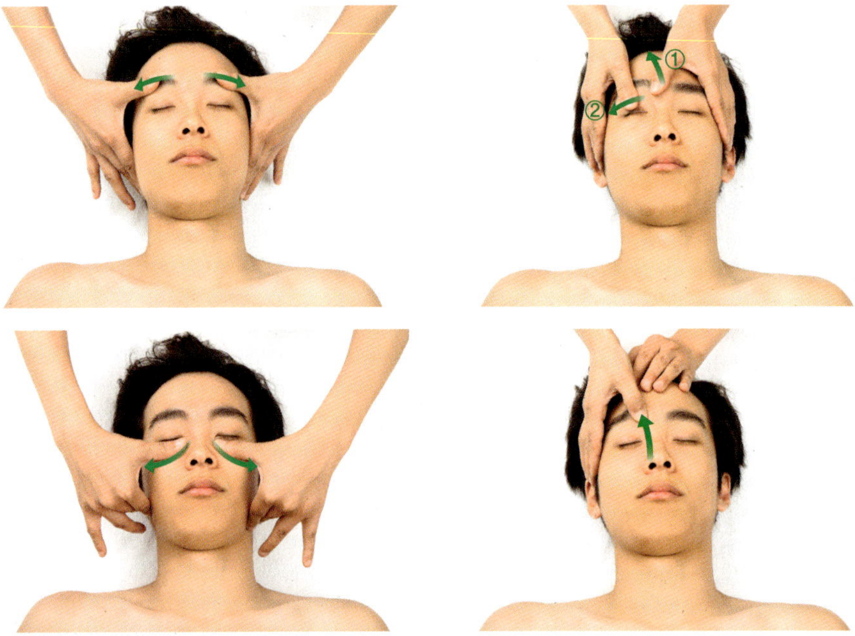


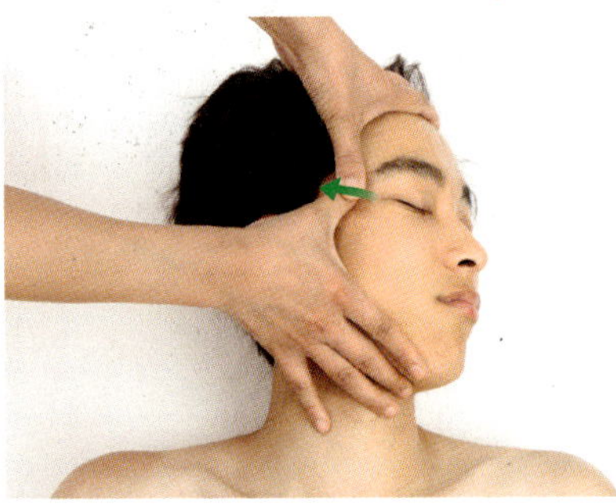

좌로부터 안륜근 통증유발점 압박, 안륜근 위쪽 스트로킹, 안륜근 안쪽 압박 후 스트로킹한다.

그림 3-11　안륜근 마사지

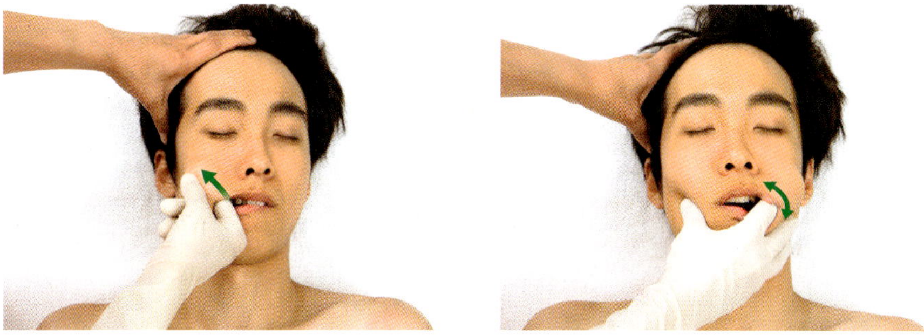

협골근 스트로킹(좌)과 엄지와 시지를 이용한 협골근 집기 압박(우)

그림 3-12 협골근 마사지

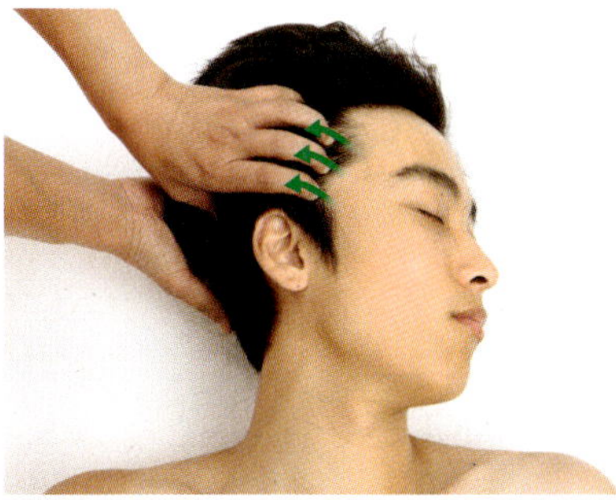

손끝을 이용한 측두근 교차섬유 경찰법

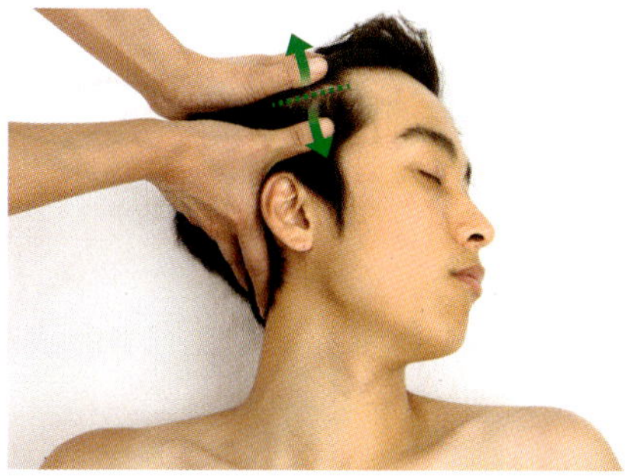

고객의 머릿결을 양옆으로 정돈한 후 엄지를 이용해 옆으로 밀어 준다.

그림 3-13 측두근 마사지

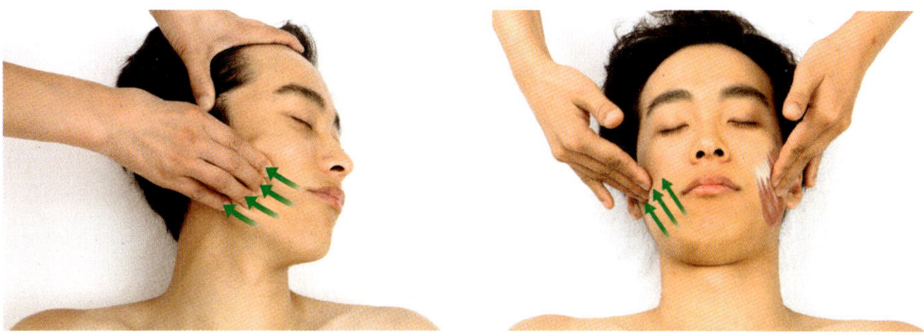

엄지를 이용한 교근의 외측 스트로킹(좌), 손끝을 이용한 교근의 외측 스트로킹(우)

그림 3-14 교근 마사지

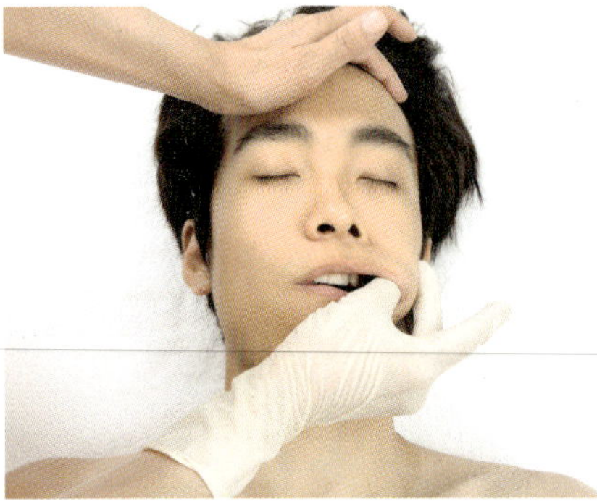

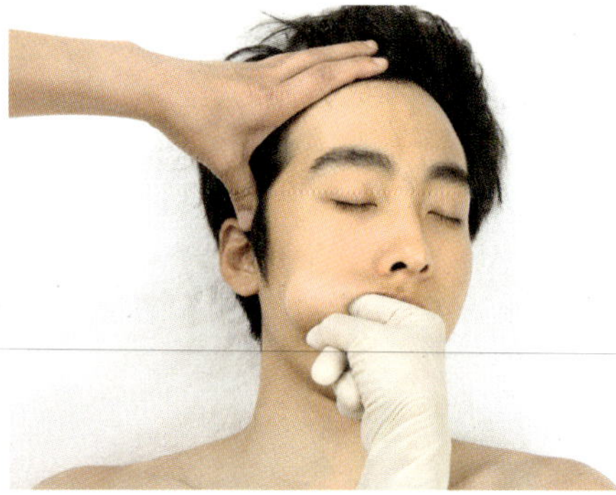

교근과 익상근을 동시에 마사지한다.

그림 3-15 구강 내 마사지

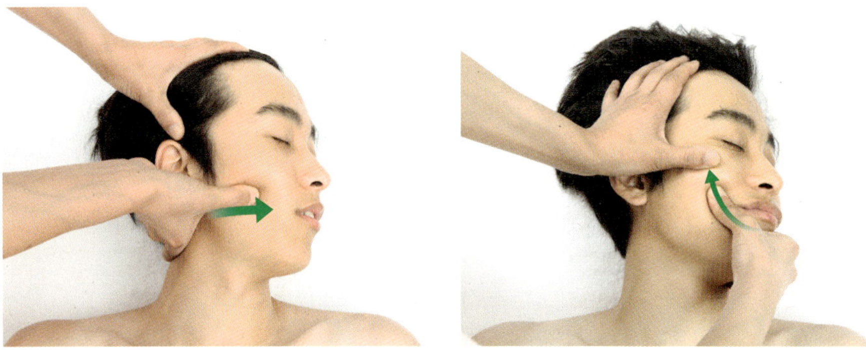

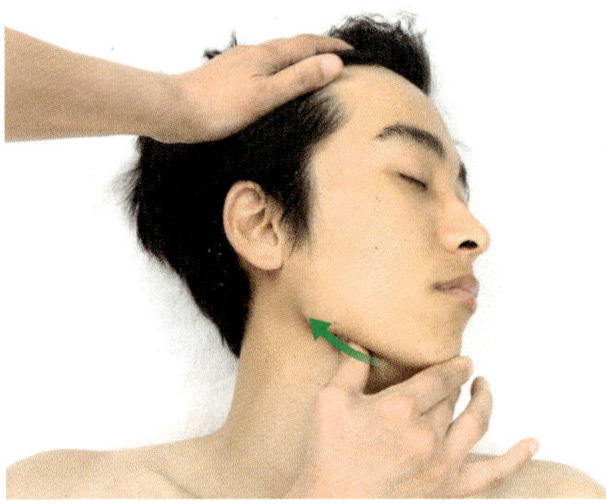

모지를 이용한 익상근 압박, 손끝을 이용해 턱 안으로 스트로킹

그림 3-15 구강 내 마사지

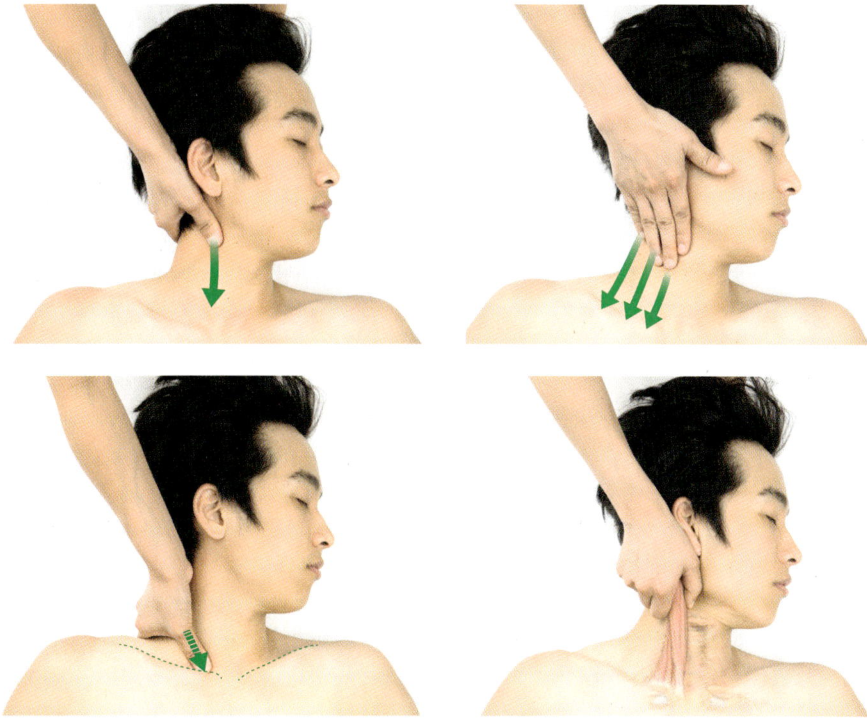

흉쇄유돌근 흉골지 엄지로 스트로킹(좌), 흉쇄유돌근 흉골지 엄지와 시지로 집기 압박

그림 3-17 흉쇄유돌근의 흉골지 마사지

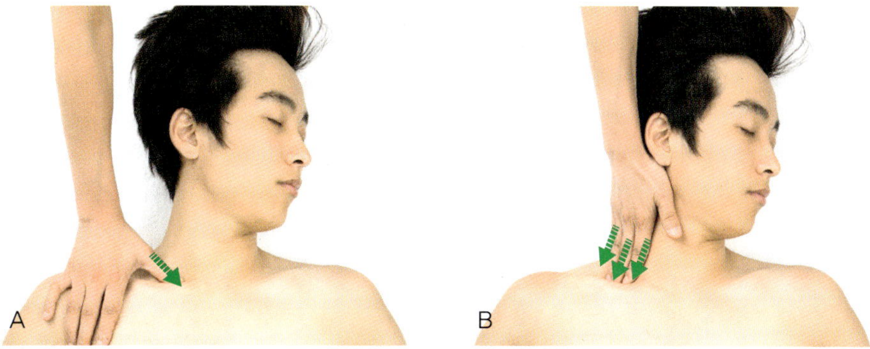


엄지로 흉쇄유돌근 쇄골지 스트로킹(A), 손끝으로 쇄골지 압박(B)

그림 3-18 흉쇄유돌근의 쇄골지 마사지

## 제 2 절 딥티슈 근육마사지의 척주와 기립근

### 1. 척주 (Vertebral Column)

척주는 두개골에서 골반까지 연결되어 있다(그림 3-19). 척주는 척추(vertebrae)라고 하는 다양한 뼈로 구성되며, 기둥처럼 쌓아올리는 까닭에 척주라고도 한다. 각 척추 사이에는 충격을 흡수하는 작용인 연골 추간판이 있다. 척주의 기능을 살펴보면 다음과 같다.

① 머리와 흉곽을 지지해 주는 구조이다.
② 골반대와 부착되어 있다.
③ 뇌와 요추 부위까지 연결되어 척수를 보호하고 감싼다.
④ 몸통의 유연성을 제공한다.
⑤ 척추는 인체의 위치에 따라 이름을 명명했다. 즉, 경추(목뼈, cervical vertebrae) 7개, 흉추(등뼈, thoracic vertebrae), 요추(허리뼈, lumbar vertebrae) 5개, 천골(엉치뼈, sacrum), 미골(꼬리뼈, coccyx)로 구성되어 있다(그림 3-19).

### 2. 척추기립근 (척주세움근, Erector spinae)

척추기립근은 크게 표층과 심층의 두 개의 근육으로 나눌 수 있다. 척추기립근의 표층근육근은 최장근과 장늑근으로 구분할 수 있으며 척추 가까이 연결되어 있는 최장근과, 주로 골반의 장골에서 늑골 방향으로 인접해 길게 붙어 있는 장늑근으로 구성되어 있다.

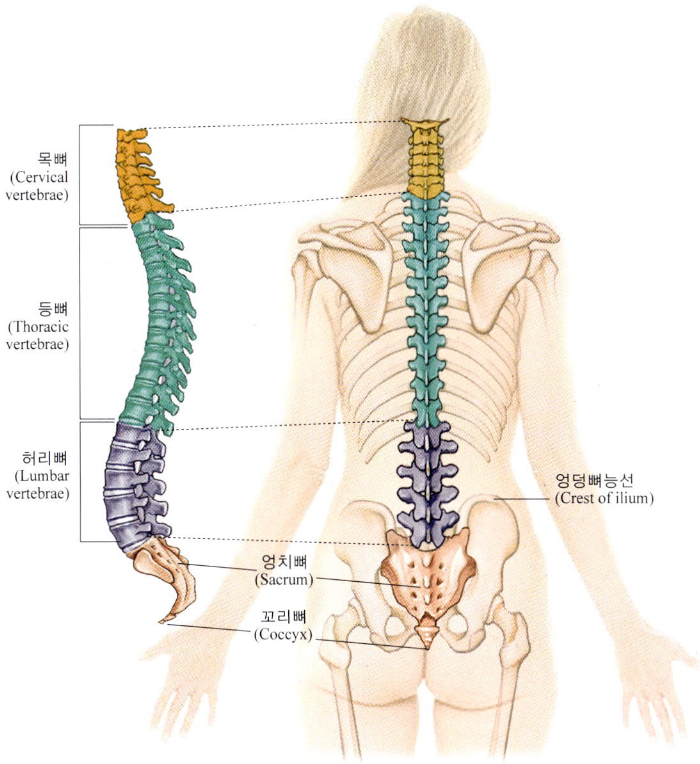


그림 3-19 척주(Vertebral Column)

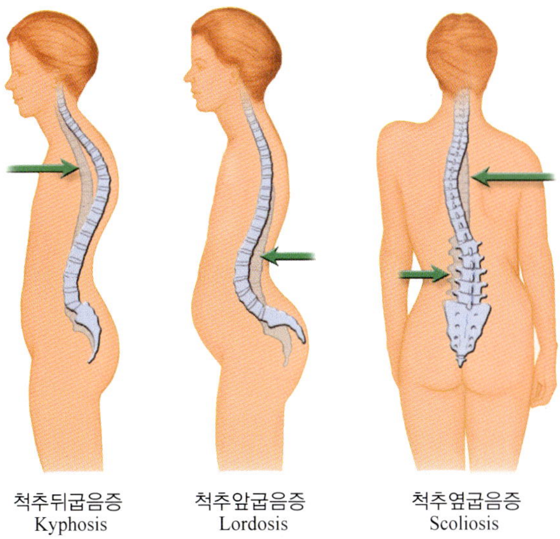


그림 3-20 척주의 변형

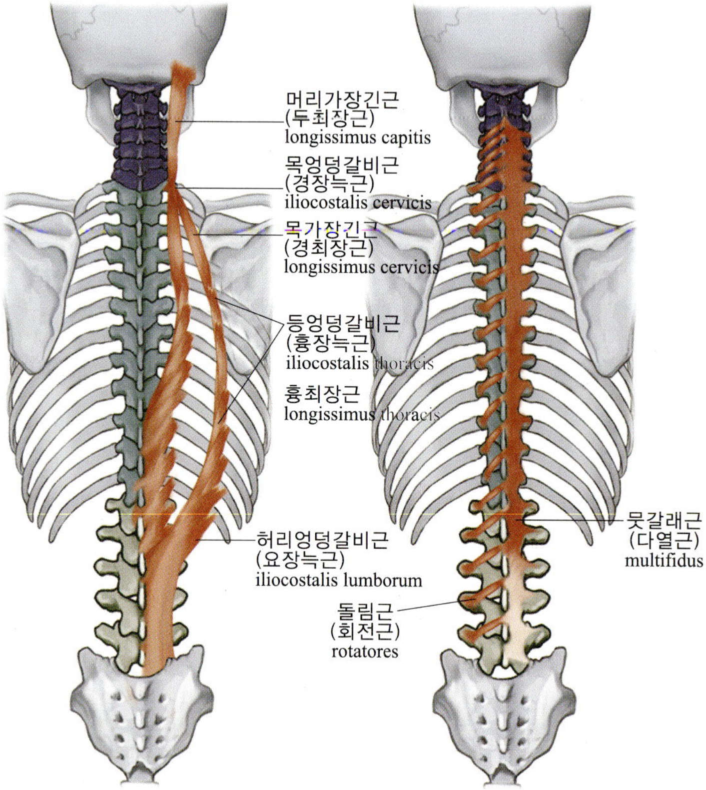


그림 3-21 척추기립근(척주세움근, Erector spinae)

## (1) 척추기립근의 해부학적 부착

### 1) 두최장근 (longissimus capitis)

① 기시 : 제3경추의 흉돌기

② 정지 : 측두골 유양돌기

### 2) 경최장근 (longissimus cervicis)

① 기시 : 제 1~5번 흉추의 횡돌기

② 정지 : 제 2~6번 경추의 횡돌기

### 3) 흉최장근 (longissimus thoracis)

① 기시 : 제 1~5번 요추 횡돌기와 부돌기, 내측 장골능선, 천골의 후면
② 정지 : 제 1~12번 흉추의 횡돌기, 제 3~12 늑골의 결절과 늑골각 사이

### 4) 경장늑골근 (iliccostalis cervicis)

① 기시 : 제 3경추와 제 3흉추의 횡돌기
② 정지 : 측두골의 유양돌기

### 5) 흉장늑골 (iliocostalis thoracis)

① 기시 : 제 7~12 늑골의 각
② 정지 : 제 1~6늑골의 각, 제 7경추의 횡돌기

### 6) 요장늑골근 (iliocostalis lumborum)

① 기시 : 내측 장골능선
② 정지 : 제 7~12 늑골의 각

## (2) 척추기립근의 통증유발점과 전이통 부위

주로 요통을 호소하고 복부와 엉덩이의 통증을 호소하기도 한다. 의자에 앉아 있다가 일어나거나 계단을 오르는 동작에서 허리의 동작 제한이 특징적이다. 통증이 마치 근육통이 아니라 척추 뼈 자체의 통증인 것처럼 느껴진다.

① 흉장늑근의 통증은 안쪽(척추쪽)으로 통증을 방사하고, 앞쪽의 복부나 위쪽의 어깨 뒤로 가기도 한다(TrP 6지점)
② 요장늑근의 통증은 엉덩이 한가운데로 방사한다(그림 3-23).
③ 흉최장근의 통증은 전/하방으로 내려와서 엉덩이와 천장(천골과 장골)관절 영역으로 통증을 방사한다(그림 3-22).

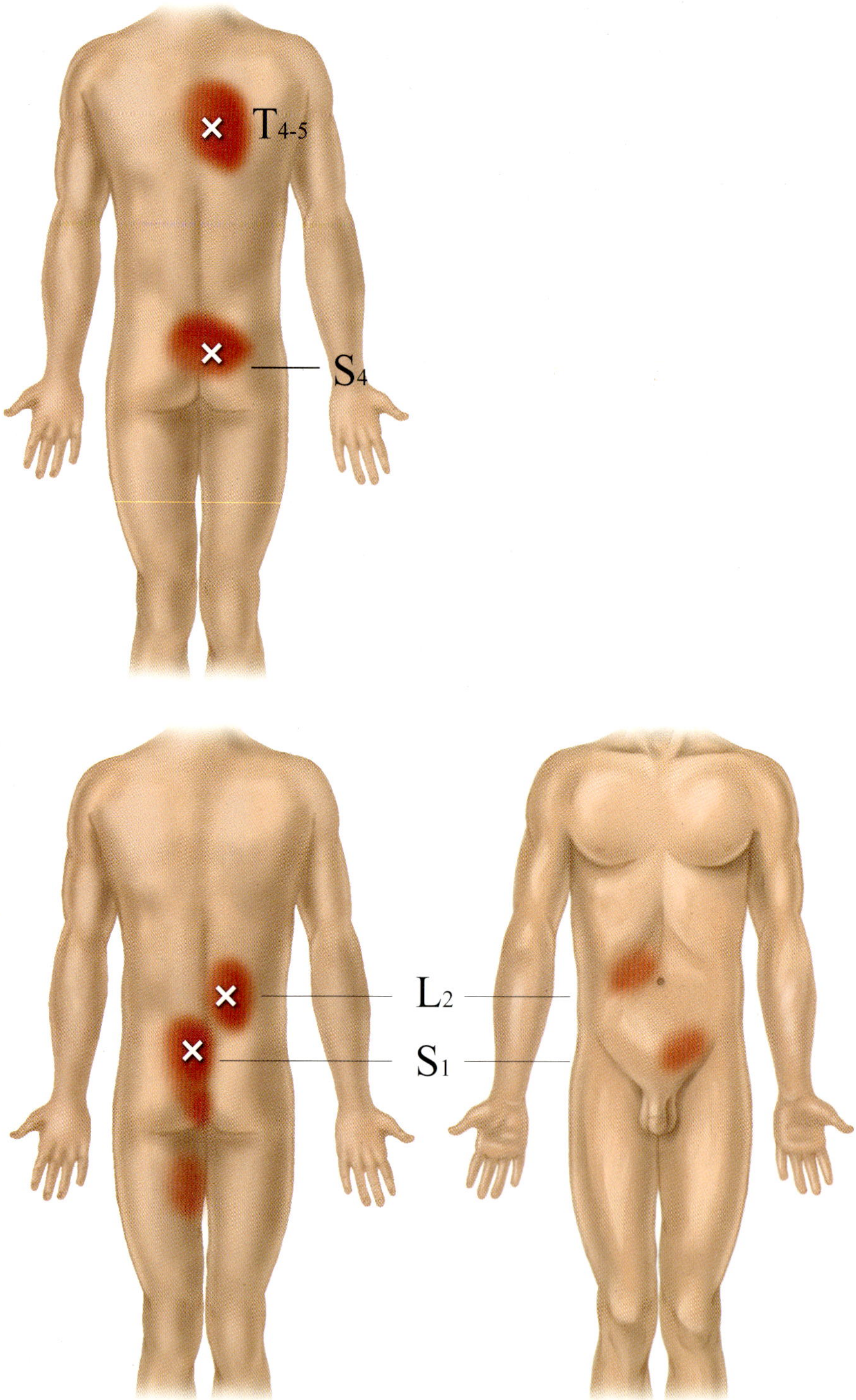


그림 3-22 요장늑근과 흉최장근의 통증유발점(TrP)과 전이통 부위

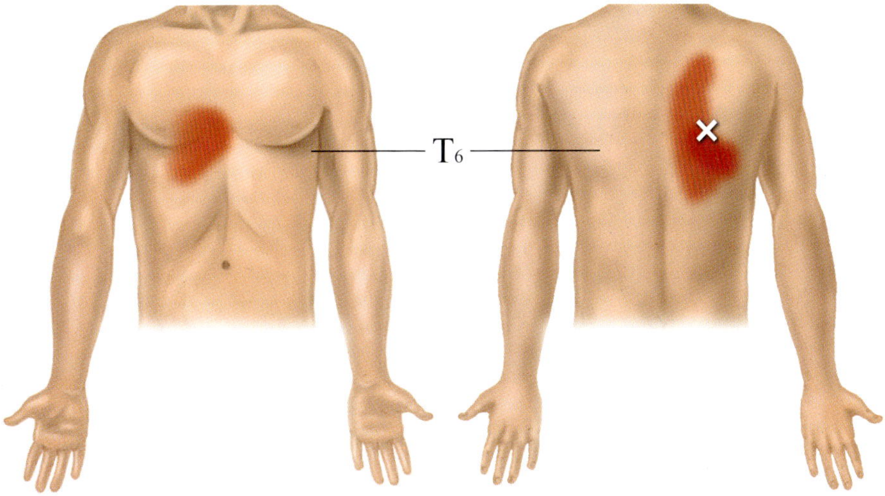


그림 3-23 흉장늑근의 통증유발점(TrP)과 전이통 부위

### (3) 척추기립근의 딥티슈 마사지 실제

① 팔꿈치(elbow)와 손바닥을 이용한 척추기립근의 스트리핑
② 양손의 엄지를 이용한 척추기립근의 스트리핑
③ 양손의 손끝(fingertip)을 이용한 척추기립근의 스트리핑

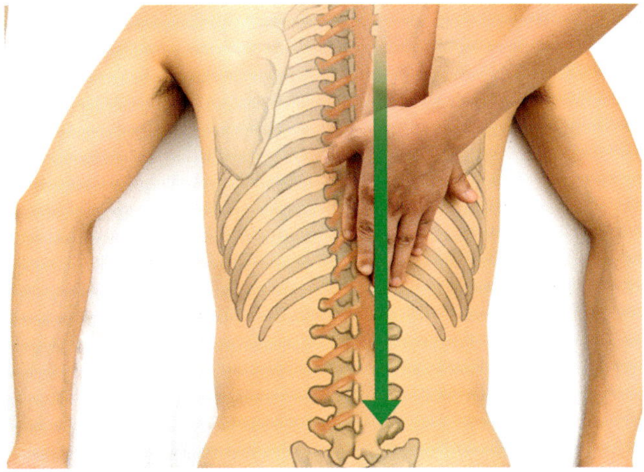

손끝(fingertip)으로 요장늑근

그림 3-24 척추기립근 마사지

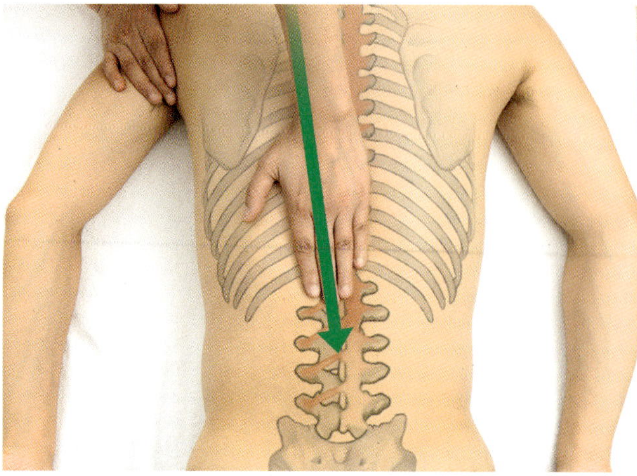

손바닥 팔꿈치, 너클

그림 3-25 척추기립근 마사지

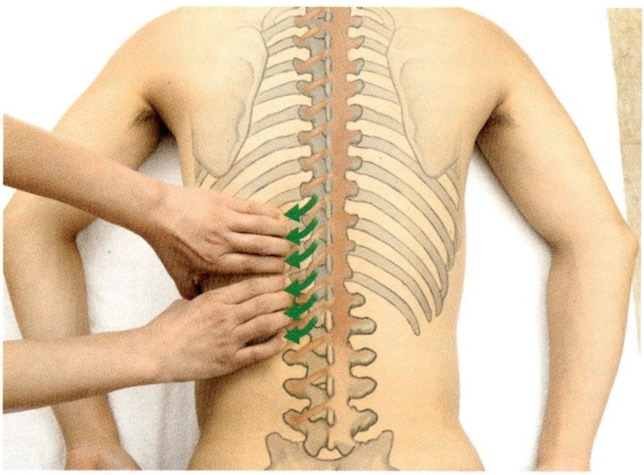

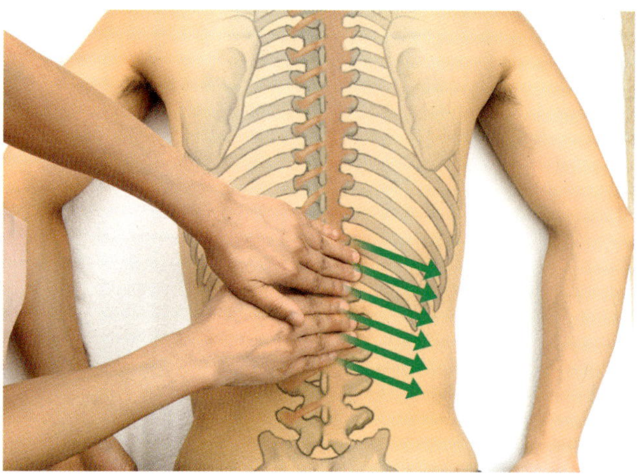

양손의 손가락을 이용해 근육을 반대편으로 천천히 밀어 준다.

그림 3-26 척추기립근의 교차섬유 기법

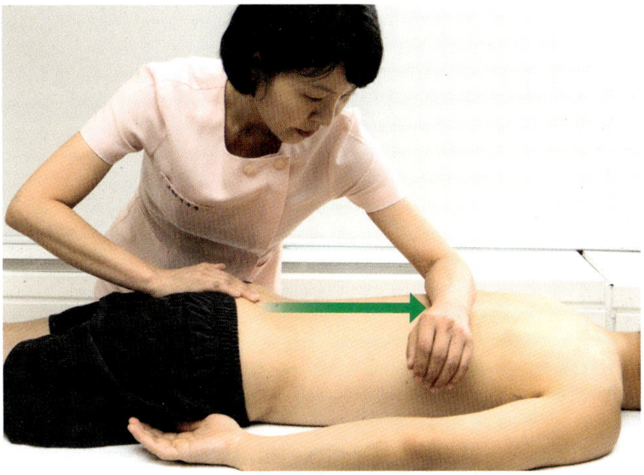

한 손은 골반에 고정시키고 다른 한 손은 반대방향으로 스트레칭한다.

그림 3-27 요장늑근과 흉최장근의 스트레칭

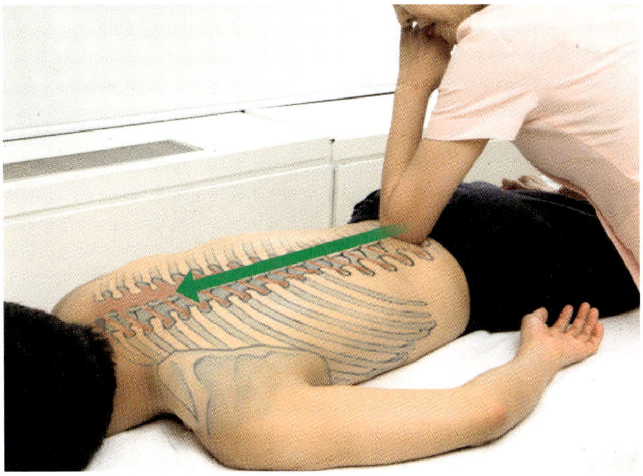

팔꿈치를 이용해 허리에서 목을 향해 스트로크한다.

그림 3-28 척추기립근 스트로크

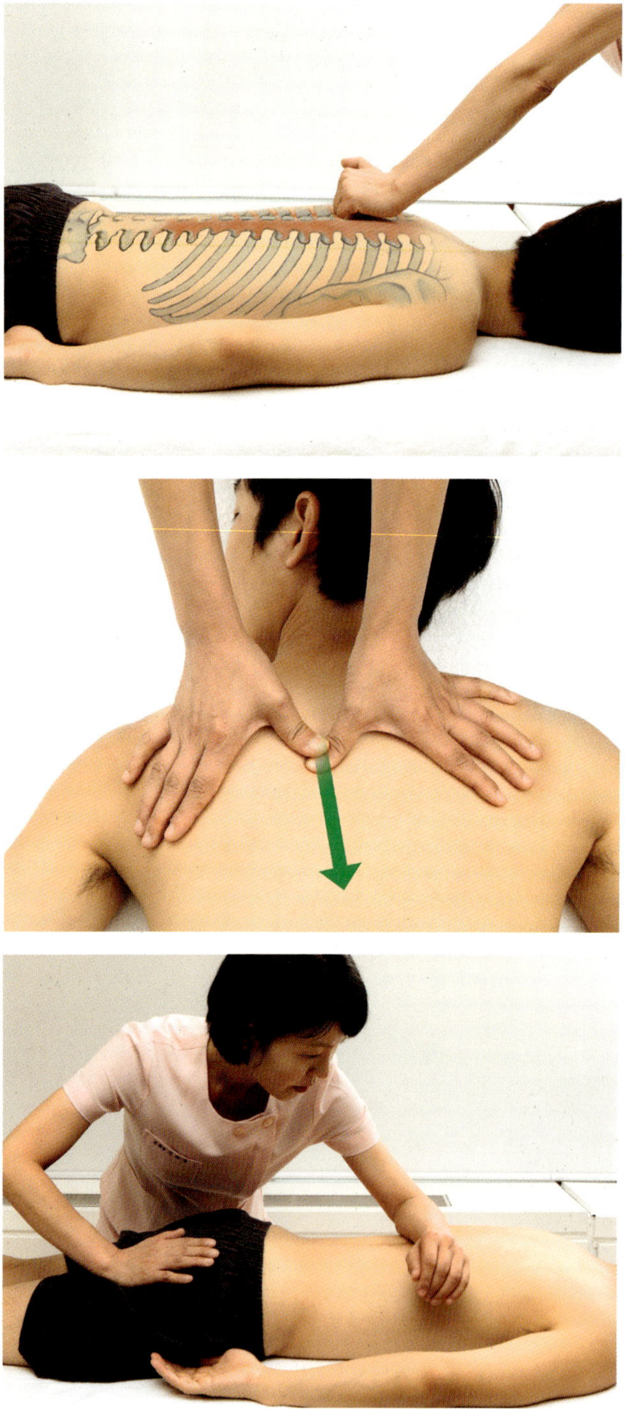

주먹(너클), 모지, 전완을 이용해 스트로킹한다.

그림 3-29 척추기립근 스트로크

## 제 3 절 딥티슈 근육마사지의 목, 어깨, 견갑부의 상호관계

신체의 목 부분은 신체의 다른 부분들을 연결하며, 머리를 움직이고 지탱한다. 임상자료들을 살펴보면 대부분의 두통이 목근육의 통증유발점(trigger point)에서 기원한다고 밝혀져 있는데, 이러한 두통의 횟수나 강도는 목근육들의 통증유발점을 치료하면서 줄일 수 있다. 어깨와 등에 위치한 근육들은 가슴근육과 서로 밀접하게 놓여 있을 뿐만 아니라, 대부분의 이들 근육이 어깨 움직임을 직접적으로 관여하거나 강하게 영향력을 끼치기 때문에 그룹의 형태로 구성된다. 늑골근과 호흡근은 실제로 어깨의 근육들이 아니면서 이 부위에 속해 있다.

### 1. 딥티슈 근육마사지의 목 근육 및 골격시스템

두개골은 환추라고 부르는 제 1경추에 연결된다. 두개골의 후두과(후두관절구, occipital condyle)는 환추 상면에 있는 누에콩 모양의 관절면에 얹혀 있다. 환추는 경추 제 1번의 목뼈로 환추 아틀라스(atlas)라고도 하는데, 목뼈(경추)의 가장 위에 위하며 머리를 받치고 있다. 아틀라스는 우주를 힘들게 짊어지고 있는 그리스 신의 이름에서 빌려 왔다. 환추는 극돌기와 추체가 없고 횡돌기만 있으며, 위쪽 부분에서 머리를 받치고 있다. 양 횡돌기에는 횡돌공이라는 구멍이 하나씩 나 있다. 그 구멍 사이로 추골 동 · 정맥이 뇌 쪽으로 올라가서 얼굴 앞쪽 코 부위에서 기저동맥으로 만나게 된다.

뿔같이 생긴 경추 2번은 치돌기(dens)가 올라와 있는데, 그 축을 중심으로 해서 목의 굴곡, 신전, 측굴, 회전이 가능하다. 경추 1번과 경추 2번 사이에는 추간원판(디스크)이 없고 인대로만 연결되어 있다. 경추 2번은 축추(axis)라고도 한다. 축추는 위쪽 면에 치돌기가 솟아 있고 두개골의 회전운동에 중심축이 된다. 또한, 양쪽 횡돌기에는 횡돌공이라는 구멍이 각각 1개씩 나 있으며 극돌기는 두 갈래로 나뉘어져 있다(그림 3-30).

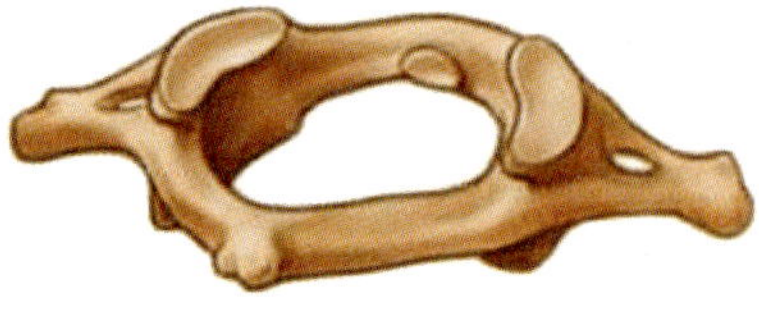

환추(Atlas)상면

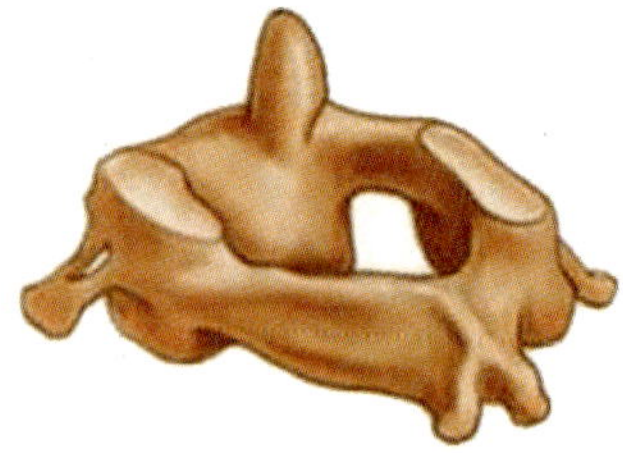

축추(Axis)상면

그림 3-30 환추(제 1경추, atlas)와 축추(제 2경추, axis) 상면도

## 2. 승모근 (등세모근, Trapezius Muscle)

승모근은 아주 중요한 근육이다. 서양 중모자처럼 생긴 근육으로 경추 및 흉추를 덮고 있으며 항시 전체적인 기전을 이해하는 것이 중요하다. 일반적으로 옷걸이 근육이라고 부른다. 무거운 코트 등에 의해서 받는 압력으로도 손상을 입을 수 있는 근육이라는 뜻이다.

① 체온조절에 관계되는 근육으로 감기와 연관이 많다.
② 중력에 저항하는 근육으로 옷걸이 근육이라고도 한다. 옷이나 가방 등을 어깨에 주로 걸치게 되고 팔이 붙어 있으므로 중력의 영향을 많이 받는다.
③ 견갑골을 통해 상지와 연관된다. 견갑골은 상완골과 관절을 이루고 있으며, 상지와 연관 부위에 문제점을 일으킨다.
④ 흉추를 통해 호흡과 관계된다. 승모근의 하부섬유들은 흉추의 신전 기능을 한다. 등이 굽은 상태에서는 가슴을 펴기가 어렵고, 호흡량(폐활량)은 점차로 줄어들 수 있다.
⑤ 특히, 중부 승모근의 약화는 둥근 어깨(round shoulder)와 밀접한 관련이 있다.
⑥ 목의 후방 근육일 뿐 아니라 어깨와 등의 움직임에도 관여하기 때문에 상해 시에 그 파장은 크다. 하지만 승모근은 치료 접근이 쉬워서 치료 시 통증이 급격하게 경감된다.
⑦ 일반적으로 승모근 상부에 대한 검사와 치료는 후방 목 근육의 검사와 치료를 통해 이루어지고, 승모근 중간 부분은 견갑골 주위의 검사와 치료 시 동반된다.

### (1) 해부학적 구조

상 · 중 · 하부의 세 섬유로 구성되어 있다.

| | | | |
|---|---|---|---|
| 상부 섬유 | 기시부 | 후두골 상항선 부위, 항인대 상부, C1~C5 극돌기 | 견갑골 거상, 상방회전 |
| | 정지부 | 쇄골의 외측(견봉측) 1/3 지점 후부 | |
| 중부 섬유 | 기시부 | 항인대의 하부, C6~T3 극돌기와 극간 인대 | 견갑골 내전 |
| | 정지부 | 견갑골의 견봉, 견갑골극의 상연 | |
| 하부 섬유 | 기시부 | T4~T12 극돌기 | 견갑골 하강, 상방회전 |
| | 정지부 | 견갑극의 내측 상부의 끝부분 | |

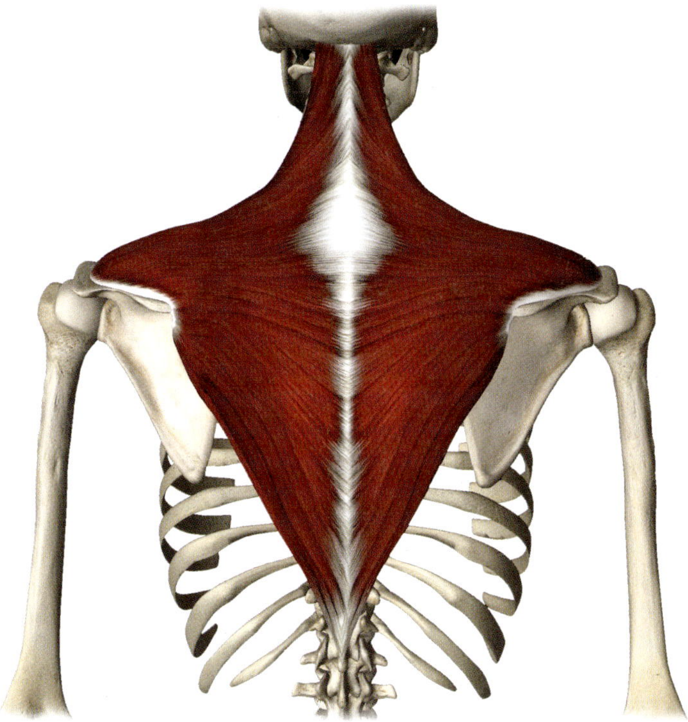

그림 3-31 승모근의 해부학적 구조

### (2) 신경지배

척수부신경(제 11뇌신경), C2 · 3 · 4

### (3) 승모근의 통증유발점과 전이통 부위

① $TrP_1$ : 후경부 외측 부위, 하악각 부위 통증과 유양돌기, 아래 어금니에 확산된 통증이 방사된다. 어지럼증 유발, 흉쇄유돌근과 연관하여 치료한다.

② $TrP_2$ : 후두하 삼각 부위와 승모근 상부와 중부섬유 외측에 확산된 통증이 방사된다. 목과 어깨통증을 호소하고, 두통의 원인이 될 수 있다.

③ $TrP_3$ :  견갑골 상부 지역에 통증이 나타난다.

④ $TrP_4$ : 견갑골 내측연에 지속적인 통증을 유발한다.

⑤ $TrP_5$ : 거북목 증후군과 연관된다.

⑥ $TrP_6$ : 견봉 부위에 통증이 나타나고 무거운 의복이나 가방 압박이 요인이다. 욱신거리는 통증을 호소한다.

⑦ $TrP_7$ : 동측 상완 외측에 '소름이 끼치는 듯한', 닭살과 같은 피부증상이 나타난다.

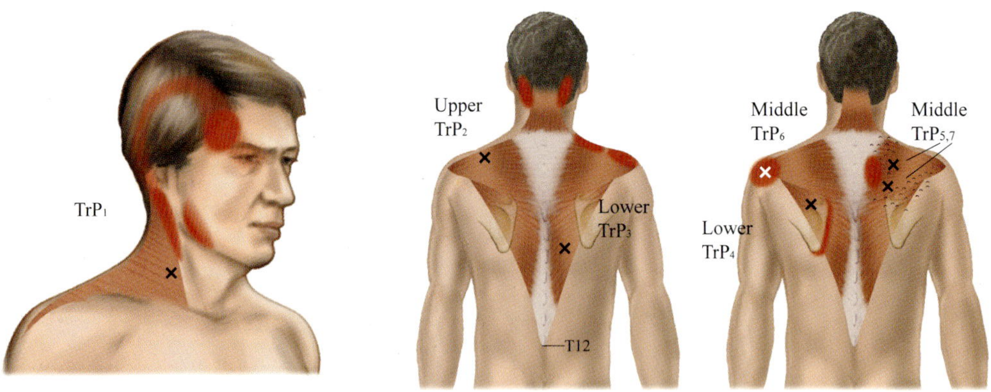


TrP(Trigger Point) · X지점(적색표시, 통증유발점) · 적색점선표시(방사통, 연관통)

그림 3-32 승모근의 통증부위

### (4) 승모근의 딥티슈 근육마사지 실제

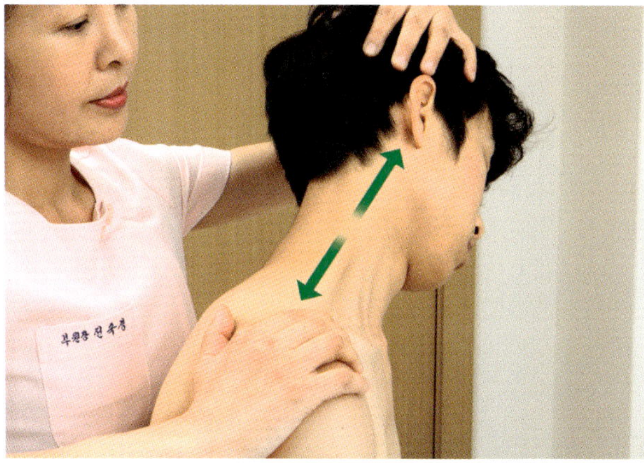

그림 3-33 상부승모근 측면에서 이완법

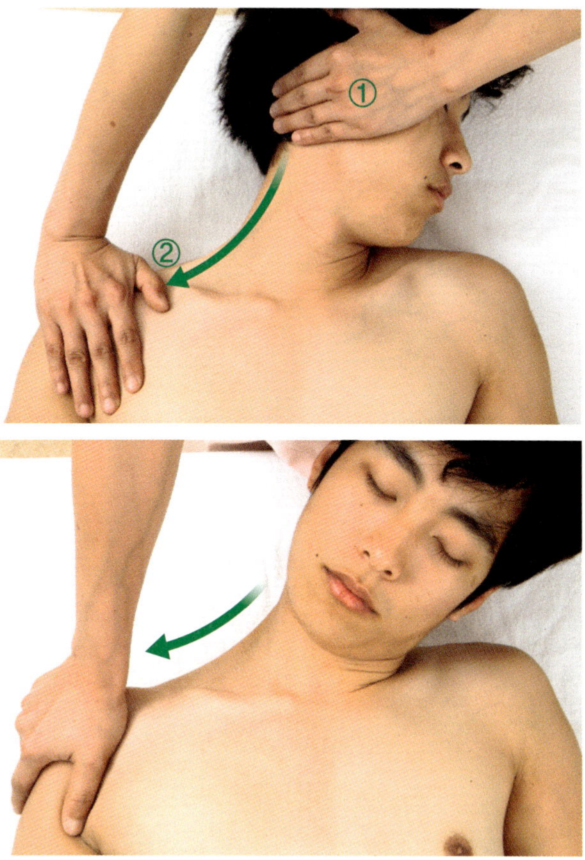


그림 3-34 상부승모근 앞으로 누운 자세에서 이완법

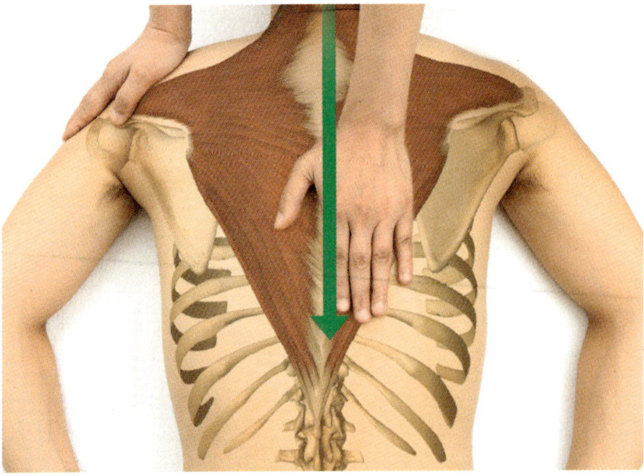

그림 3-35 승모근의 심부 스트로크

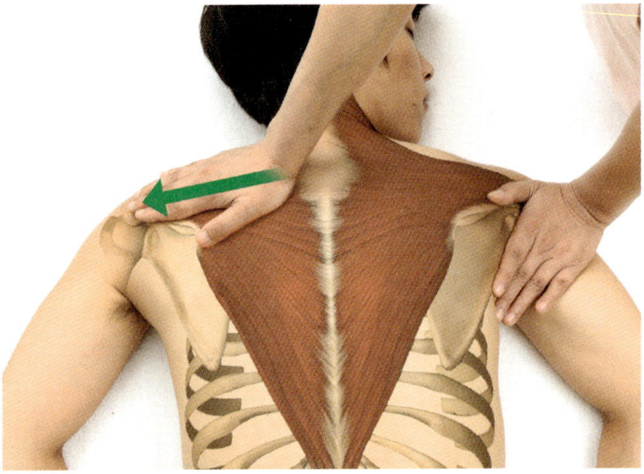

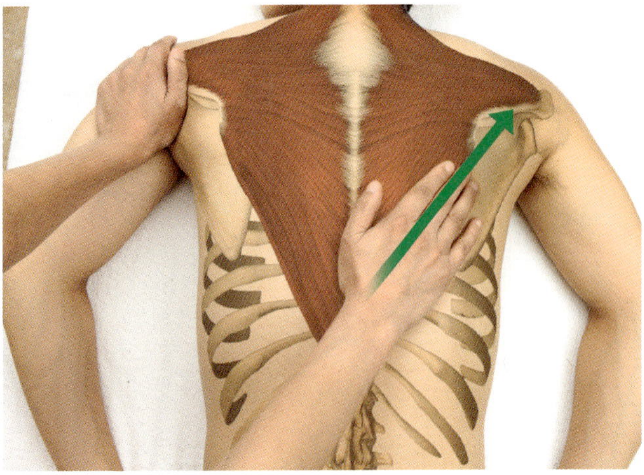

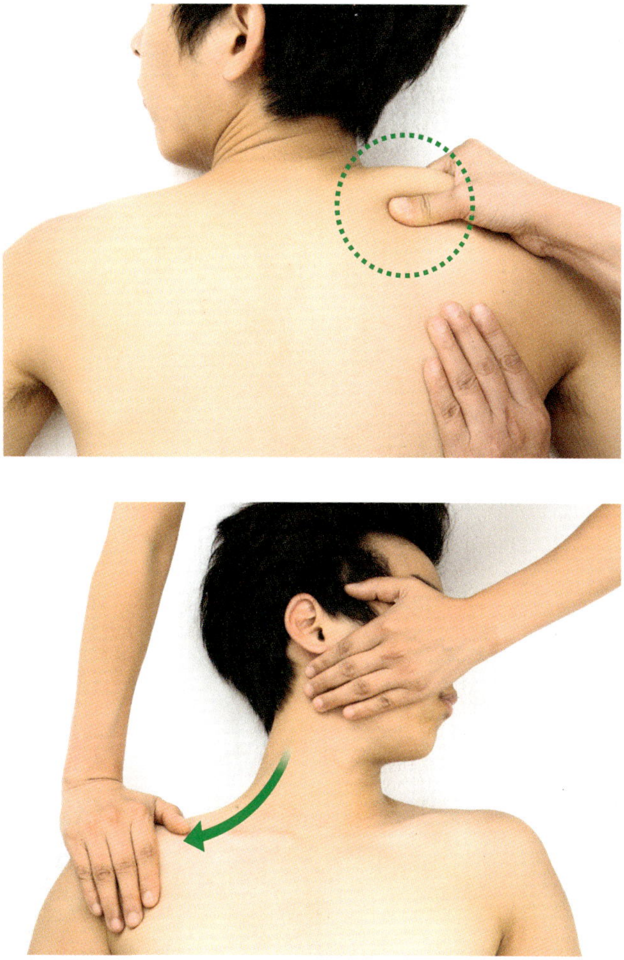

그림 3-36　승모근의 상외측과 중부섬유 스트로크, 승모근 중부의 집기 압박

## 3. 두 · 경판상근 (머리 & 목널판근, Splenius Capitis & Cervicis)

두판상근과 경판상근은 목 회전근과 신전근이므로 두통에 크게 관여하고, 두개골의 회전과 관련된 동작들에서 흉쇄유돌근과 짝을 지어 움직이는 두개골 균형에 관여하는 근육이다.

① 판상근은 모양을 보고 이름을 정한 근육이다. 경추와 두개골을 안정시키며 피로에 많이 노출되는 근육이다.

② 판상근은 하부 경추와 상흉추 부착근육과 상호 관련하여 증상을 파악해야 한다. 즉, 승모근, 상후거근, 능형근 등과 연관시켜서 이해해야 한다.

③ 경추의 회전 시 견갑거근과 함께 중간 각도를 담당한다.

④ 도배, 간판업, 막노동(삽질) 등과 같이 오랫동안 머리를 들고 위로 쳐다봐야 하는 활동을 주로 하는 사람들에게서 많이 손상된다. 또한 컴퓨터나 책상에 앉아 업무를 볼 때 머리가 앞으로 나오고 턱을 위로 치켜든 상태로 앉아있는 사람들의 경우도 마찬가지다.

⑤ 앉아서 자는 자세, 머리와 목을 구부리고 불편하게 잠을 자는 것도 판상근의 손상을 유래한다.

⑥ 교통사고 시 전방 충돌로 인해 뒷목의 근육이 급작스럽게 늘어난 후 바로 처치를 하지 않은 경우, 시일이 지나면서 더 심해지게 된다.

### (1) 해부학적 부착과 신경지배

| | 기시 | 정지 | 신경지배 |
|---|---|---|---|
| 두판상근 | 항인대, 후두골 하단 유양돌기의 외측 | 후두골 하단 유양돌기 외측 | 제 2~4 경신경 후지 |
| 경판상근 | C3~T6의 횡돌기 | T1~T3 횡돌기 후결절 | |

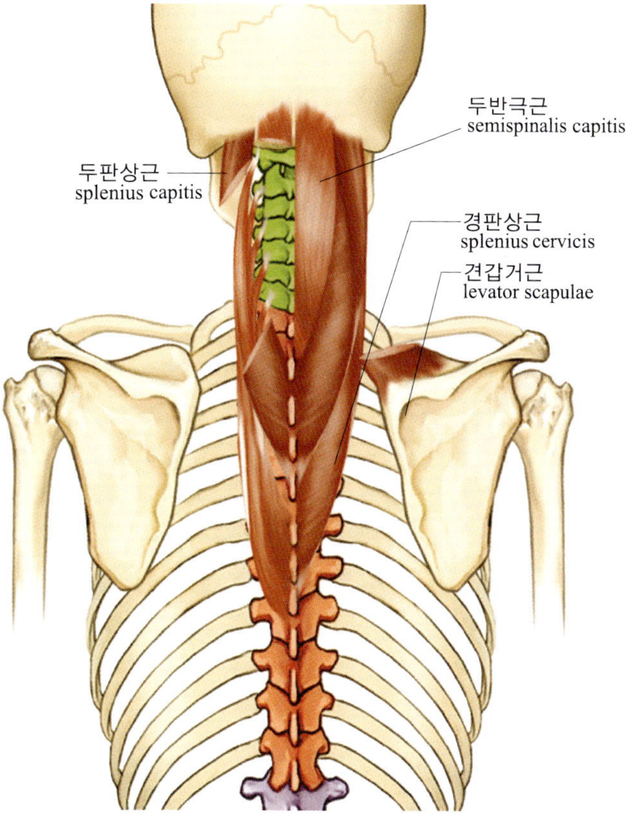


그림 3-37 두판상근과 경판상근의 해부

### (2) 판상근의 통증유발점과 전이통 부위

두통의 원인이 되는 근육으로 머릿속 통증(ache inside the skull)이란 별명이 따라 붙는다.

1) **두판상근** : 동측의 두정부에 통증을 방사하여 두정통을 일으킨다. 머리 정수리 부분이 묵직하게 느껴지기도 하며 압박감이 있다. 혹은 두정부가 허전하고 열이 나며 무거운 느낌이 나타난다.

2) **경판상근** : 상부 TrP는 머리 안쪽으로 통증이 방사되고, 동측 눈으로 은근한 통증이 있고 시야가 흐려지기도 한다. 하부 TrP는 어깨와 목의 굴곡부에 방사하여 그 부위가 쓰리고 목이 뻣뻣해진다. 장시간 운전이나 책을 볼 때 눈이 흐릿해지거나 눈이 피로한 것은 경판상근과 관계된다.

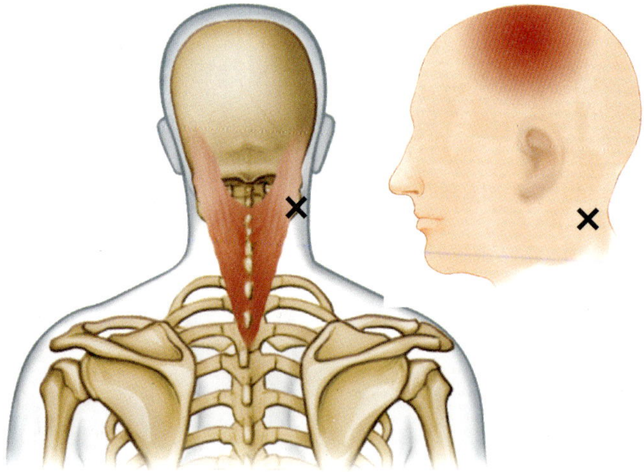

TrP(Tigger Point) · X지점(적색표시, 통증유발점) · 적색점선표시(방사통, 연관통)

그림 3-38 두판상근의 통증부위

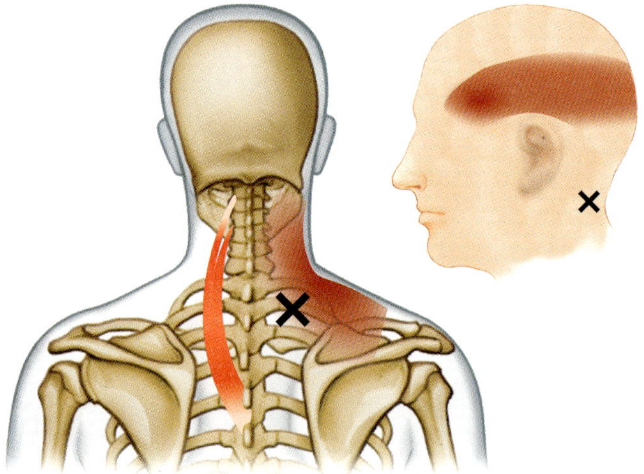

TrP(Tigger Point) · X지점(적색표시, 통증유발점) · 적색점선표시(방사통, 연관통)

그림 3-39 경판상근의 통증부위 및 상부TrP와 하부TrP

### (3) 판상근의 딥티슈 근육마사지의 실제

판상근은 환자를 똑바로 누운 자세 혹은 엎드린 자세 등 다양한 방법으로 근육을 치료할 수 있다.

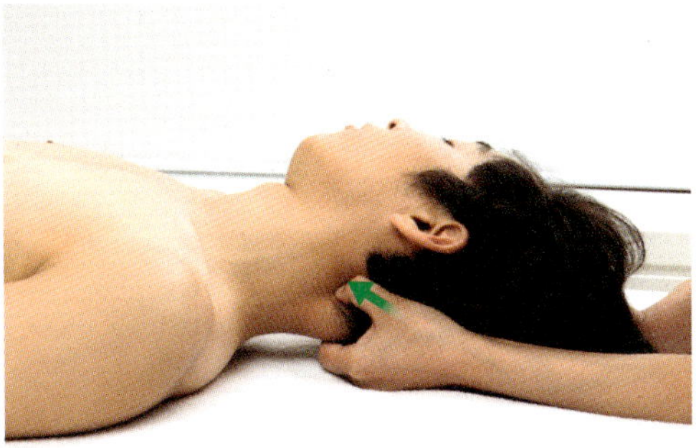

엄지로 두개골 기저부 외측에 놓인 목의 후방 근육에서 상부 경추의 횡돌기까지 집기 압박한다.

그림 3-40 엄지를 이용한 후방 목 근육의 집기 압박

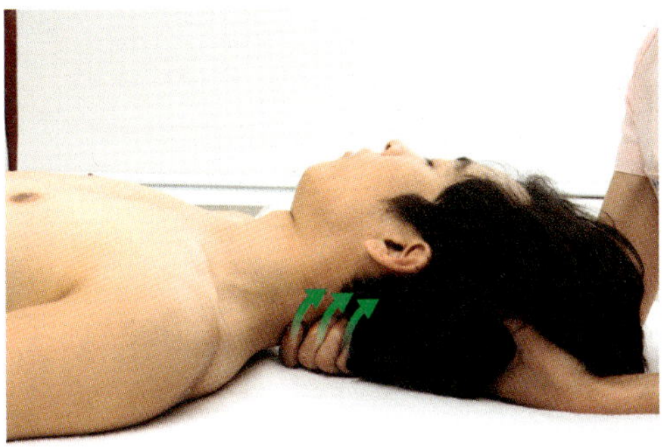

손끝을 구부려 판상근 위치에 놓는다. 강한 압으로 누르면서 손끝이 척추에 닿을 때까지 당긴다.

그림 3-41 손가락끝(fingertips)을 이용한 후방 목 근육의 교차섬유 경찰법

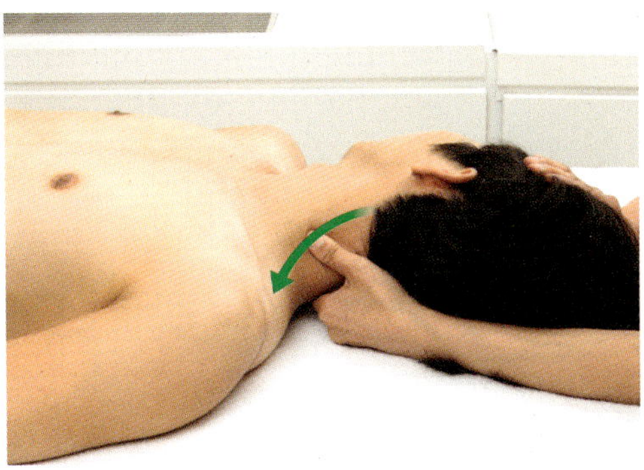

그림 3-42 엄지를 이용한 후방 목 근육의 스트로크

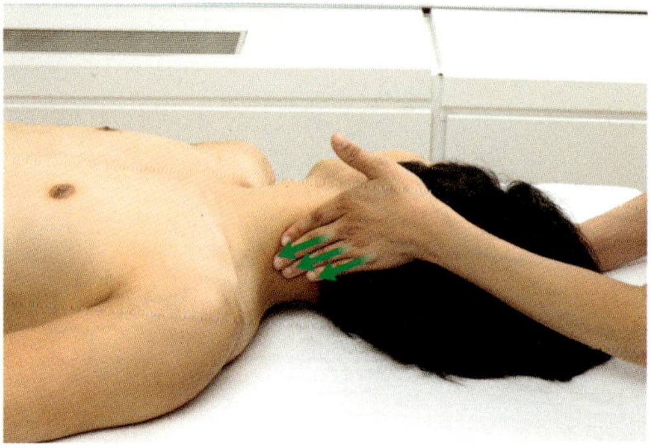

손가락을 구부려서 목의 외측면을 따라 어깨를 향해 밀어 준다.

그림 3-43 손가락끝(fingertips)을 이용한 후방 목 근육의 스트로크

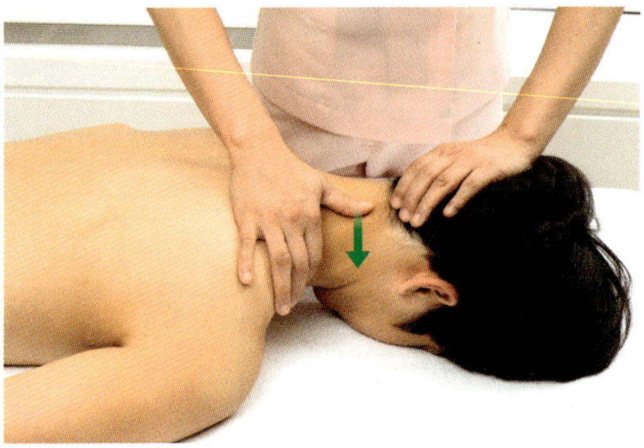

엄지 끝을 두개골 기저부 경추 부위에 놓고 강한 압으로 엄지를 외측으로 민다.

그림 3-44 엄지를 이용한 후방 목 근육의 교차섬유 경찰법

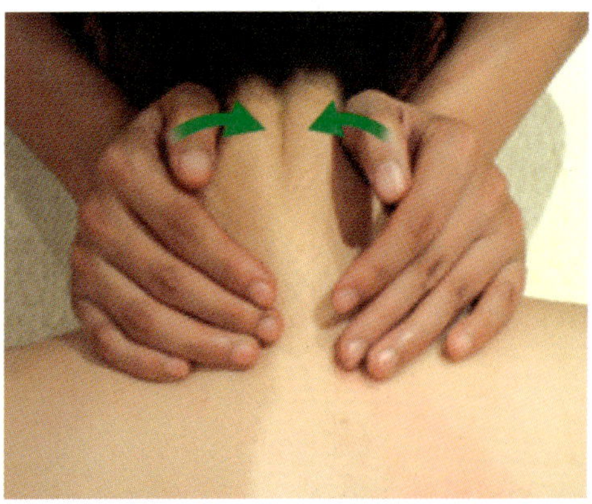

그림 3-45 손바닥 둔덕(plam heal)을 이용한 집기 압박

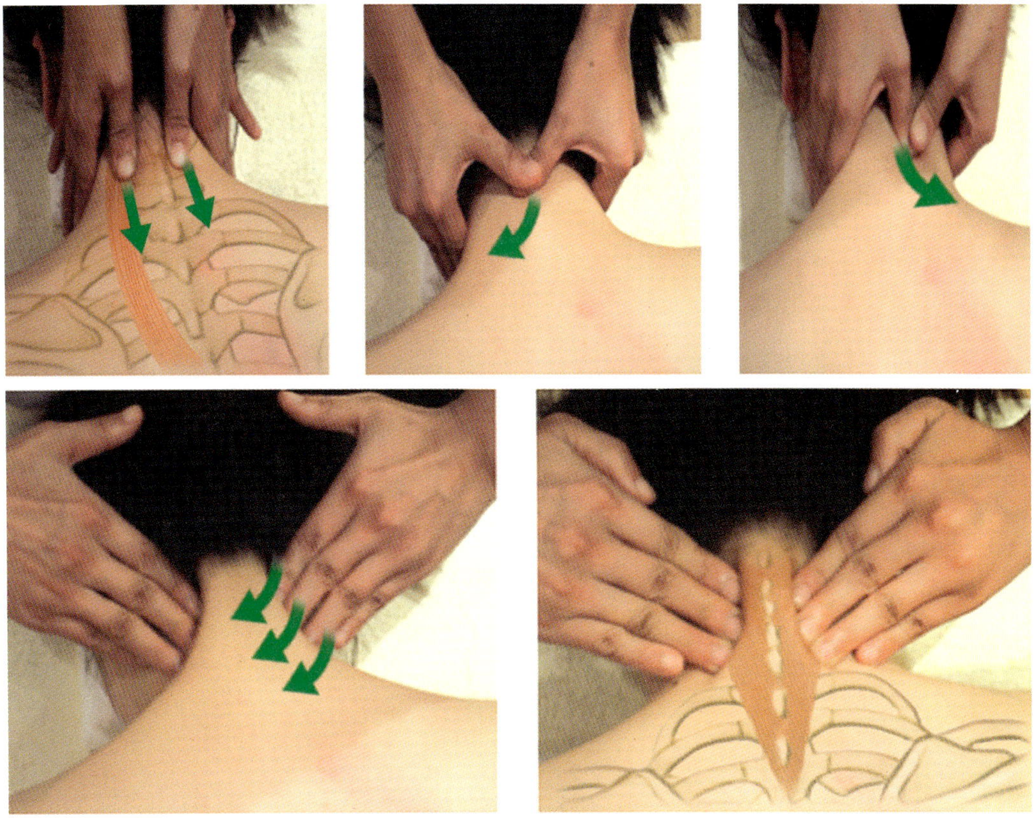

그림 3-46 엄지(상)를 이용한 교차섬유 경찰법과 손가락끝(figertips)을 이용한 집기 압박

## 제 4 절 딥티슈 근육마사지의 어깨와 등

어깨 부분을 이해하는데 가장 중요한 것은 유일한 관절인 견쇄관절(acromio-clavicular joint)에 의해서 나머지의 골격구조에 결합되어 있다는 점이다. 팔에는 뚜렷한 운동의 자유성이 있지만 어깨부분에는 연부조직을 손상하기 쉽다는 약점이 있다.

견갑대는 흉골과 쇄골 및 견갑골로 구성되어 있다. 팔의 상완골과 견갑골로 구성되어 있는 견관절은 탈구나 분리를 일으키는 일이 많고, 연부조직에 손상을 주기 쉽다.

## 1. 어깨관절의 구성 및 견갑골 (Scapula)

어깨관절은 앞쪽(전방)의 쇄골과 흉골의 흉골병과 관절하여, 상완과 어깨부위를 연결시킨다. 뒤로는 견갑골로 연결된다. 쇄골은 단순한 구조를 가진 반면, 견갑골은 복잡한 형태를 띤다. 견갑골은 다양한 사용목적과 방향을 가졌다고 하여 스위스 군용칼로 비유되기도 한다.

견갑골(scapula)은 양쪽 어깨의 후면에서 보여지는 편평하고 삼각형으로 된 뼈이다. 주로 상완에서 회전근개(rotator cuff)라고 불리는 네 개의 근육, 즉 극상근, 극하근, 소원근 및 견갑하근의 지주역할을 한다. 견갑골극(어깨뼈가시, spine of scapula)의 연장선상인 견봉돌기(acromion process)는 쇄골과 결합하여 견쇄관절(견봉과 쇄골)을 이루고, 상완골두와 그 주위의 건과 결합하여 지붕형태를 이룬다.

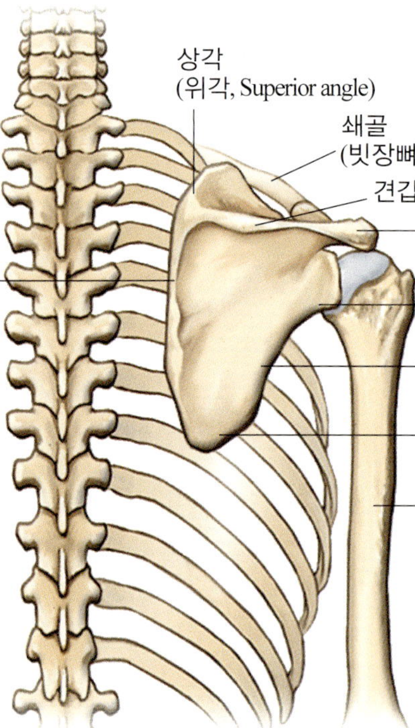


그림 3-47 어깨관절과 견갑골(후면)의 골격형태

견봉 및 견쇄관절 바로 아래 부위에는 견갑골의 상외측 부분에 오목한 면을 형성하는 관절와(glenoid fossa : 와(fossa)는 강(cavity)이나 구멍을 의미한다)가 있다. 관절와는 상완골과 결합하여 견관절(glenohumeral joint)을 이룬다.

견관절은 단지 견봉돌기와 그것에 부착된 건과 인대에 의해서만 보호되므로, 탈구(빠짐)가 되기 쉽고 움직임에 약하다.

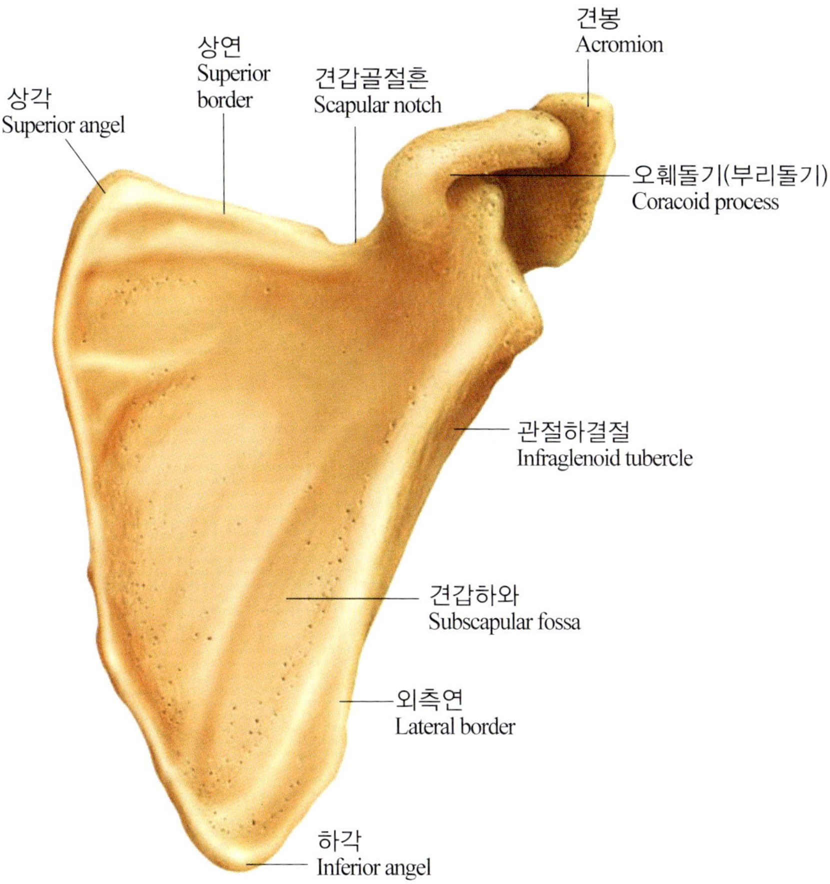


그림 3-48 견갑골 전면의 골격형태

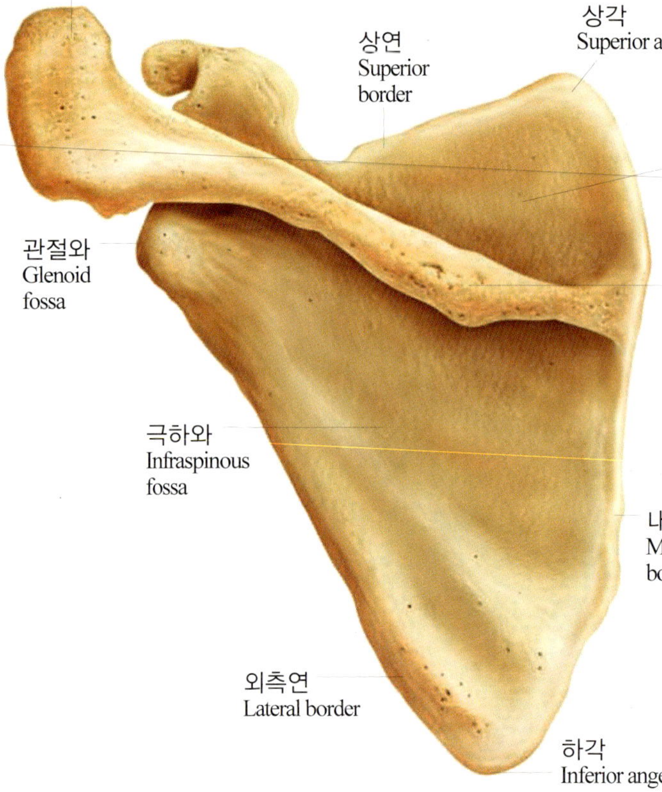


그림 3-49 견갑골 후면의 골격형태

## 2. 견갑거근 (어깨올림근, Levator Scapular Muscle)

승모근 다음으로 견갑거근은 목과 어깨에서 가장 흔한 통증과 긴장을 유발하고 무거운 배낭이나 가방, 무거운 짐을 운반할 때 가장 손상을 많이 받는 근육이다. 이 근육은 견갑골의 거상 시 승모근과 관절와를 하방으로 회전시키는 능형근을 보조한다.

① 견갑거근은 어깨를 거상시키는 근육이다. 즉, 견갑골의 상각을 위로 들어 올리는 근육이며 이때 견봉이 아래로 쳐진다.

② 다른 회전 근육들과는 달리, 견갑거근의 손상은 통증으로 인한 회전제한이 심하다. 그래서 뻣뻣한 목(stiff neck)이라는 별명도 있다.

③ 경추 1번에서 4번까지의 횡돌기의 후결절에 부착되어 있어, 경판상근이나 사각근과의 관계를 항시 염두에 둔다.

④ 날카로운 통증으로 운동 범위에 심한 제한을 일으키고, 목을 움직이는 모든 동작이 불편하여 짜증을 많이 낸다.

⑤ 음주를 한 후 자고나면 목의 회전이 불편한 경우가 많으며, 높은 베개나 소파 등에 머리를 대고 잔 후에 발생하기도 한다.

⑥ 한쪽 방향으로 고개를 습관적으로 돌리는 경우가 좋은 예라고 볼 수 있다.

⑦ 엎드려서 고개를 편한 쪽으로 돌리는 방향이 견갑거근의 단축성 긴장이 많다.

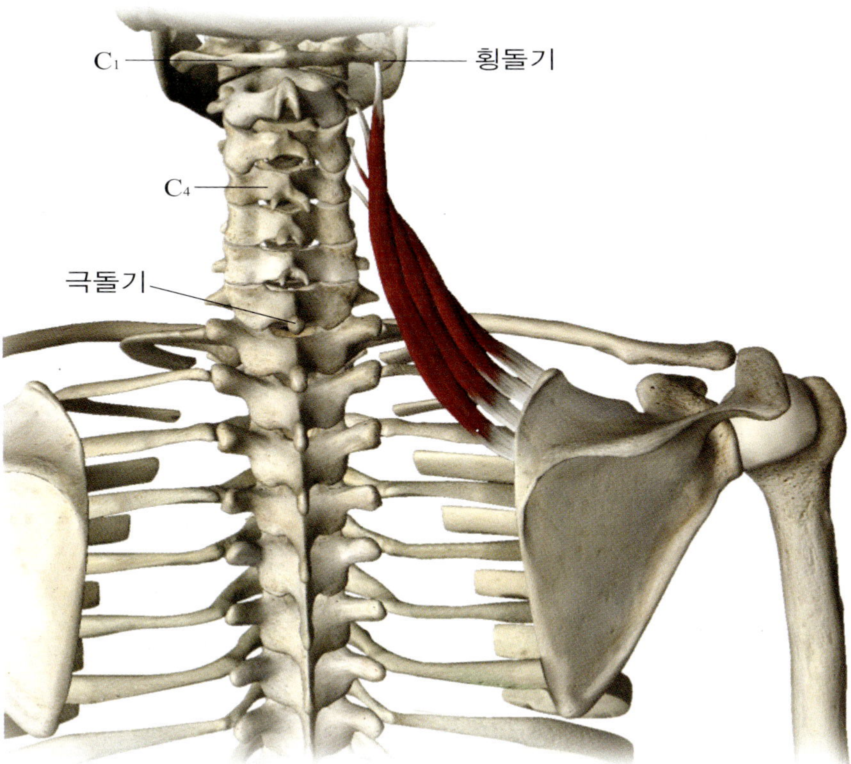


그림 3-50 견갑거근의 해부

## (1) 해부학적 부착과 신경지배

| | |
|---|---|
| 기시점 | 경추 1번~4번 횡돌기 |
| 정지점 | 견갑골 상각 |
| 작용 | 견갑골 거상 및 하방회전 |
| 신경지배 | 경신경총(목신경 다발)을 경유한 C3~4의 경추신경 분지와 견갑배신경(제 5신경)의 지배를 받는다. |

* 견갑배신경 : 말초신경의 한 종류로 척수에서는 상지에서 상완신경총(팔을 지배하는 신경다발), 하지에서는 요신경총이 있다. 상완신경총은 견갑배신경, 액와신경, 견갑상신경, 요골신경, 척골신경, 정중신경, 근피신경으로 나누어진다.

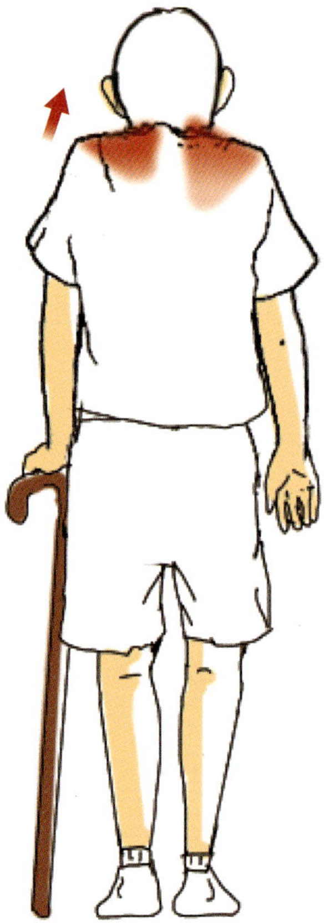

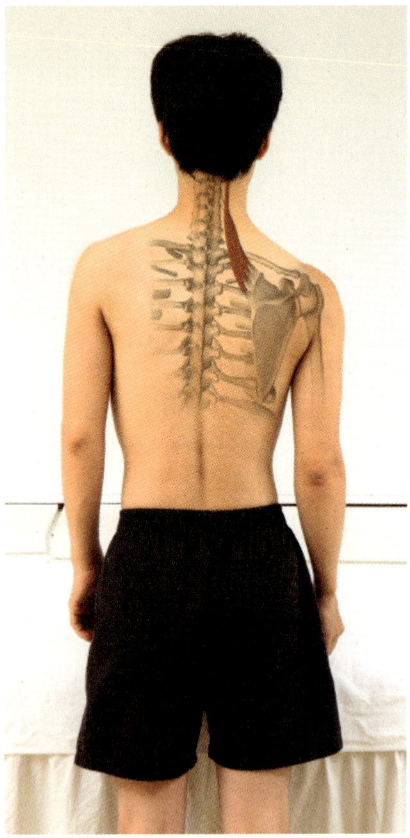

지팡이 손잡이가 높아 어깨가 들리는 경우를 그림으로 표현

그림 3-51 견갑거근의 거상으로 인해 어깨가 올라감

### (2) 견갑거근의 통증유발점과 전이통 부위

① 목과 어깨가 만나는 지점(neck base)과 견갑골 내측연에 집중된 통증이 방사된다.

② 견관절 후부에 확산된 통증이 방사된다.

③ 수면 후 목회전을 심하게 제한해 목회전 시에 몸 전체를 돌려 회전한다.

④ 만성적으로 어깨가 거상되어 있어 목이 짧아 보인다.

⑤ 촉진 시 하부 TrP는 좁쌀이나 모래를 만지는 듯한 느낌의 감촉, 혹은 심하게 경직된 덩어리로 느껴진다.

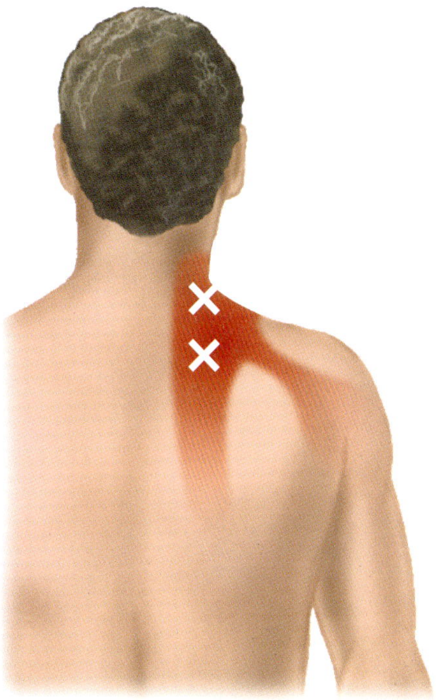

그림 3-52 견갑거근의 통증유발점과 전이통 부위

### (3) 견갑거근의 딥티슈 근육마사지의 실제

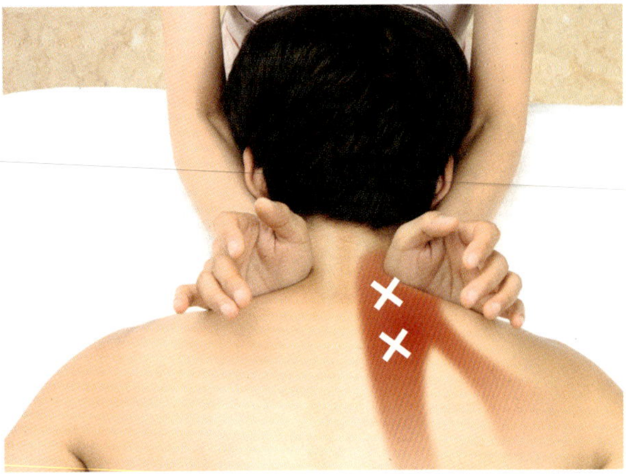

내측 깊숙이 강한 압을 가하면서 견갑거근을 따라 하방으로 밀어내듯이 스트로크시킨다.

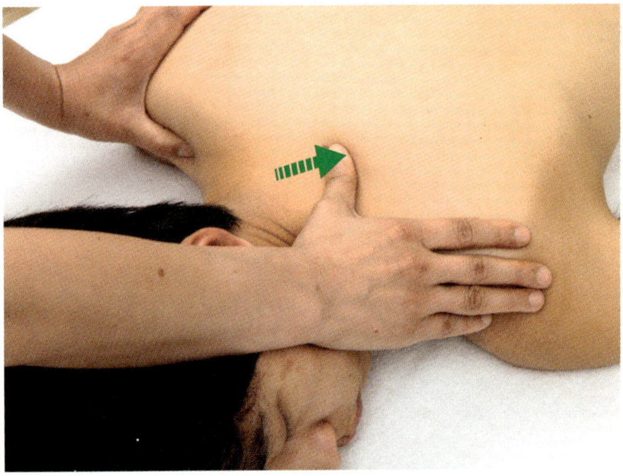

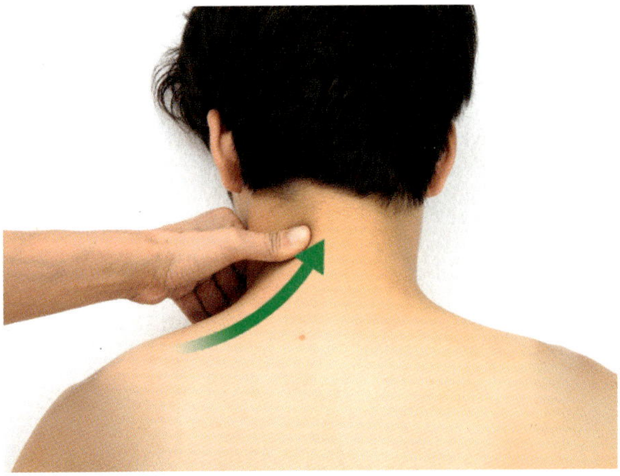

견갑골 상각 부위에 엄지를 올린 후 목의 상부를 향해 근육섬유를 따라 밀어 올린다.

그림 3-53 견갑거근의 스트로크

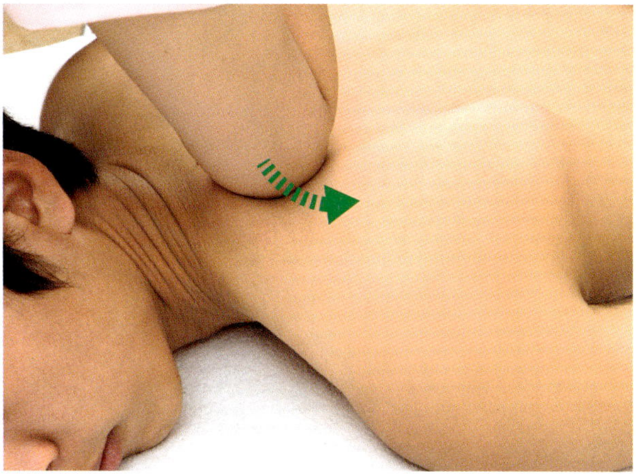

그림 3-54 견갑거근 TrP 지점을 팔꿈치로 압박하기

## 3. 능형근 (마름근, Rhomboid Muscle)

능형근은 등(upper back)의 주된 통증의 원인으로 견갑골을 견관절 하방으로 회전시켜 견갑골을 모아주는 근육이다. 또한 승모근 전체 섬유들과 밀접한 관계를 갖는 근육으로 승모근 중부와 견갑골을 외전시키는 전거근, 능형근을 이완시키는 대흉근과 견갑거근을 같이 살펴야 한다.

① 심장 관련 질환 시 항상 고려한다.
② 능형근을 해부학적으로 살펴보면 천층(얕은) 근육에 덮혀 있는 승모근 중부섬유 아래에 위치하고 있는 근육이다.
③ 능형근은 소능형근과 대능형근 두 개의 섬유로 구분된다.
④ 양측성 능형근의 약화는 흉추가 후만되고 견갑골이 외전된다.
⑤ 습관적인 자세는 자신도 모르게 형성된다. 예로, 군대에서 군인들이 열중쉬어 자세를 계속적으로 반복하거나 심하게 긴장할 때 능형근이 손상을 받고 견갑골을 내측으로 모으는 힘이 약해진다.

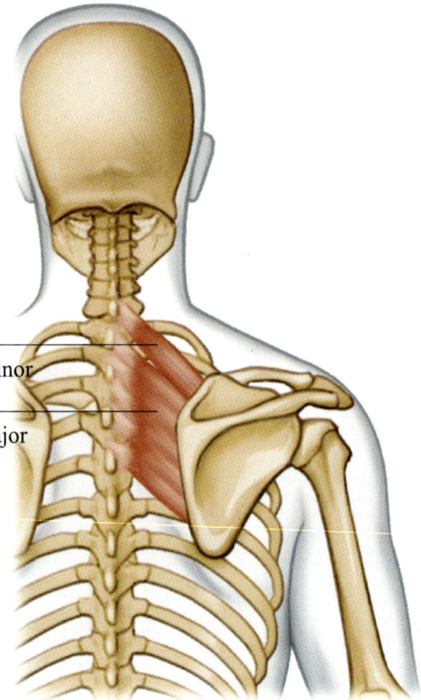


그림 3-55 능형근의 해부학적 구조

### (1) 해부학적 부착과 신경지배

| | | |
|---|---|---|
| 소능형근 | 기시점 | 경추 7번~흉추 1번 극돌기 |
| | 정지점 | 견갑극근(견갑골극) |
| 대능형근 | 견갑골 상각 | 흉추 2~5번 극돌기 |
| | 정지점 | 견갑골 내연(안쪽 선) 측, 견갑극근에서 하각까지 |
| 신경지배 | 견갑배신경(제 5경신경, $C_5$) | |
| 작용 | 견갑골 후인, 거상, 하방회전 | |

### (2) 능형근의 통증유발점과 전이통 부위

견갑골 내측연의 통증이 특징이다. 다른 근육들의 방사통과 구분하는 방법으로는 통증이 있는 바로 그 자리의 능형근에 압통이 있다는 점이다. 특히, 소능형근은 견갑거근과 유사하나 목 부위에 통증이 방사되지 않고 경추의 회전을 제한하지는 않는다. 그러나 제한만 없을 뿐이지 상흉추 부위가 불편하다.

① 주로 양측으로 병변이 발생한다. 그래서 능형근 치료는 양측으로 해야 한다.
② 대흉근의 변성으로 둥근어깨(round shoulder)인가를 살펴야 한다.
③ 견갑거근, 승모근, 극하근의 통증 및 근육 손상을 미친다.
④ 안정을 취하고 있는 경우에도 천층(얕은 층)의 쑤시는 통증이 나타난다.
⑤ 견갑골을 움직일 때 견갑골 아래나 주변에서 지그작 지그작하는 소리가 나기도 한다.

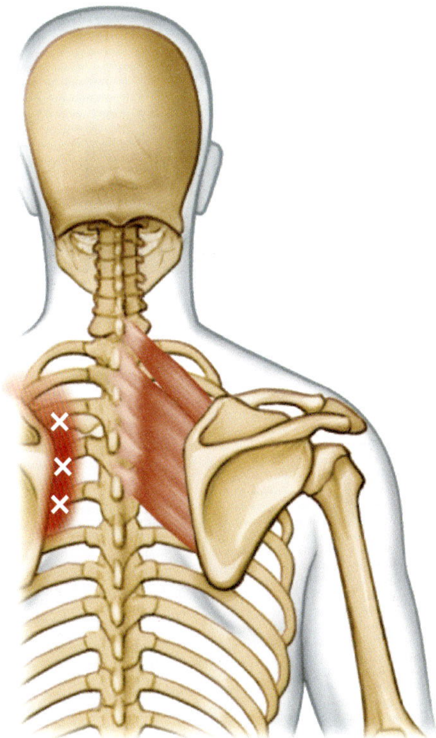

그림 3-56 능형근의 통증유발점과 전이통 부위

### (3) 능형근의 딥티슈 근육마사지 실제

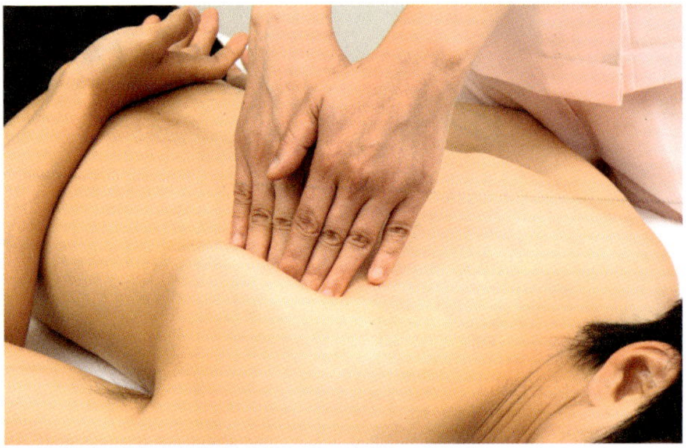

양손이나 양손의 엄지를 이용해 조직을 세게 누르면서 사선방향으로 견갑골 내연에 닿을 때까지 밀어 준다.

그림 3-57 능형근의 스트로크 마사지

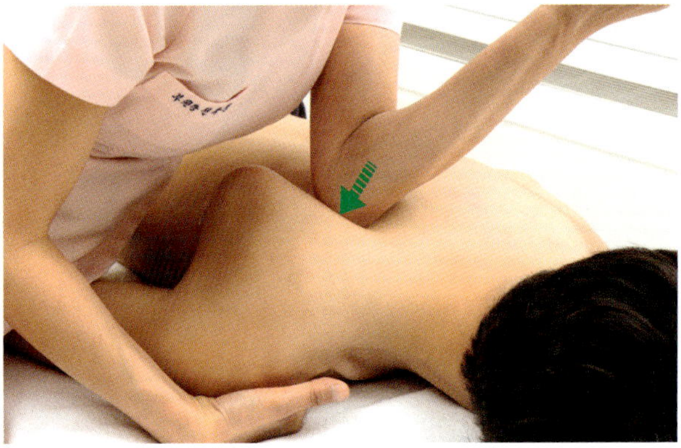

환자의 팔을 뒤로 한 뒤에 엘보(팔꿈치)를 이용해 견갑골 내측연을 따라 스트로크한다.

그림 3-58 엘보를 이용한 능형근 스트로크

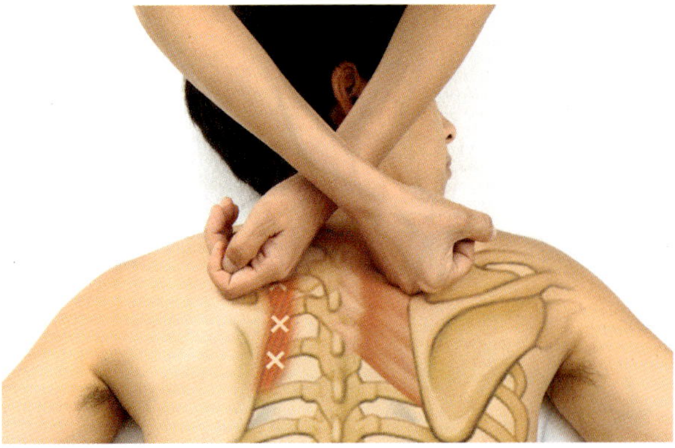

치료사는 양쪽의 전완을 이용해 척추에서 견갑골 내측연 방향으로 동시에 이완시킨다.

그림 3-59 능형근의 근막이완기법

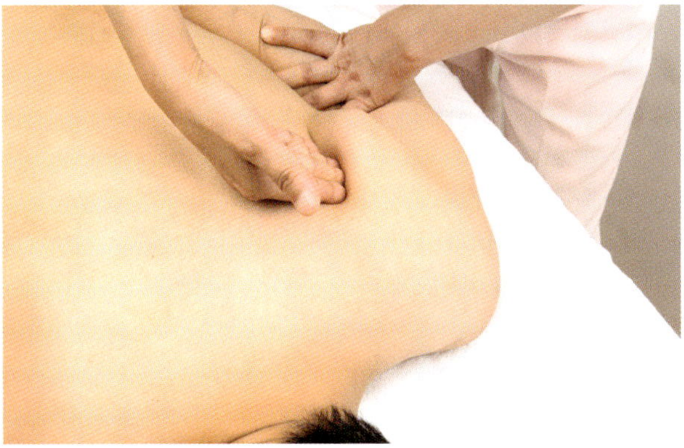

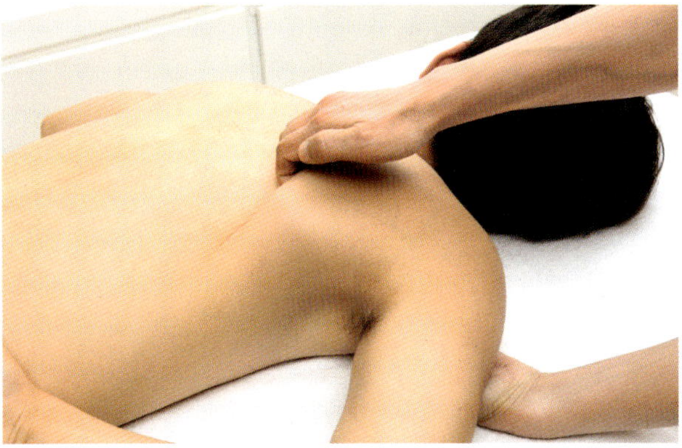

치료사는 환자의 팔을 잡고 손끝으로 견갑골 내측으로 깊숙이 압박한다.

그림 3-60 견갑골 내측연 압박하기

## 4. 광배근 (넓은등근, Latissimus Dorsi Muscle)

크고 강한 근육인 광배근은 허리의 외측에서 시작하여 상완의 전면에 부착하기 때문에 노를 저을 때의 자세처럼 상완을 후하방으로 당기기 때문에 노를 젓는 근육이라고 부르기도 한다.

광배근은 상완골과 장골능을 연결하는 근육으로 상지와 체간, 골반운동과 기능적으로 연관되며 체간과 골반의 안정을 통해 원활한 상지운동에 기여한다.

① 흉추(제 6번 흉추 이하), 요추에 부착되어 있어 척추의 전 · 후만 및 측만에 관여하며, 견갑골의 변위나 척추의 변위에 따라 다른 근육과 많은 연관성을 갖는다.

② 늑골에 부착되어 있어 외복사근(복부근육)과 연계되기 때문에 호흡기 및 췌장 · 위 · 간 · 하복부의 장기질환 치료 시 병행해서 치료해야 한다.

③ 광배근을 많이 사용하는 스포츠는 등산, 체조(링과 평행봉), 수영, 노젓기(rowing) 등이다.

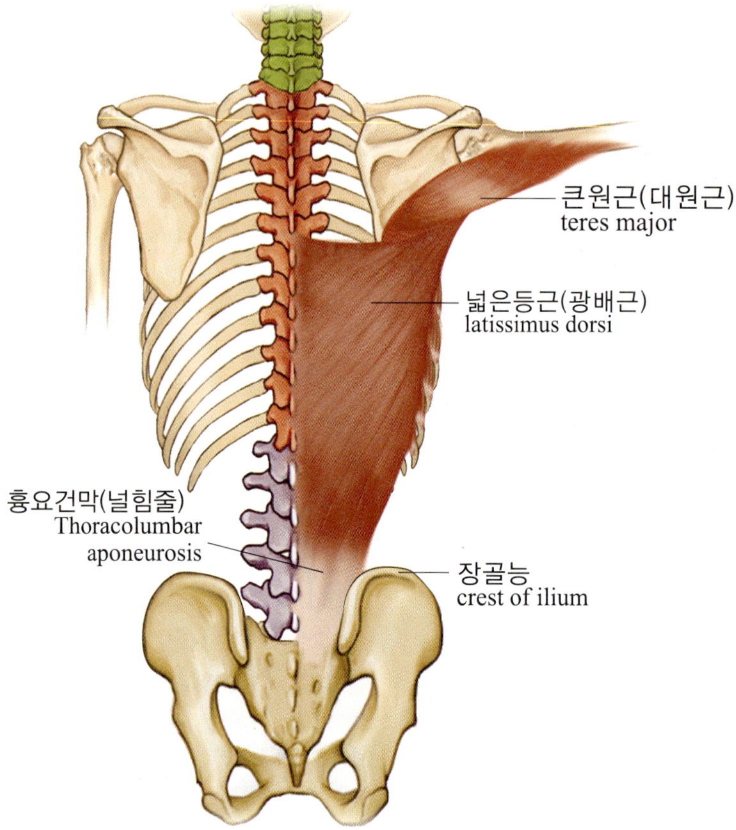


그림 3-61 광배근

### (1) 해부학적 부착과 신경지배

| | |
|---|---|
| 기시점 | 흉추 7번에서 장골능(골반능)까지, 견갑골 하각, 요추 1~5번의 극돌기 |
| 정지점 | 상완골의 상완이두근구의 내측 |
| 작용 | 견관절 신전, 내전, 내회전 |
| 신경지배 | 흉배신경(가슴등신경, thoracodorsal nerve) C6, C7, C8 |

### (2) 광배근의 통증유발점과 전이통 부위

광배근은 급성적으로나 만성적으로 딱히 이렇다고 할 정도로 스스로가 느낄 수 있는 통증을 일으키지 않는다. 관련된 통증이 있다고 하더라도 잘 모르는 경우가 대부분이며, 아주 큰 근육이다보니 관련된 작은 근육들이 먼저 통증을 일으키고 광배근이 통증을 일으킬 때는 체형의 변화가 시작되었다고 보면 된다.

① 광배근 손상 시 양손을 허리 뒤에 짚고서 상체를 될 수 있으면 움직이지 않으려고 하면서 아주 조심스럽게 걸어다닌다.

② 옆구리 통증을 유발한다. 자칫하면 늑막염 증상을 오진할 수 있다.

③ 냉장고 등의 부피가 큰 물건을 들어서 이동시키려고 팔을 뻗어 잡은 상태에서, 힘을 주고 들어 올릴 때 광배근에 순간적인 과부하가 발생하여 손상이 발생한다.

④ 하부 흉추의 후만, 요추 후만, 골반 후방경사는 광배근의 약화와 관련해 발생한다.

⑤ 천골(엉치) 부위가 무거운 느낌을 들게 한다.

⑥ 흉추 중앙 부위에 담이 결리는 듯한 느낌이 든다.

⑦ 통증이 견갑골 하각지역에 집중하기도 한다.

⑧ 여성들의 광배근은 브래지어 끈에 의해 평생 압박 받는다.

⑨ 옆구리 비만이나 천골 부위의 지방 축적과 관련이 깊다.

⑩ 견갑골을 하강(끌어내림)시키는 기능을 담당하는 근육이다.

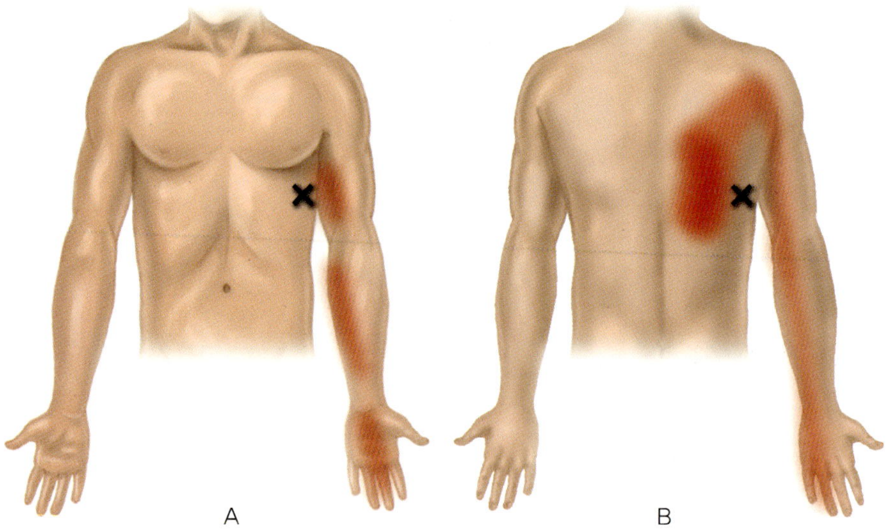


좌측(A)은 액와 지점의 방사통 휴면, 우측(B)은 액와 지점의 방사통 전면

그림 3-62 광배근의 통증유발점과 전이통 부위

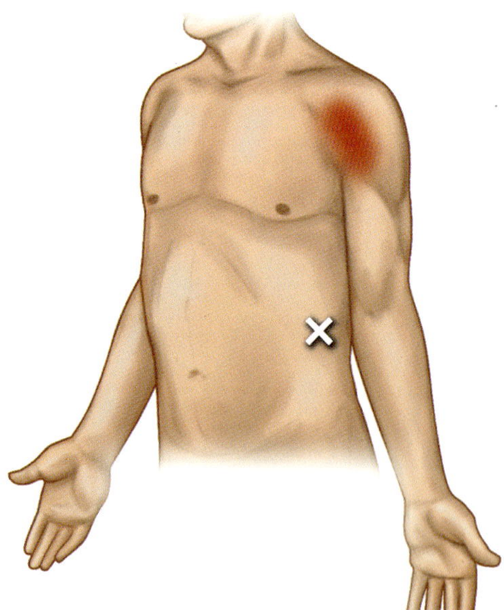

그림 3-63 광배근의 액와와 늑골의 발통점 및 전이통 부위

### (3) 광배근의 딥티슈 근육마사지 실제

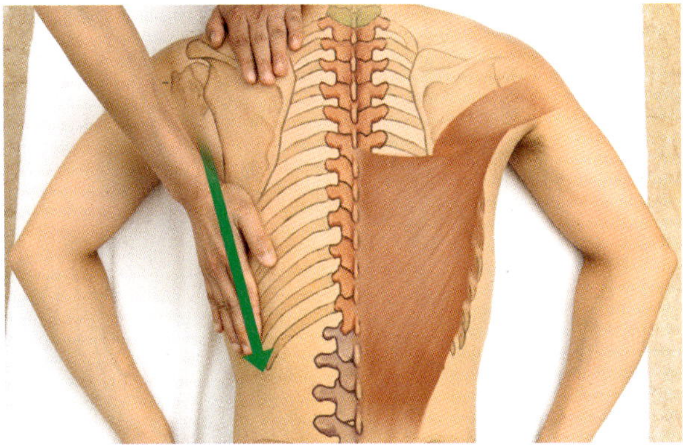

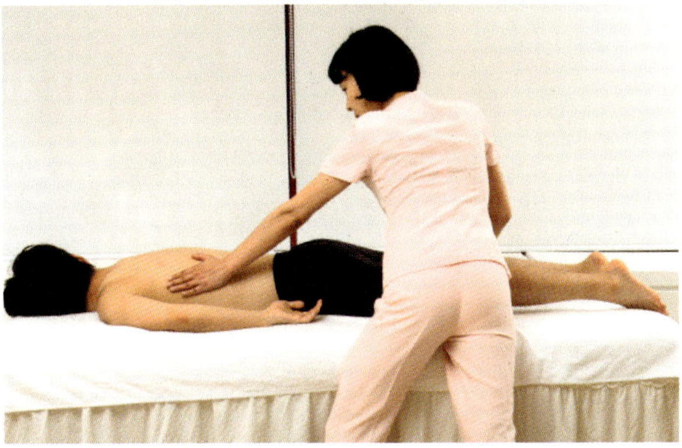

손바닥 둔덕을 이용해 견갑골 외측에서 장골능까지 하방으로 밀어 준다.
치료사는 환자의 둔부 측에 서서 장골능선에서 상완 부착지까지 상방으로 밀어 준다.

그림 3-64 광배근의 스트로크

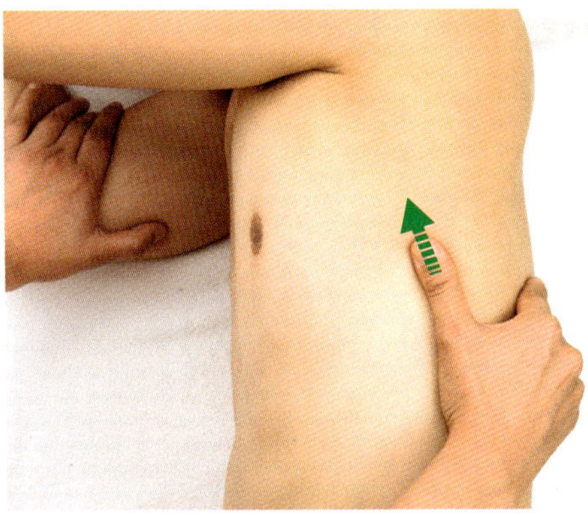

그림 3-65 광배근의 통증유발점 압박하기

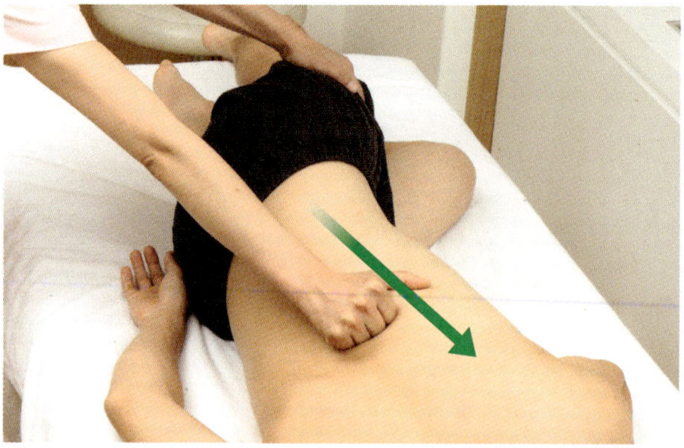

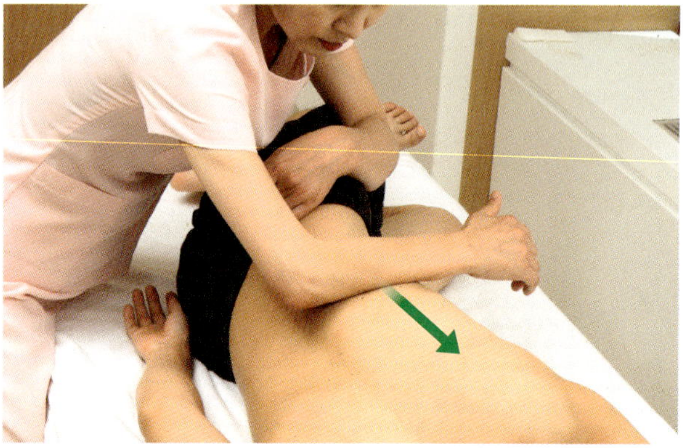

환자의 왼쪽 팔은 등 뒤에 주고 밑의 다리를 굴곡, 위쪽 다리는 비스듬히 당긴 상태에서, 치료사는 견갑골 하부 TrP(A)를 압박한다. B는 전완을 이용해 스트레칭하듯 밀어올린다.

그림 3-66 광배근의 회전기법

## 5. 회전근개 (Rotator cuff)

회전근개는 운동선수들, 특히 격심한 던지기를 요하는 야구투수들이나 미식축구 쿼터백들에게서 흔히 일어나는 손상으로 알려져 있다. 회전근개는 어깨관절을 둘러싸고 있는 네 가지 근육인 극상근(supraspinatus), 극하근(infraspinatus), 소원근(teres minor), 견갑하근(subscapularis)을 말하며 근육의 머리글자를 따서 SITS라고도 불린다.

① 회전근개 근육들은 말단부가 서로 합쳐져 어깨관절 주위를 덮고 있어 팔을 들어 올리거나 옆으로 벌리거나 회전을 하는데 아주 중요한 역할을 한다.

② 회전근개 손상의 증상으로는 어깨나 팔이 아프고 팔을 머리 위로 올리기가 힘든 것이 특징이다. 팔을 올리는 즉시 어개에 통증이 오기 때문에 나이 든 사람에게 나타나면 오십견으로 착각하기 쉽다.

③ 오십견은 어깨 관절이 굳어 생기는 질환으로 아무리 노력해도 본인이 팔을 들어 올릴 수 없는 반면, 회전근개 손상은 특정한 동작을 취했을 경우에만 통증이 발생하며 힘들게라도 팔을 올릴 수는 있다.

④ 오십견은 50대에 주로 나타나고 회전근개 손상은 힘줄의 퇴행성 변화 외에도 무리한 운동으로 인하여 발생하기 때문에 야구나 배드민턴 또는 골프와 같은 스포츠를 즐기는 젊은 사람들에게도 흔히 나타난다.

⑤ 예로, 주방의 높은 찬장에서 물건을 꺼내거나 택시기사가 뒷좌석 손님에게 거스름돈을 내어주는 동작 등에서 통증을 느낀다. 통증은 주로 밤에 잘 때 심한데 팔을 움직이지 않아도 아프다.

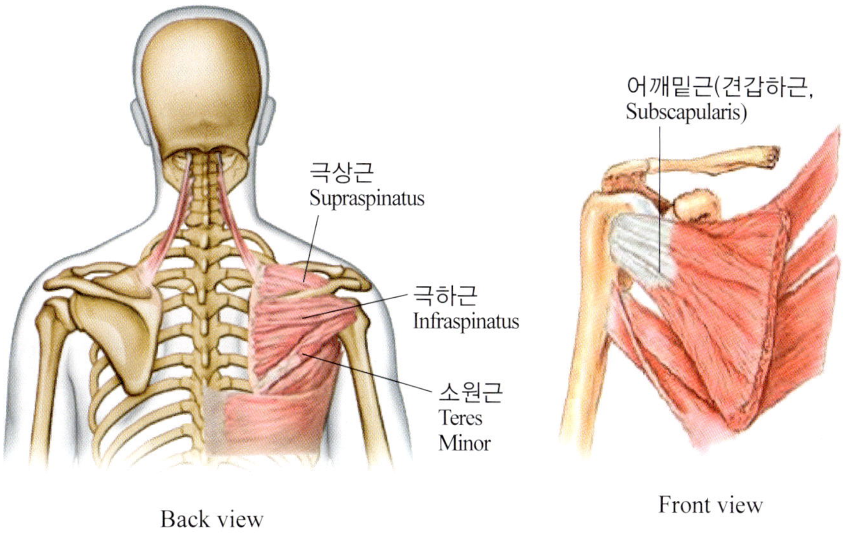


견갑하근, 극상근, 극하근, 소원근

그림 3-67 회전근개 해부

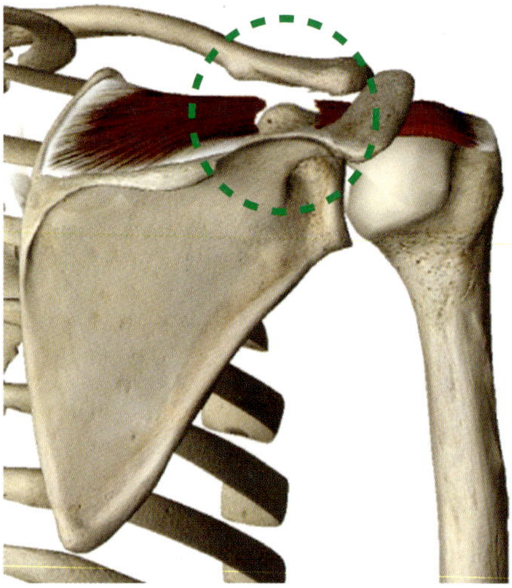

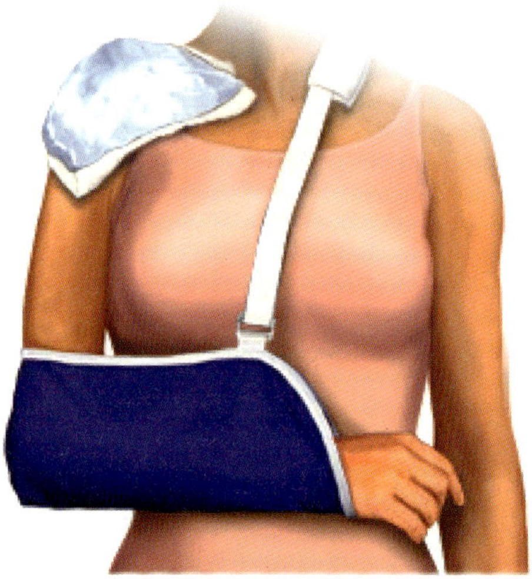

극상근 파열

그림 3-68 회전근개 손상

다음은 회전근개의 딥티슈 근육마사지 기법이다.

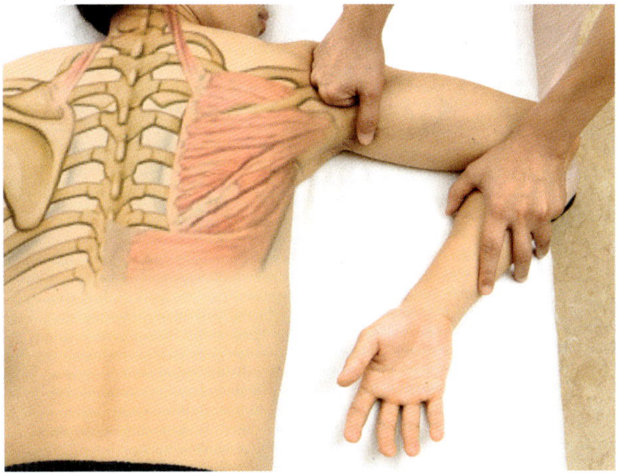

환자가 엎드린 자세에서 팔을 90°로 굴곡시킨 후 내회전, 외회전시킨다(극상근, 극하근 이완에 효과적).

그림 3-69 회전근개를 위한 팔의 가동

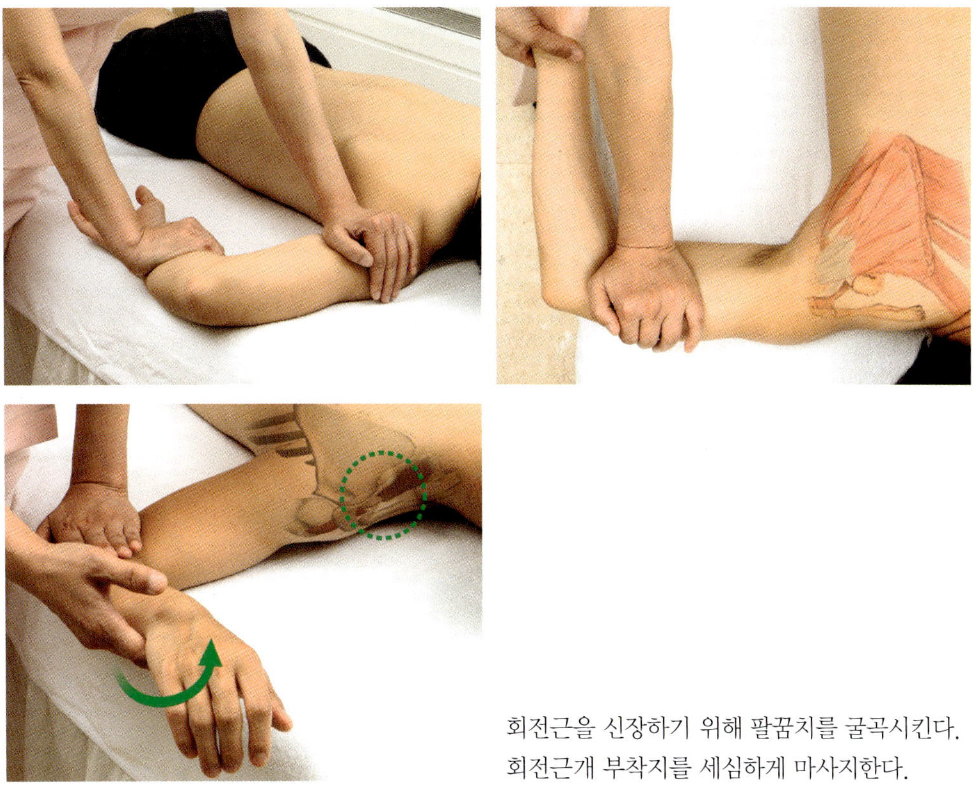

회전근을 신장하기 위해 팔꿈치를 굴곡시킨다.
회전근개 부착지를 세심하게 마사지한다.

그림 3-70 회전근개의 신장을 위한 기법

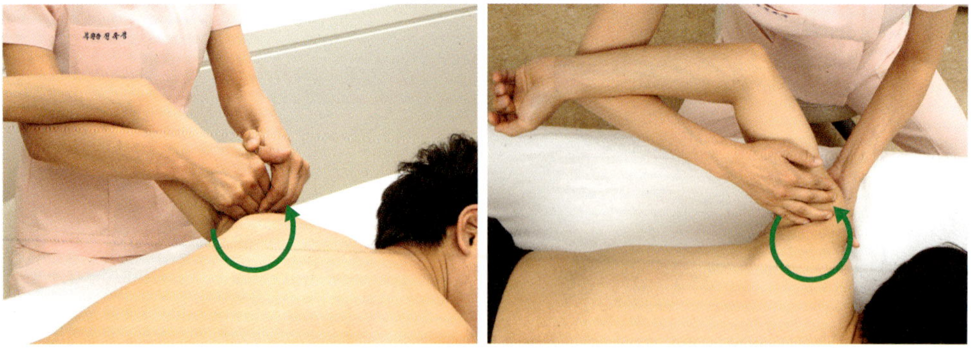

회전근개 손상 시 견관절 운동범위가 제한된다. 이때 견관절을 회전시켜 운동범위를 늘려준다. 오십견에도 좋은 효과가 있다.

그림 3-71 회전근개 손상으로 인한 견관절 회전기법

### (1) 극상근(가시위근, Supraspinatus Muscle)

극상근은 작은 근육이지만 많은 작용이 요구된다. 이 근육의 주된 기능은 견관절을 고정하는 데 있다. 또한 손으로 무거운 짐을 들고 있거나 팔을 올린 채 일을 할 때 또는 오랜 시간 컴퓨터를 사용하는 것과 같이 반복된 움직임은 극상근의 문제를 일으킨다.

#### 1) 해부학적 부착과 신경지배

| | |
|---|---|
| 기시점 | 견갑골 극상와 |
| 정지점 | 상완골 대결절 상부, 견봉 아래를 지나가서 부착 |
| 작용 | 견관절 외전, 보행 시 팔을 앞 · 뒤로 흔드는 동작에 기여 |
| 신경지배 | 견갑상신경(upper trunk) C5 |

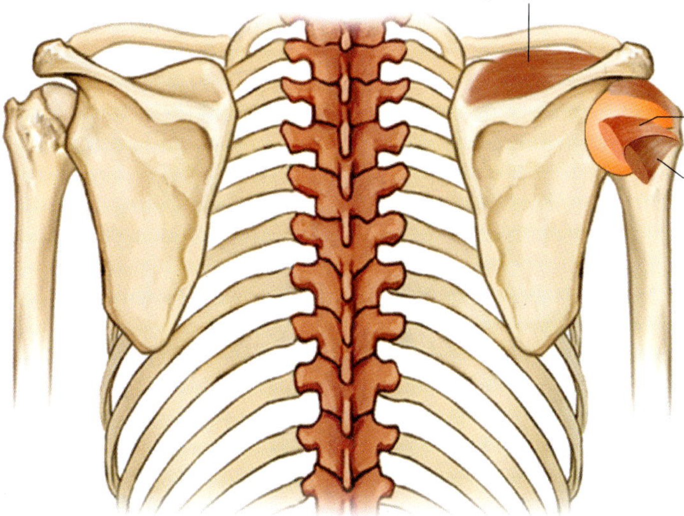


극상근은 극하근, 소원근과 부착지 거의 동일하므로 이 세 가지 근육이 동시에 손상될 수 있다.

그림 3-72 극상근 해부

## 2) 극상근의 통증유발점과 전이통 부위

견관절 내의 깊숙한 쑤심이 있고, 주로 삼각근 중부섬유 부위를 중심으로 집중된다. 습관적인 행동으로는 삼각근 중부섬유 부위를 자주 만지거나 주무르거나 가볍게 두드리게 된다.

① 어깨 외측의 중삼각근 부위에 통증이 집중된다.
② 외전 시 강한 통증이 나타난다. 휴식 시 둔한 통증을 느낀다.
③ 견관절을 움직일 때 소리가 나는 것과 관계된다.
④ 머리 빗기, 칫솔질, 면도, 식사와 같은 외전동작을 할 때에 어려움을 느낀다.
⑤ 만성적인 근 긴장은 X-ray 관찰 시 견봉 아래 부위에 발생하는 석회화의 원인이 된다.

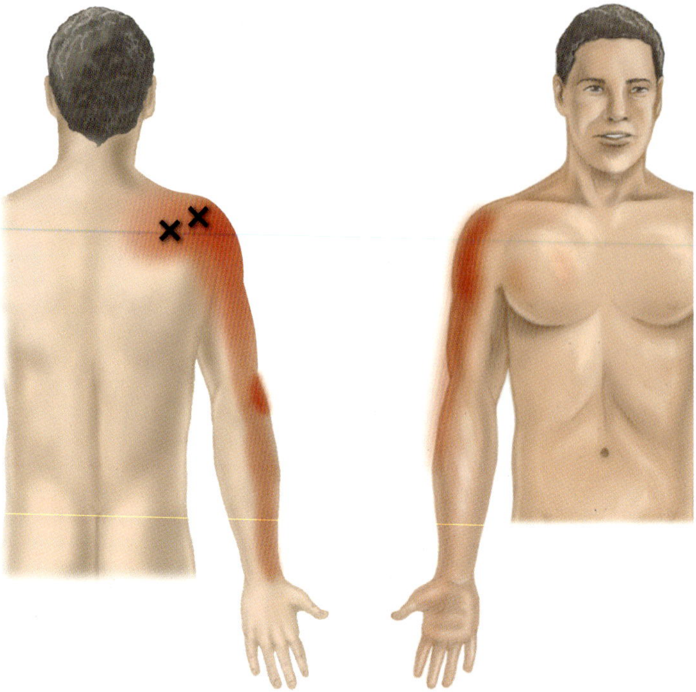

그림 3-73　극상근의 통증유발점과 전이통 부위

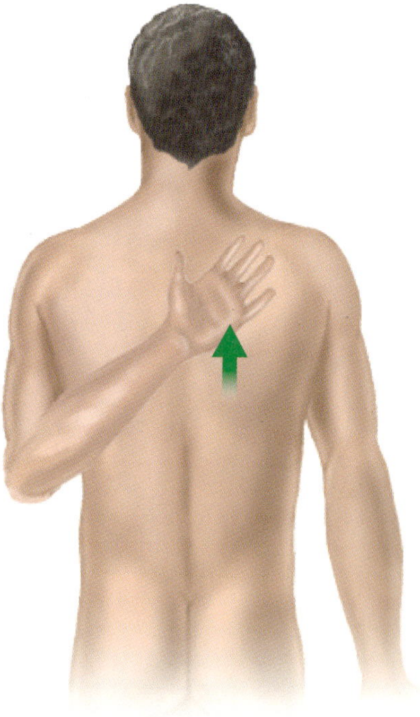

손과 견갑골 검사로 반대측 견갑골 상각에 닿은 경우는 정상이다.

그림 3-74　극상근 검사법

### 3) 극상근의 딥티슈 근육마사지 실제

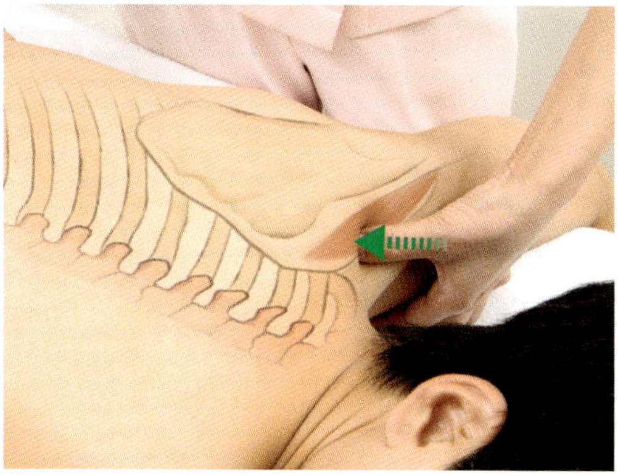

승모근 중부가 덮고 있으므로 약간 깊이 촉진한다.

그림 3-75 극상근 촉진방법

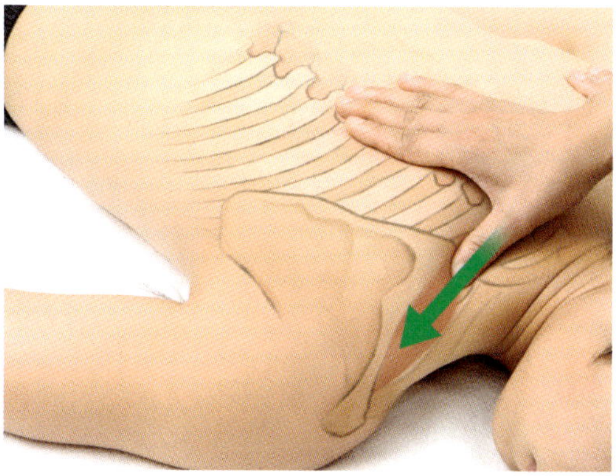

엄지로 근육을 따라 견봉돌기에 닿을 때까지 외측으로 누른다(손끝이나 팔꿈치로 시행 가능).

그림 3-76 극상근 스트로크 기법

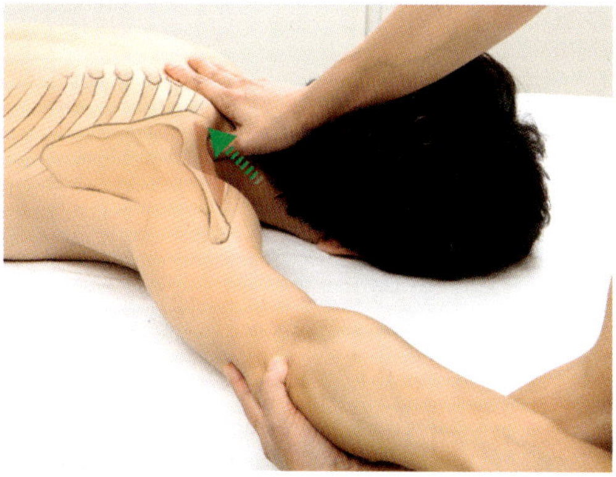

환자의 팔을 옆으로 혹은 머리쪽을 올린 후 엄지를 이용해 TrP를 깊게 압박한다. 이때 천천히 깊게 시행한다.

그림 3-77 극상근 통증유발점(TrP) 압박

### (2) 극하근(가시아래근, Infraspinatus Muscle)

'상완골두 안정근육' 으로 쉽게 말하면 견관절의 회전을 책임지고, 회전은 동작의 원활한 기능을 도와준다는 뜻이기도 하다.

① 어깨 관절염 진단의 필수적인 근육 중의 하나이다.

② 어깨와 팔이 불편하여 잠을 이루기가 힘든 불면증과 관련이 깊다.

③ 견갑극(견갑골극)아래에 가장 넓게 부착된 근육으로 견갑하근과 유사하다.

④ 둥근 어깨의 체형은 극하근의 이완성 긴장으로 인해 외회전이 잘 되지 않고 팔을 들어 올리기가 힘들다.

⑤ 한두 번의 자극으로는 잘 풀어지지 않는 근육으로, 근육주사 대신 마사지를 하는 것이 유리할 때도 있다.

⑥ 촉진 시 강한 통증을 유발하는 근육이므로 조심스럽게 접근한다.

#### 1) 해부학적 부착과 신경지배

| 기시점 | 견갑골 극하와(와는 오목한 부분) |
|---|---|
| 정지점 | 상완골 대결절 |
| 작용 | 견관절 외회전, 견관절 회선 |
| 신경지배 | 견갑상신경 C5, C6 |

* 회선(회향운동, circumduction) : 회선은 견관절을 완전히 한 바퀴 돌리는 동작으로 관절의 전범위에서 일어나면 근육들의 협동 작업의 결과이다.

* 견갑상신경(suprascapular nerve) : 견갑골 상연의 견갑횡인대 상부의 견갑골과 극상근 사이를 주행한 후 외측으로 돌아 극하근에 도달한다.

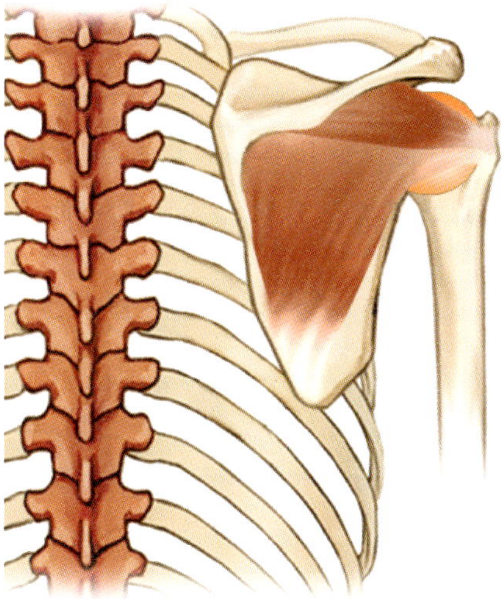

그림 3-78 극하근의 해부학적 구조

### 2) 극하근의 통증유발점과 전이통 부위

① 견관절 전면 심부에 집중적으로 통증이 방사된다.

② 상완이두근 부위와 삼각근 중부, 견갑골 내측연에 집중된 통증이 방사된다.

③ 전완외측, 손의 요골측, 동측 후두골 밑에 통증이 확산되어 일어난다.

④ 손으로 쥐는 힘이 약해 신경근 질환으로 오인하기 쉽다.

⑤ 브래지어를 등 뒤에서 채울 수 없다고 표현하기도 한다.

⑥ 어깨 치료에 있어 필수적인 근육이다.

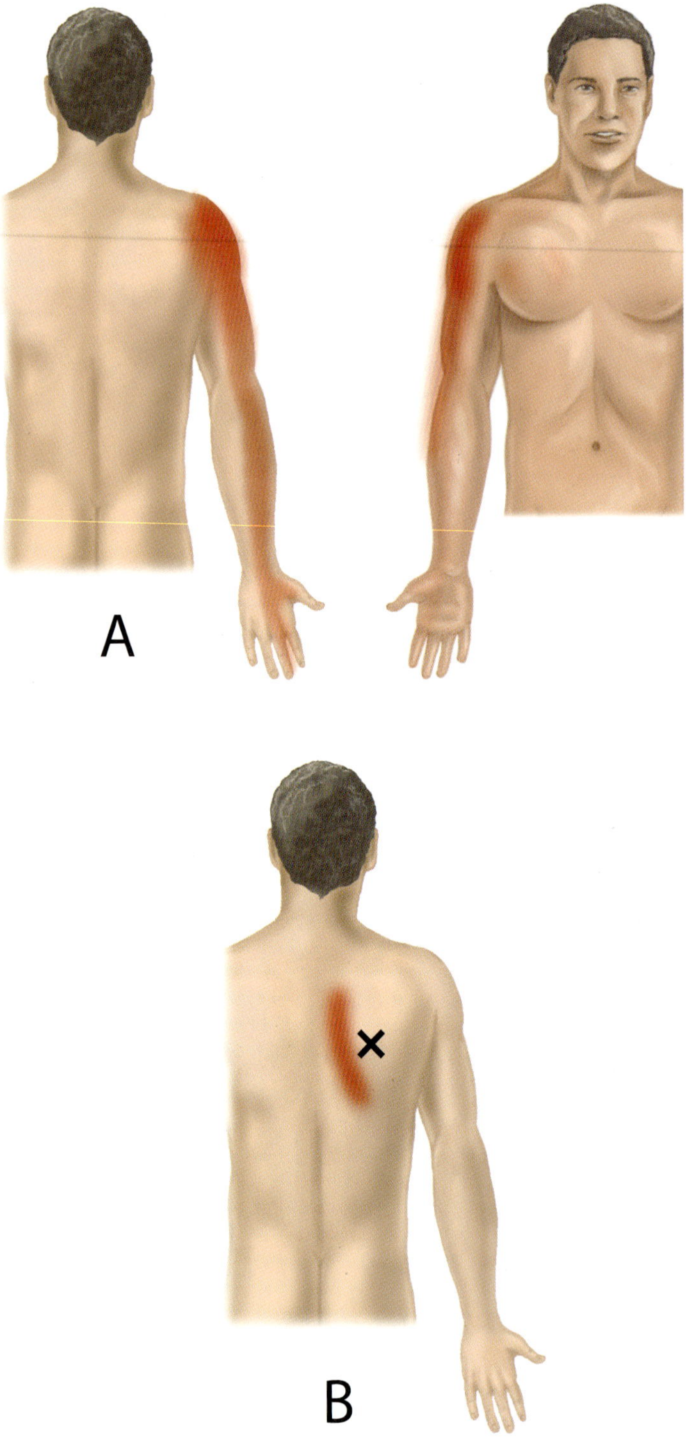


그림 3-79 극하근의 통증유발점과 전이통

### 3) 극하근의 딥티슈 근육마사지 실제

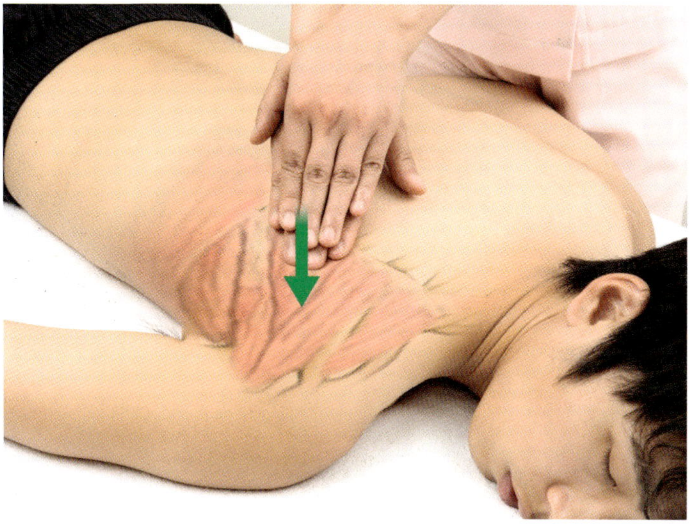

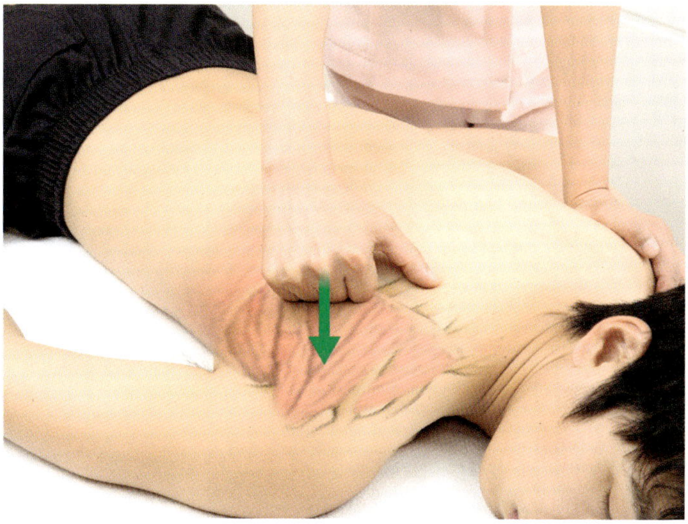

손끝이나 중수지관절을 이용한 스트로킹 기법이다.

그림 3-80 극하근 스트로크

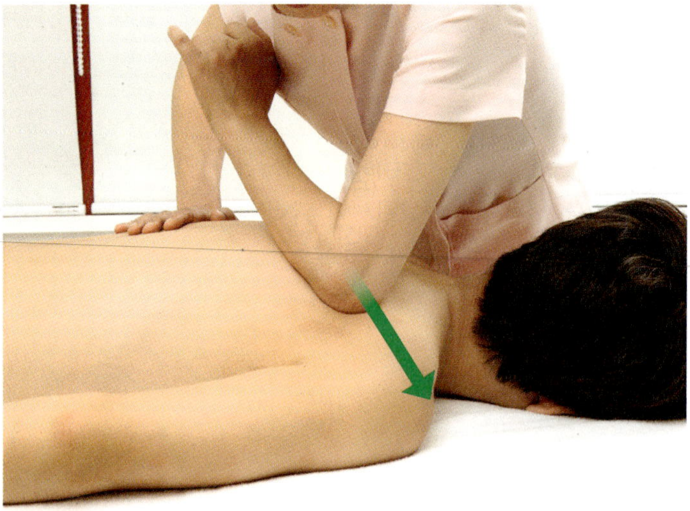

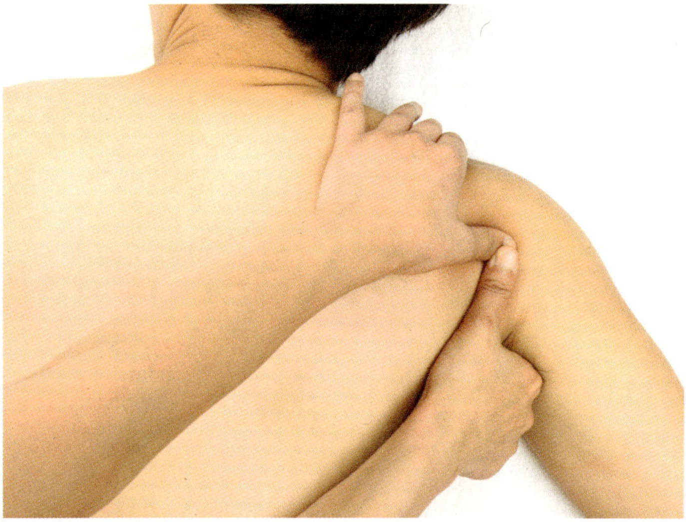

팔꿈치를 이용한 극하근 스트로크(좌)와 소원근, 극하근, 극상근 부착지 엄지압박(우)

그림 3-81 극하근의 팔꿈치를 이용한 스트로킹

### (3) 소원근(작은원근, Teres Minor Muscle)

소원근은 극하근과 기능이 동일하다. 극하근과 같이 외회전 기능을 수행한다.

① 통증의 방사는 근육이 부착하는 바로 그 지점에서 일어난다.
② 관절을 고정시키는 핀(pin)과 같은 느낌을 주는 근육으로 과도한 회전들을 막아 준다.
③ 팔을 약 120° 올릴 때는 소원근이 상완골두를 안정되게 잡아주므로 강한 힘을 발휘하게 된다. 소원근이 잘못되면 그 각도에서의 동작이 잘 안 된다.
④ 환자가 스스로 통증 부위를 정확히 지적할 수 있으며(그림 3-82), 대부분 국소통증과 함께 액와신경 폐색증상이 일어난다.
⑤ 촉진 시 반드시 견갑골의 외측연을 만지듯이 만져야 잘 만져지고, 가늘고 작은 굵기의 덩어리가 촉진된다.
⑥ 만세를 하는 동작과 관련된 동작이 잘 행해지지 않는다.

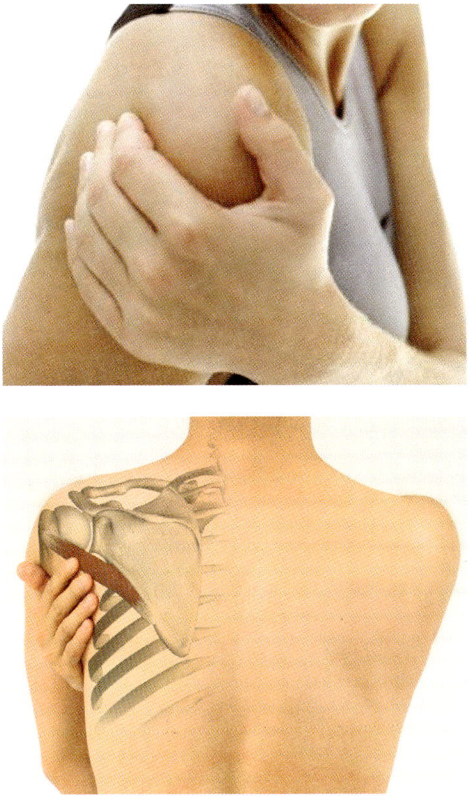

환자 스스로 통증부위를 정확히 가리키는 양상

그림 3-82 소원근의 통증 행동양상

### 1) 해부학적 부착과 신경지배

| 기시점 | 견갑골 외측연 중간지점 |
|---|---|
| 정지점 | 상완골 대결절 |
| 작용 | 견관절 외회전 |
| 신경지배 | 액와신경 C5, C6 |

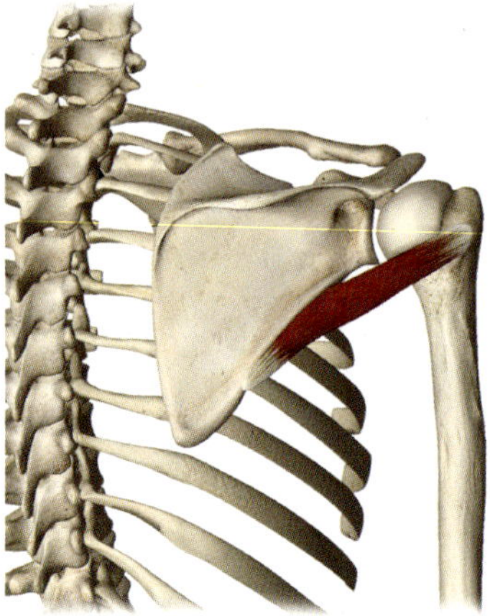

그림 3-83 소원근의 해부학적 구조

### 2) 소원근의 통증유발점과 전이통 부위

① 후삼각근 내의 깊숙한 곳에 동전 크기의 통증을 호소한다. 즉 조그마한 동전 크기만큼만 콕콕 찌르듯이 깊은 통증을 나타낸다.

② 항상 견관절을 움직일 때 불편한 느낌이 들지만, 동작에는 제한받지는 않는다. 그러나 극하근이 함께 손상되었을 때는 제한요소가 되기도 한다.

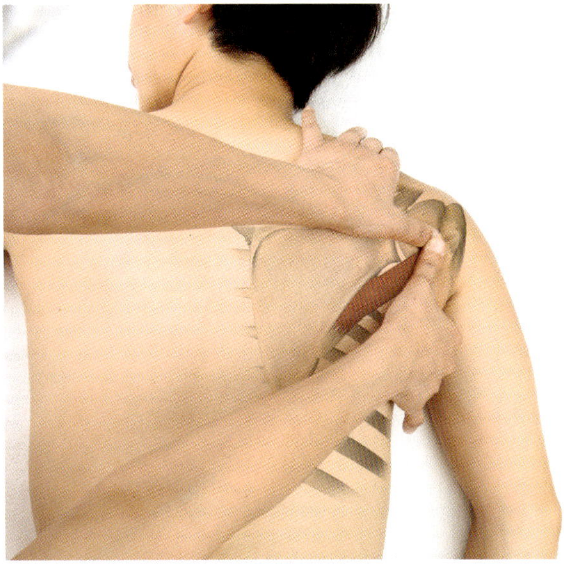

엄지로 견갑골 내측연을 따라 짧고 굵은 작은 덩어리가 만져진다.

그림 3-84 소원근의 촉진방법

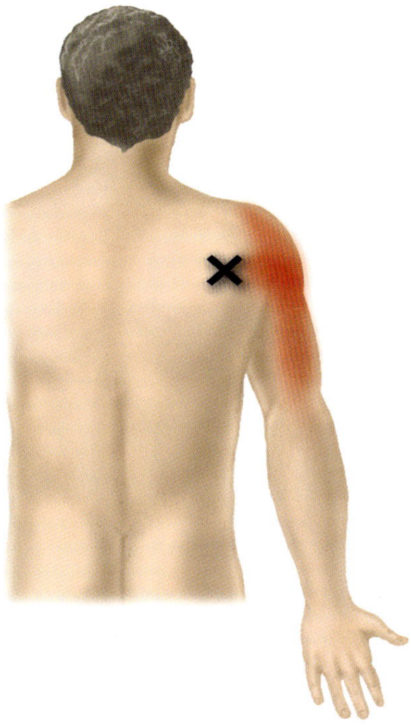

그림 3-85 소원근의 통증유발점과 전이통 부위

### 3) 소원근의 딥티슈 근육마사지 실제

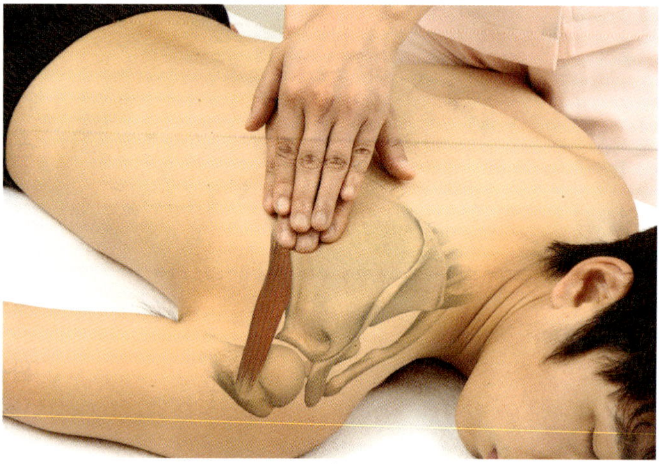

소원근은 대원근과 극하근 사이의 견갑골 외측면에서 찾아, 엄지로 상완골 외측의 부착지까지 밀어 준다.

그림 3-86 소원근의 스트로크

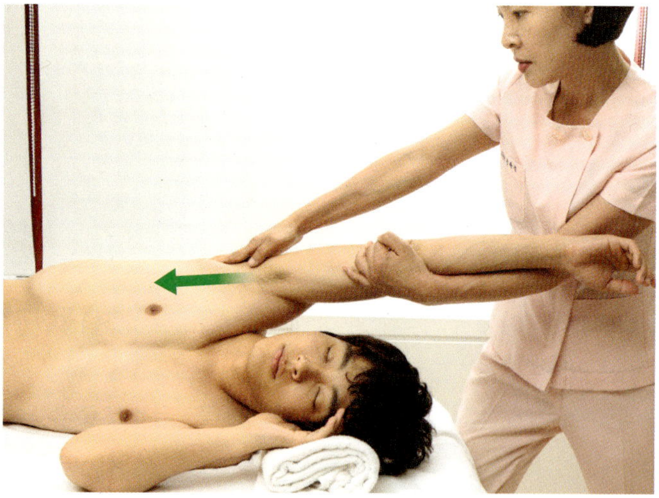

환자가 옆으로 누운 자리에서 소원근뿐만 아니라 견갑하근과 광배근을 세밀하게 마사지한다. 이때 치료사는 환자의 팔을 위 · 아래 움직여 주면 훨씬 좋은 효과를 볼 수 있다.

그림 3-87 견갑골 외측면에서 소원근 접근

### (4) 견갑하근(어깨밑근, 동결견)

견갑하근은 어깨의 내회전근으로 어깨관절을 고정한다. 반복적으로 무거운 짐을 옮기는 활동은 이 근육에 많은 스트레스를 가하는데, 팔을 머리 위로 완전하게 올릴 수 없다면 이는 견갑하근의 긴장을 의미한다.

① 견갑하근은 닉네임이 동결견(frozen shoulder muscle)일 만큼 오십견의 증상과 가장 유사한 증상을 일으키는 직접적인 근육이다.

② 견갑하근은 회전근개의 일종으로 어깨나 팔이 아프고 팔을 머리 위로 올리기가 힘든 것이 특징이다.

- 견관절 회전근개 중의 한 근육으로 강한 내회전성을 유지한다.
- 통증유발점의 전이통의 특징으로 손목의 통증을 잘 기억해야만 한다. 예로, 손목 통증이 심하게 되면 손목만 치료할 것이 아니라 반드시 견갑하근의 문제점을 찾아봐야 한다.
- 모든 어깨 질환에 반드시 필요한 근육으로 자주 기지개를 켜는 동작만으로도 손상을 미리 예방할 수 가 있다.
- 아이를 안고 젖을 먹이는 동작을 주로 하는 출산 초기의 여성들에게 과부하의 요인이 되며, 아이를 업는 경우도 마찬가지로 해당된다.
- 팔을 올리는 동작에서 견갑하근은 팔을 머리 뒤로 움직이기가 불편하고, 광배근은 팔을 들어 올리기가 불편하다.
- 평상시 가벼운 스트레칭으로 견갑하근을 이완시킬 수 있다.

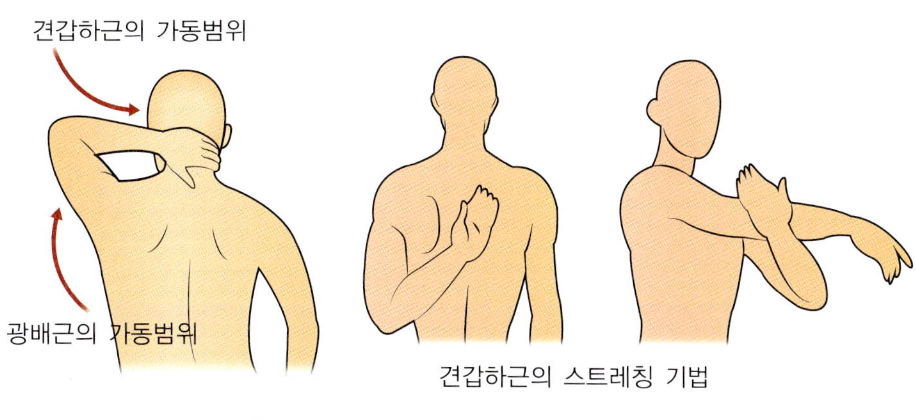


그림 3-88 견갑하근과 광배근의 팔의 관절가동범위

### 1) 해부학적 부착과 신경지배

| | |
|---|---|
| 기시점 | 견갑골의 견갑하와 |
| 정지점 | 상완골 소결절 |
| 작용 | 견관절 내회전 |
| 신경지배 | 상 · 하 견갑신경 C5, C6 |

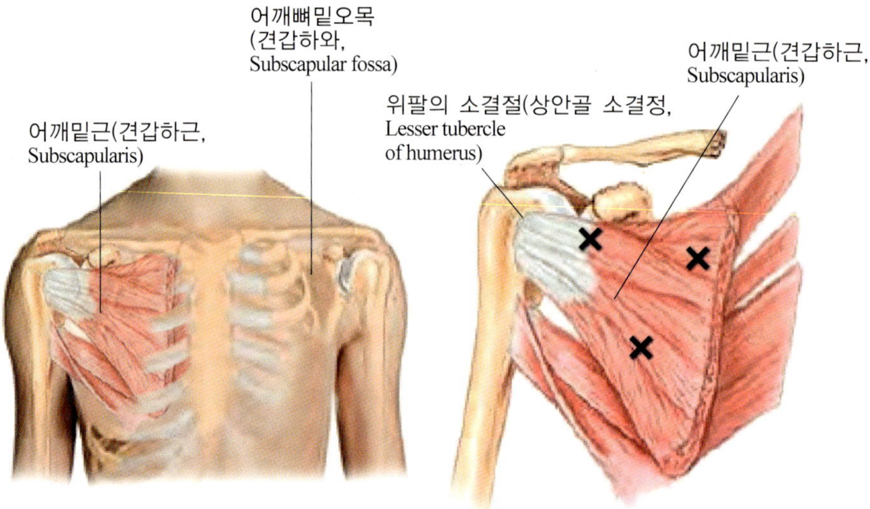


그림 3-89 견갑하근의 해부학적 구조

### 2) 견갑하근의 통증유발점과 전이통 부위

① 손목둘레가 마치 띠를 두른 것같이 아픈 것이 특징이다. 손목을 자주 쓰는 사람들의 경우 손목의 힘을 약하게 한다. 또한 손등 쪽이 손바닥 쪽보다 압통과 통증이 심하다.

② 외회전 동작의 제한을 일으키는 오십견 치료 시 중요한 근육이다.

③ 회전근개 근육 중의 하나로 내회전 근육이다.

④ 견관절 외전이 45° 이하로 심하게 제한된다.

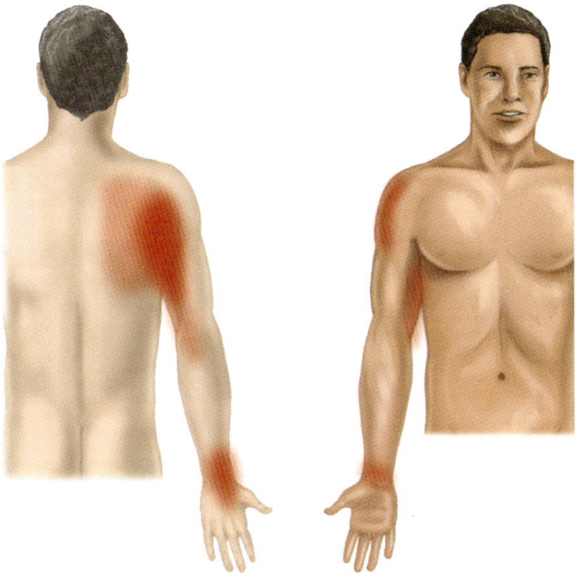

그림 3-90 견갑하근의 통증유발점과 전이통 부위

## 3) 견갑하근의 딥티슈 근육마사지 실제

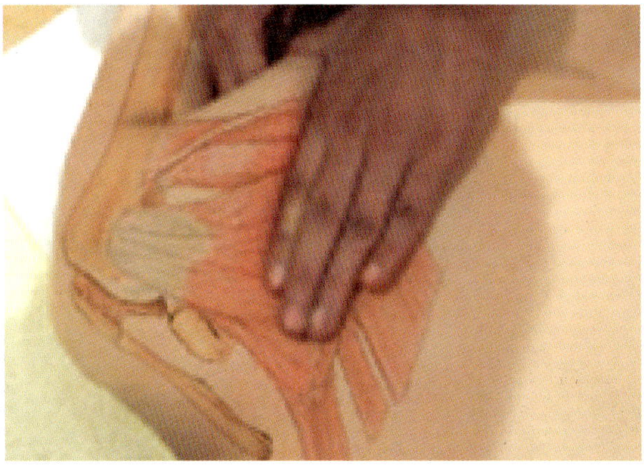

환자의 팔을 뒤로 젖히게 한 후 손끝을 이용해 견갑하근을 깊숙이 압박한다.

그림 3-91 견갑하근의 압박

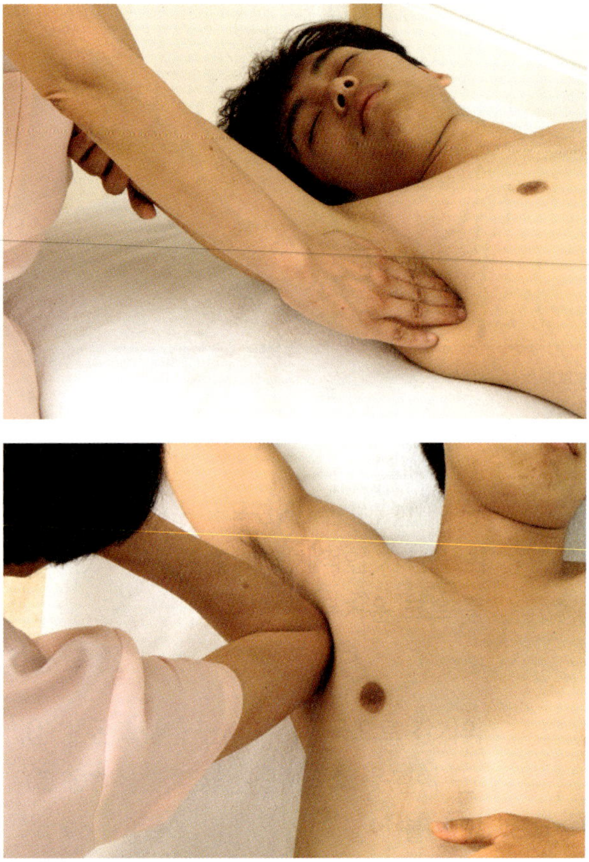

환자의 팔을 올리게 한 후 치료사는 손끝과 팔꿈치를 이용해 천천히 견갑골 외측 안으로 압박한다. 이때 통증이 심한 경우 호흡을 유도시키면서 진행한다.

그림 3-92 앞으로 누운 자세에서 견갑하근 압박과 스트레칭

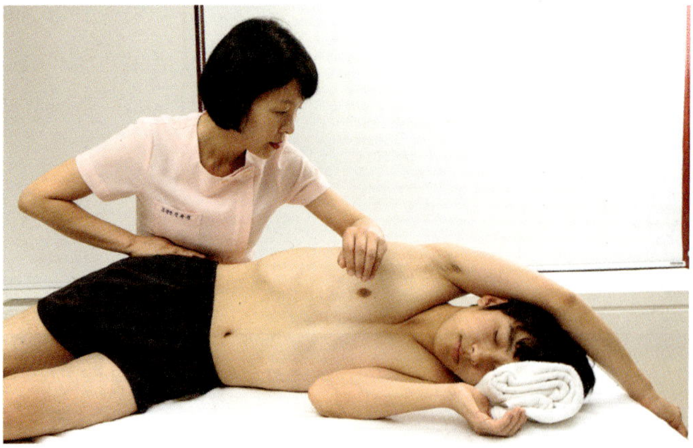

전완을 이용해 견갑골 외측을 따라 팔을 향해 밀어 준다. 이 기법은 견갑골 외측이 짧아진 환자에게 특히 좋다.

그림 3-93 옆으로 누운 자세에서 견갑골 내측과 늑골마사지 기법

## 제 5 절 딥티슈 근육마사지의 요부와 골반

허리를 중심으로 상부와 하부에 놓여있는 체간과 골반은 내부 장기를 보호하기 위해 흉곽과 골반 골격계를 이용하여 안정성과 보호를 제공한다. 특히, 허리 부분은 가동성과 유연성을 증진시키기 위해 뼈의 구조물들이 적은 관계로 움직임 시 손상받기 쉽다.

요부와 골반의 일차적 작용은 체간의 전방굴곡 · 외측굴곡 · 회전이며 이들의 근육 통증은 내장기관과 상측의 가슴, 하측의 엉덩이, 하복부, 서혜부, 생식기 그리고 다리까지 전달된다.

요추 부위는 광배근과 척추기립근의 건이나 흉요근막(등허리 근막, thoracolumbar fascia)과 같은 두껍고 강한 여러 개의 근막층으로 구성되어 있다. 이들의 결합조직은 점점 긴장되어 통증을 일으킬 수 있기 때문에 둔부근육과 복부근육이 함께 치료되어야 한다.

골반은 체간과 하지의 균형을 조절하고, 복부 내부 장기와 골반 내 장기인 생식기와 배설기관을 지지하고 보호한다. 또한, 개개인에게 민감하고 긴밀한 신체 부위이기도 하다. 골반은 두 개의 복합체 혹은 반골반으로 구성되어 있으며, 후면부는 천장(천골과 장골) 관절과 전면부는 치골 결합부와 연결되어 있다.

### 1. 요부와 골반 부위의 골격 형태

① 요추는 5개의 척추뼈로 이루어져 있고, 전후 직경보다 좌우 직경이 더 길어 체중부하를 잘 견디게 되어 있다.

② 요추 평가 시 하지길이의 불일치(골반 변형으로 인한 짝 다리) 및 장골의 변위나 고관절의 변위를 반드시 고려해야 한다.

③ 각각의 골반은 천장관절에 의해 연결되는데, 비정상적인 자세에 의해 골반이 한쪽이나 외측으로 경사지게 되면 자세정렬이 비뚤어지게 된다. 즉, 척추측만, 전만, 후만, 하지길이 불균형 등을 초래한다.

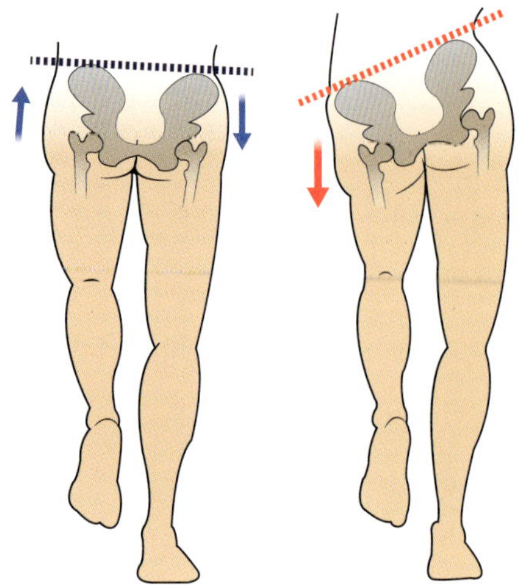

그림 3-94 골반경사(pelvic tilt)

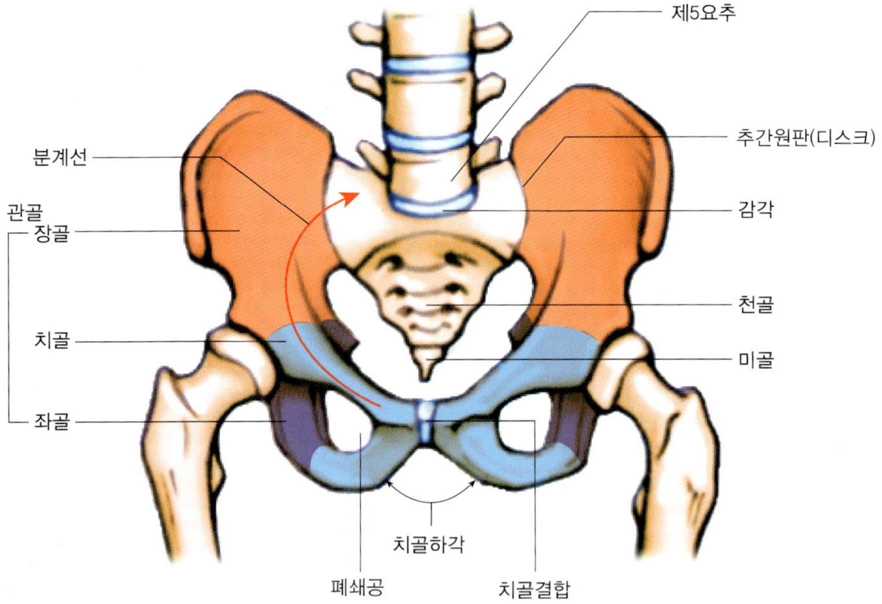


그림 3-95 요추와 골반의 골격형태

## 2. 요방형근 (허리네모근, Quadratus Lumborum)

요방형근은 체간의 굴곡과 신전에서 회전이 발생하면 근육성 염좌가 생기는 경우가 많다. 특히, 의자에서 일어나거나 바닥에 물건을 주울 때 혹은 구부리면서 회전할 때 주로 발생된다. 이는 요추의 회전각이 흉추에 비해 현저히 작기 때문이며, 요방형근의 근손상이 일어나기 쉽다.

요방형근은 척추기립근의 최장근과 장늑근 아래에 위치하며, 요통의 가장 대표적인 근육으로 근손상 시 직립 보행이 제한된다.

상체와 하체 사이에 움직임의 분리를 요하는 경마, 골프 선수들은 외측굴곡의 협동근인 요방형근의 통증을 종종 호소한다. 이 근육은 요부의 건조직과 두꺼운 근막층, 척추기립근보다 심부에 놓여있기 때문에 수기적으로 접근하기가 쉽지 않다.

### (1) 해부학적 부착과 신경지배

| 기시점 | 장골능 |
|---|---|
| 정지점 | 제12늑골, 요추 횡돌기 |
| 작용 | 체간 측방굴곡, 골반 거상, 근마비 시 보행이 불가능 |
| 신경지배 | 제12 흉신경, 제 1~3 요신경 가지 |

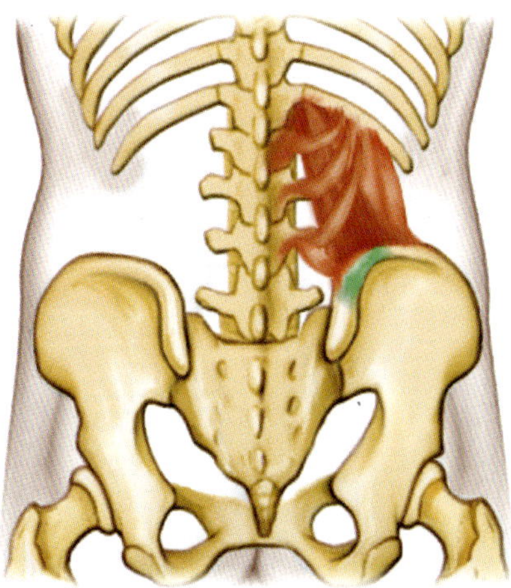

외측으로 천층, 내측으로 심층인 구조이다.

그림 3-96 요방형근의 해부

### (2) 요방형근의 통증유발점과 전이통 부위

아주 급성적이고 심한 통증을 방사한다. 환자들은 무리한 동작이나 일을 하지 않았음에도 불구하고 순간적으로 통증이 발생했다고 생각한다. 이러한 통증들은 만성적으로 계속적인 신호를 무시한 결과 요방형근까지 침범되어 나타나는 것이다.

① 다른 요통들과는 달리, 요방형근의 통증은 대부분 통증이 깊고 은근히 쑤신다. 체중이 실리는 동작에는 순간적으로 뜨끔뜨끔한 느낌 때문에 환자가 움직이는 것을 조심스러워하며 겁을 낸다.

② 급성으로 통증이 발생하며, 특히 아침 기상 시 심한 통증을 호소한다.

③ 천층(외측)상부 TrP는 장골능을 따라 통증이 방사되고, 인접한 하복부에도 통증을 방사한다.

④ 천층(외측)하부 TrP는 대전자(대퇴 골부 부위)와 대퇴 상부 외측면에 통증을 방사한다.

⑤ 심층(내측)상부 TrP는 천장관절 부위의 통증과 연관된다.

⑥ 심층(내측)하부 TrP는 하둔부 통증을 호소한다.

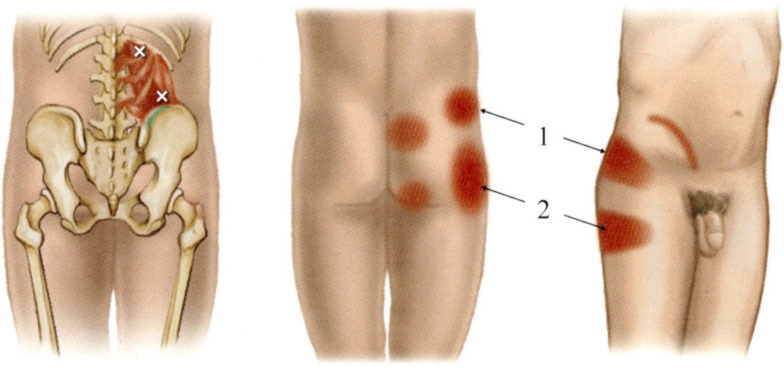


천층상부(1), 천층하부(2)

그림 3-97 요방형근(천층)의 통증유발점과 전이통 부위

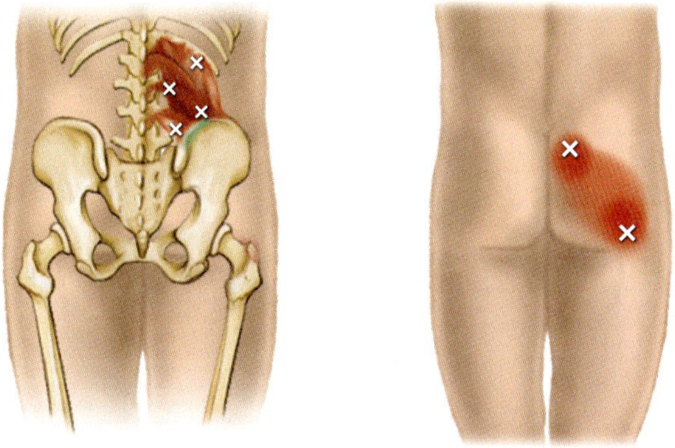

상부(천장관절), 하부(하둔부)

그림 3-98 요방형근(심층)의 통증유발점과 전이통 부위

### (3) 요방형근의 딥티슈 근육마사지 실제

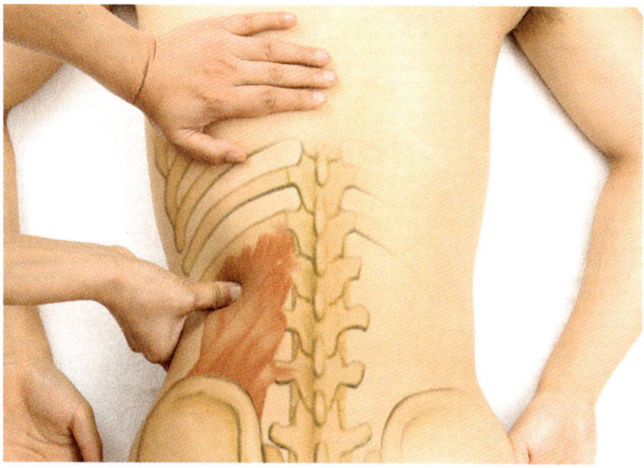

환자가 엎드린 자세에서 엄지를 이용해 장골능에서 표층을 지나 심층으로 요방형근을 압박하듯이 밀어 준다.

그림 3-99 요방형근의 압박

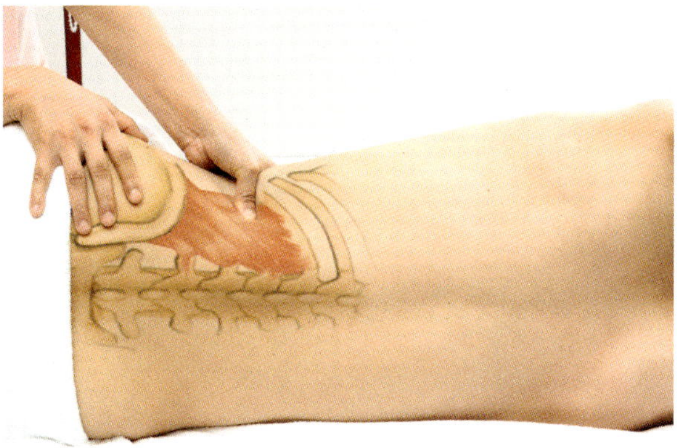

환자가 옆으로 누운 상태는 요방형근의 접근이 쉬워진다.

그림 3-100 옆으로 누운 자세에서의 요방형근의 압박

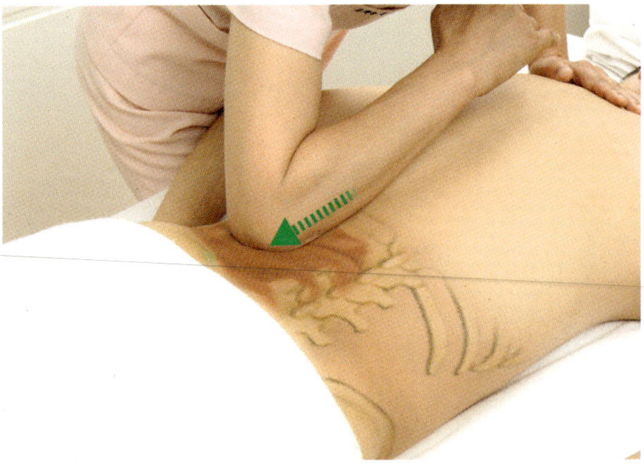

팔꿈치를 이용해 천장관절을 향해 밀어 준 후 지그시 압박한다.

그림 3-101 요방형근(심층)의 스트로크

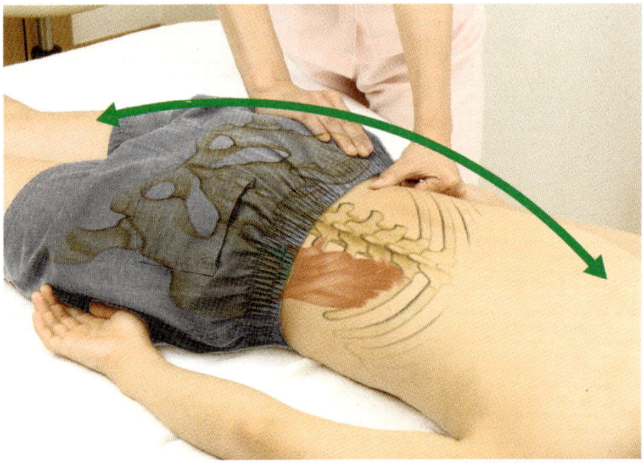

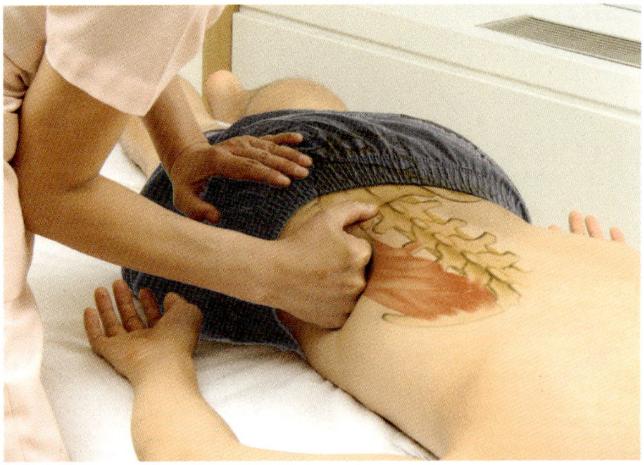

환자의 발을 치료사의 반대쪽으로 옮기면, 요방형근이 신전된다. 이 기법은 더 쉽게 스트레칭할 수 있다.

그림 3-102 엎드린 자세에서 요방형근의 스트레칭

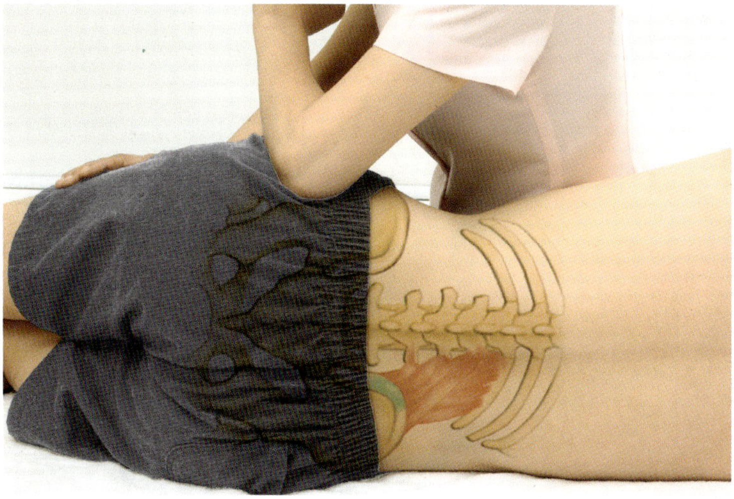

환자는 옆으로 누운자세에서 팔을 위로 올리고, 아랫다리는 90° 굴곡시키고 윗다리는 일자로 놓는다. 치료사는 팔꿈치를 이용해 요방형근 전층의 전이통 부위를 압박한다.

그림 3-103 요방형근의 표층 전이통(근육이 뭉친 곳) 압박

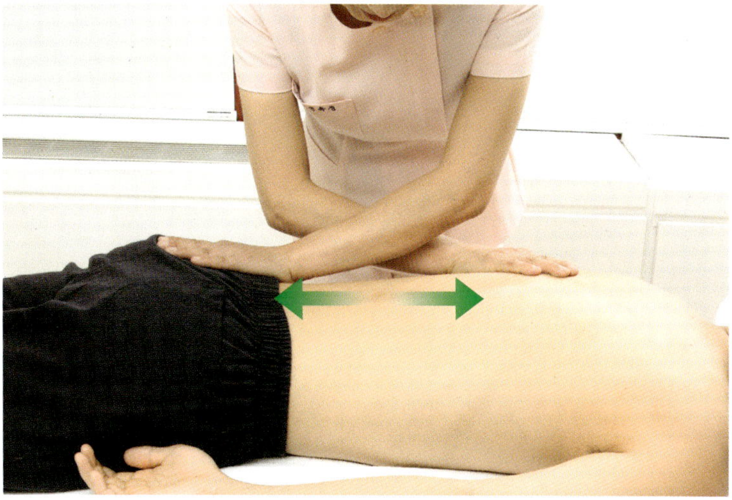

두손으로 표층근막을 신장하기 위해 적당한 압을 하부 방향으로 주면서 치료사의 교차된 양손을 반대 방향으로 민다.

그림 3-104 요방형근의 근막이완

## 3. 장요근 (장골허리근, 엉덩허리근, Iliopsoas Muscle)

장요근은 대요근, 소요근, 장골근으로 구성되어 있다. 요근은 주로 허리에 그리고 장골근은 고관절에 작용한다.

① 해부학적 부착으로 볼 때 복강 내의 가장 깊은 근육으로, 흉추 12번 ~ 요추 5번 횡돌기에 부착하여 요추 신전을 조절한다. 그리고 장골근은 골반 내측면에 부착되어 있으며, 대퇴골 내측 소전자에 정지하여 고관절 굴곡과 외회전에 관여하는 고관절의 움직임에 아주 중요한 근육이 된다.

② 요방형근과 장요근은 서로 협조하는 근육으로 이들 근육이 힘이 없어 늘어난 경우, 머리가 앞으로 나온 두부전방(headforward) 자세와 함께 치골이 앞으로 튀어나오고 요추가 후만이 된다.

③ 장골근이 긴장하면 복강과 골반강 안에 기관과 조직들에게 악영향을 준다. 여성에게는 방광, 난소, 자궁 등이 긴장을 받게 된다.

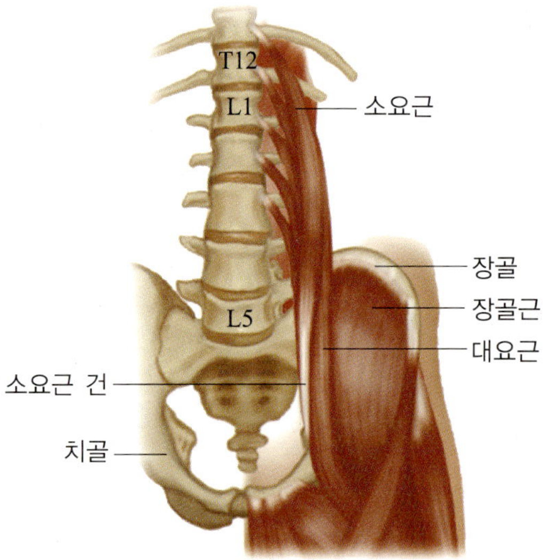


그림 3-105 장요근의 해부학적 구조

### (1) 장요근의 해부학적 부착과 신경지배

| | |
|---|---|
| 기시점 | 장골근 : 장골와<br>요근 : 12번 흉추와 1~5번 요추의 전외측면 |
| 정지점 | 대퇴골 소전자 |
| 작용 | 고관절 굴곡, 외전, 외회전 |
| 신경지배 | 대퇴신경, |

### (2) 장요근의 통증유발점과 전이통 부위

장요근은 주로 관절과 관련된 통증과 요통이 지배적이다. 관절 구조의 변화가 오기 전에 항상 요통이 따라다니며 서혜부나 하복부통증 · 고관절 관련 통증이 나타나게 된다.

장요근은 통증을 치료하는 것도 중요하지만 전체적인 균형을 바로 잡는 것이 우선적이다.

① 동측으로 요추를 따라서 수직으로 내려오는 통증이 특징적이다. 장요근은 마치 전체 뼈마디가 쑤시듯이 아프다고 보면 된다.

② 동측의 서혜부와 대퇴부 상부의 전내측면으로 통증 방사가 일어난다. 주로 보행이나 등산과 같이 고관절 굴곡이 깊게 일어나는 경우에 더 심하다.

③ 장요근은 복강의 압에 의한 심부의 은근한 복통과 관련이 된다.

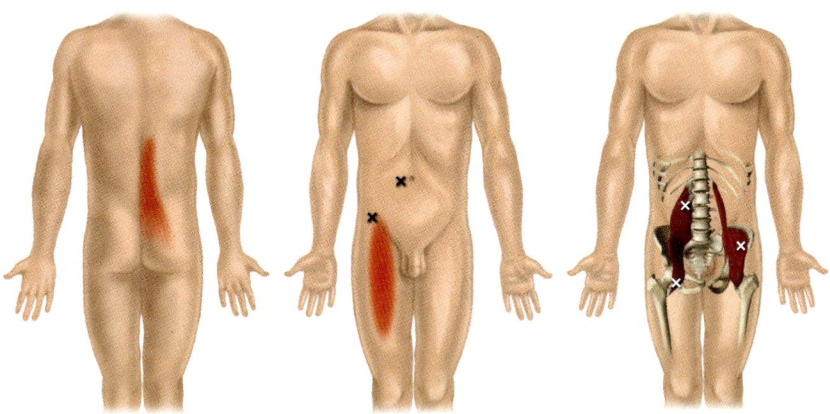

그림 3-106 장요근의 통증유발점과 전이통 부위

### (3) 장요근의 딥티슈 근육마사지 실제

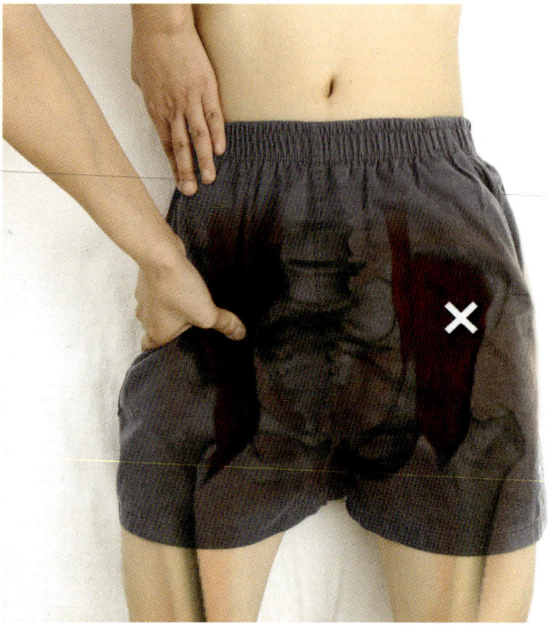

서혜부 인대 압박은 예민하고 민감한 부위이므로 약한 압을 적용하면서 천천히 압박한다.

그림 3-107 서혜인대 아래에 있는 장요근의 압박

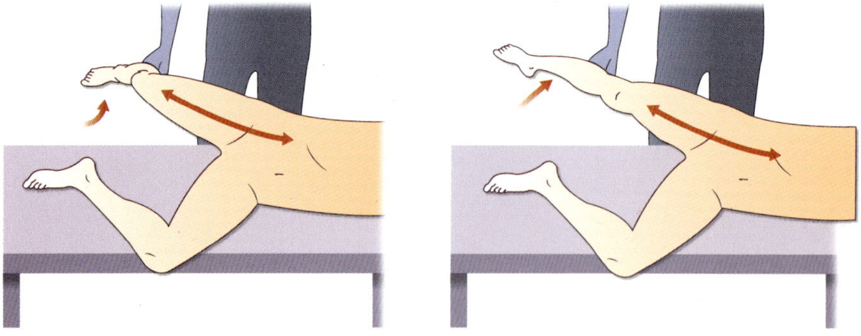

장요근을 이완할 다리를 침대 밖으로 떨어뜨리고, 정상측의 다리는 일자로 한다. 치료사는 고관절과 슬관절을 굴곡한다.

그림 3-108 장요근의 이완법

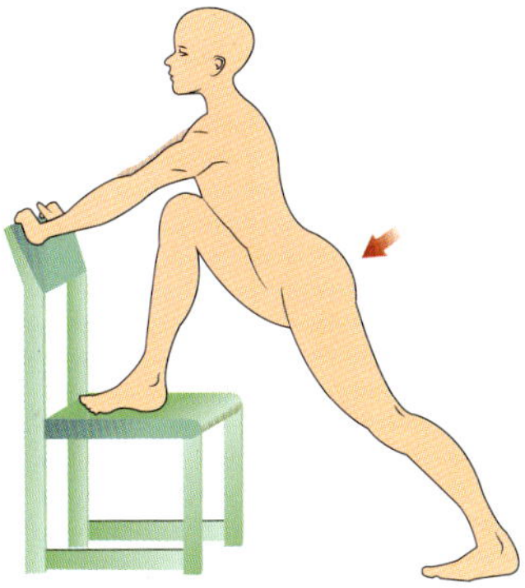

의자 등을 이용한 방법

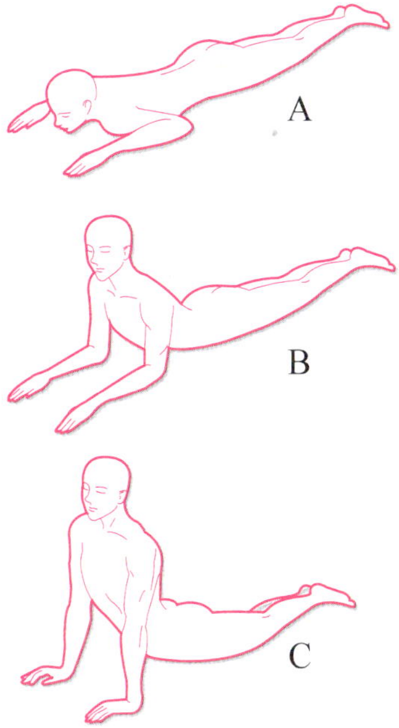


엎드려 허리 펴기

그림 3-109 장요근 이완을 위한 운동방법

## 4. 둔부근육 (Gluteal Muscles)

골반 근육들은 골반 내 장기들을 지지하고 미골은 후방에서, 치골은 전방에서 좌골결절들을 양쪽 옆에서 골반 내 기관들(장기)들을 안전하게 보호한다. 이 근육들은 다양한 결합조직구조에 의해 골반강을 사이사이 채우고 있다.

이 장에서 둔부근육은 대둔근(큰볼기근, gluteus maximus muscle)과 중둔근(중간볼기근, gluteus medius muscle), 소둔근(작은볼기근, gluteus minimus muscle) 그리고 이상근(궁둥구멍근, piriformis muscle)에 대해 알아보기로 한다.

대둔근과 중둔근, 소둔근은 주로 요통으로 간주되는 근막통의 원인이 된다. 하지만 소둔근은 가짜 좌골신경통이라는 별명이 있을 정도로 대퇴와 무릎 외측, 하지의 비골 부분에 통증을 방사한다. 또한 종아리 후면에도 통증을 방사한다.

이상근은 천골을 움직이는 근육으로 천골의 외측 밑쪽으로 부착한다. 좌골신경이 이상근의 바로 아래로 나와서 하지로 주행한다. 이상근은 양반다리 자세를 주로 하는 사람들에게 단축성 긴장이 주로 발생하며, 근 손상을 받은 경우 성기능 장애를 일으키는 원인이 되기도 한다. 통증은 신경폐색에 의한 통증과 발통점에 의한 연관통 때문에 이중 악마(double devil)라고 이름이 붙여지기도 했다.

### (1) 해부학적 부착과 신경지배

| 근육명 | 기시점 | 정지점 | 신경지배 | 작용 |
|---|---|---|---|---|
| 대둔근 | 천골후면, 미골<br>장골후면(상둔선) | 대퇴골 둔근조면,<br>장경인대 | 하둔신경<br>L5, S1, S2 | 고관절신전,<br>외회전 |
| 중둔근 | 장골 외측면<br>(상둔선과 중둔선<br>사이) | 대퇴골 대전자 | 상둔신경<br>L5, S1, S2 | 고관절 외전 |
| 소둔근 | 장골 외측<br>(중둔선과 하둔선<br>사이) | 대퇴골 대전자의<br>전면 | 상둔신경<br>L5, S1, S2 | 고관절 외전 |
| 이상근 | 천골 전면 | 대퇴골 대전자 | 천골신경총<br>S1, S2 | 고관절 외회전 |

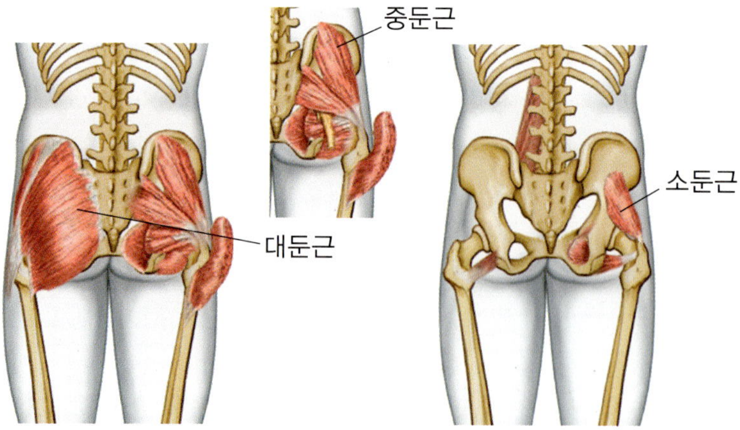


그림 3-110 대둔근과 중둔근, 소둔근의 해부학적 구조

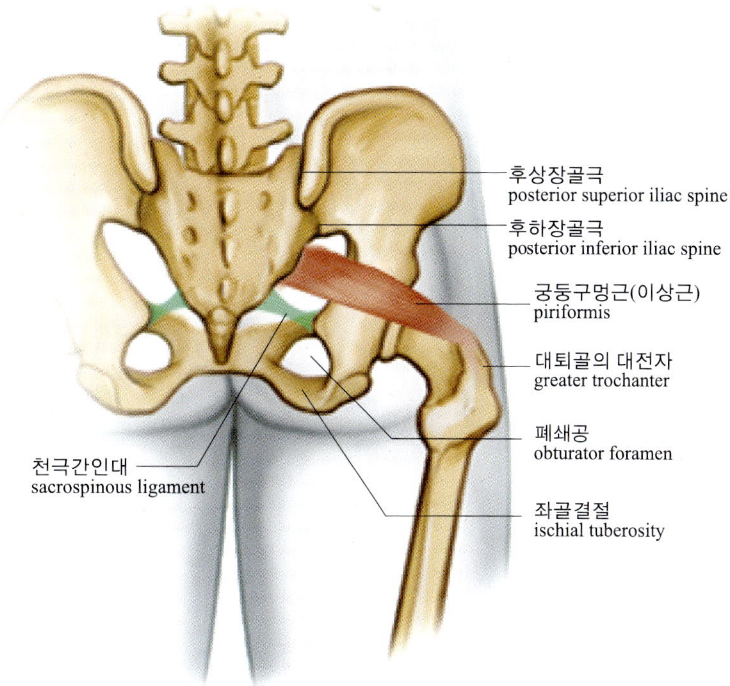


그림 3-111 이상근의 해부학적 구조

## (2) 둔부근육의 통증유발점과 전이통 부위

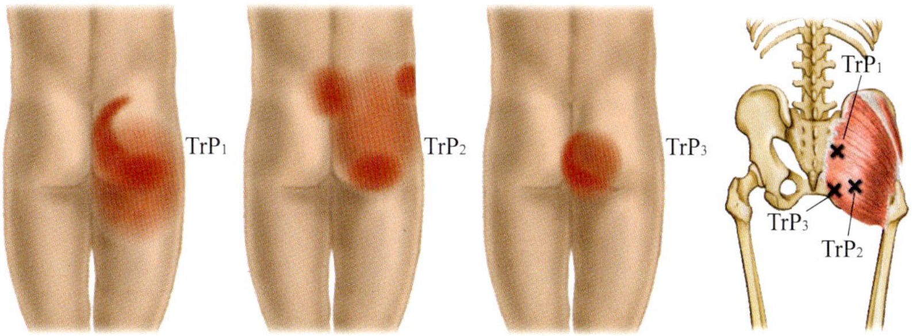


TrP1 둔부전체의 통증

TrP2 단단한 의자에 앉을 때 뼈를 누르는 듯한 통증

TrP3 미골통의 원인

그림 3-112 대둔근의 통증유발점과 전이통 부위

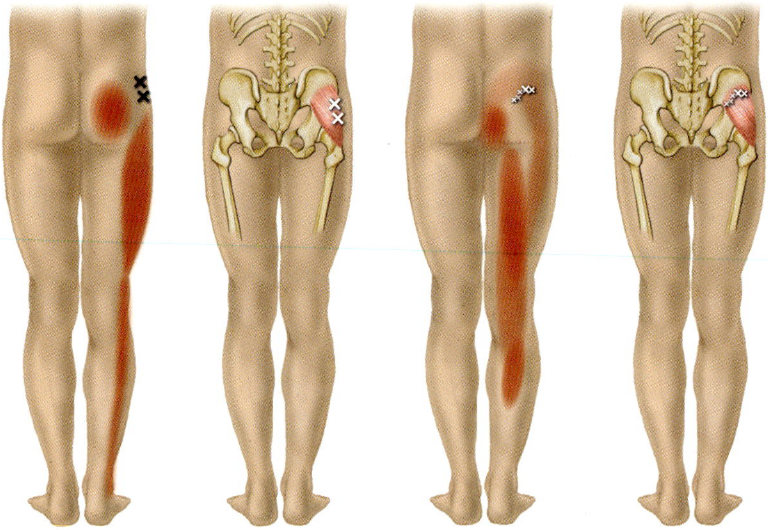

가짜 좌골신경통, 둔부, 대퇴, 하지의 비골, 종아리 후면에 통증을 방사.

그림 3-113 소둔근의 통증유발점과 전이통 부위

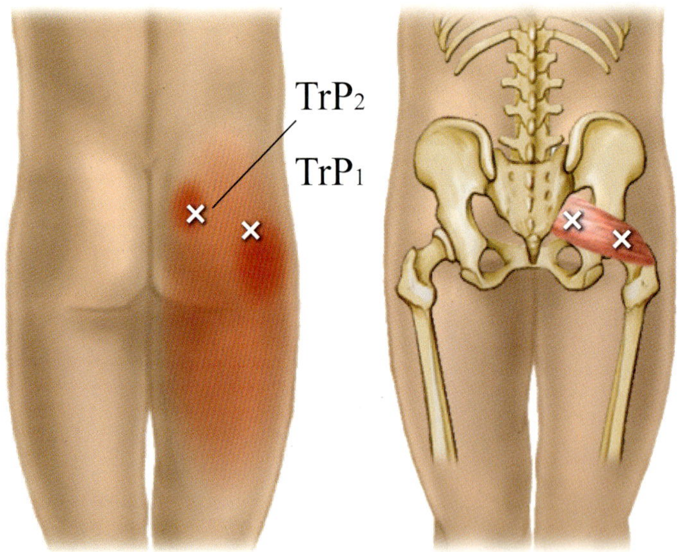


천장골 부위, 외측 둔부, 고관절, 대퇴 후면, 이상근 증후군(허리, 서혜부, 회음부, 엉덩이, 종아리, 배변 시 통증과 이상감각)

그림 3-114 이상근의 통증유발점과 전이통 부위

### (3) 둔부근육의 딥티슈 근육마사지 실제

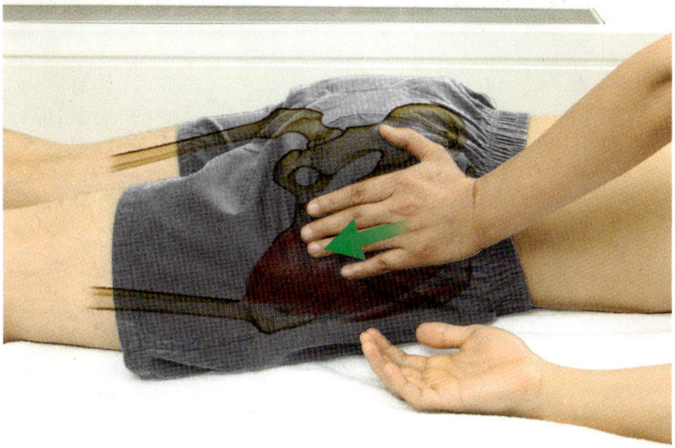

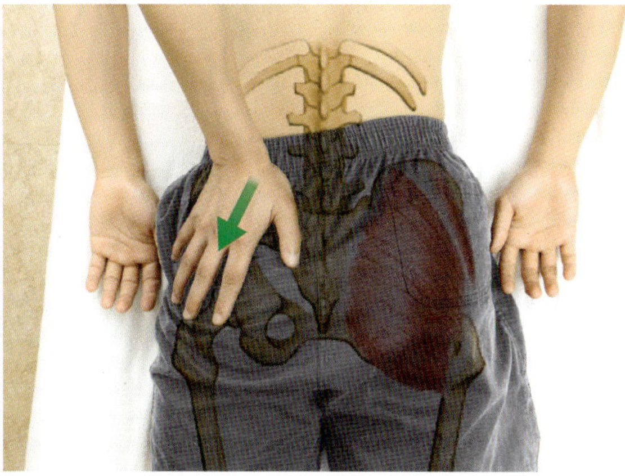

그림 3-115 둔부근육의 손바닥을 이용한 스트로킹

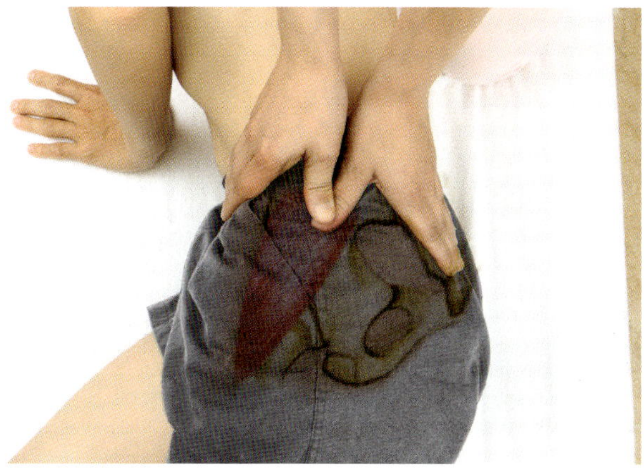

그림 3-116 옆으로 누운 자세에서의 둔부근육의 스트로킹

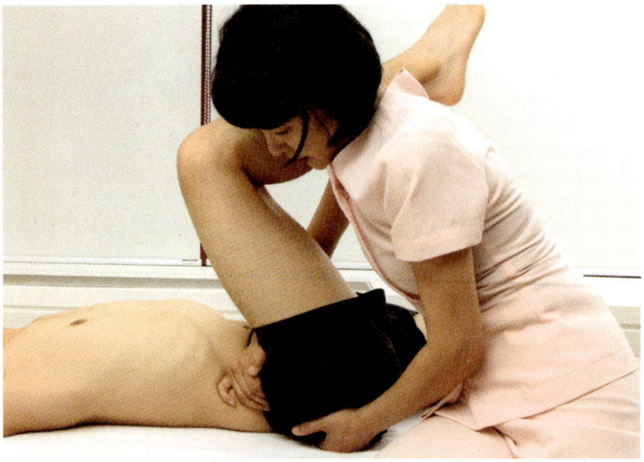

그림 3-117 바로 누운 자세에서의 골반 전방 회전의 역회전

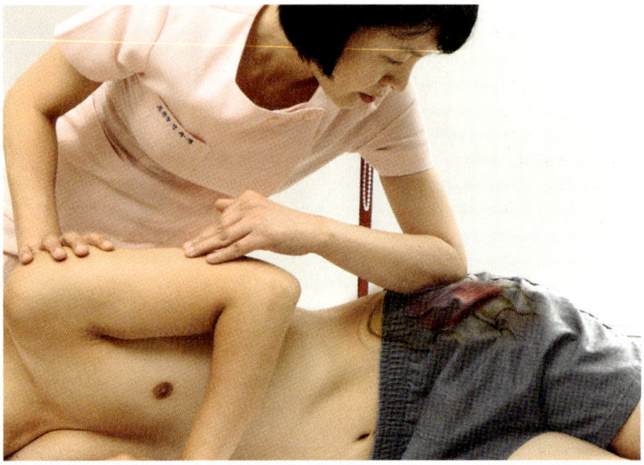

환자가 옆으로 누운 자세에서 소둔근의 TrP지점을 압박한다.
심한 통증을 유발할 수 있으므로 천천히 압박한다.

그림 3-118 소둔근 통증유발점 팔꿈치 압박

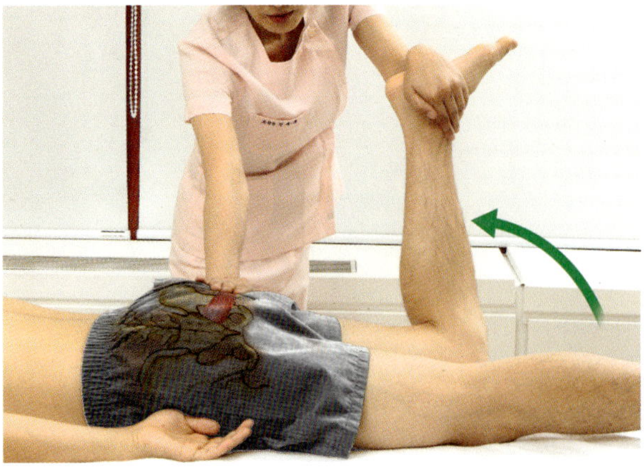

치료사의 한손은 이상근을 압박하면서 다른 손으로 환자의 대퇴를 외회전시킨다. 이상근의 단축으로 인해 좌골신경이 눌릴 수가 있다. 이 때 대퇴를 외회전시키는 자세는 매우 효과적이다.

그림 3-119 이상근의 스트레칭시키는 자세

## 제 6 절 딥티슈 근육마사지를 위한 다리근육

이 장에서 다리근육은 대퇴와 하퇴로 구분하여 알아보기로 하자. 대퇴의 강력한 근육은 기본적으로 네 그룹으로 나눌 수 있다. 전면의 대퇴사두근(대퇴직근, 내측광근, 중간광근, 외측광근)과 후면의 슬괵근(대퇴이두근, 반건양근, 반막양근), 외측면의 대퇴근막장근과 장경인대, 내측면의 내전근이 있다.

하퇴는 발을 조절하는 주요한 근육이다. 체중부하로 말미암은 손상이나 만성 근막의 문제를 일으키며 자세에도 영향을 준다. 하퇴의 근육으로는 후면의 비복근과 가자미근이 있고 전면으로는 전경골근과 장무지신근이 있으며 외측으로는 장비골근과 단비골근이 있다.

① 대퇴의 근육은 슬관절 통증을 유발하는 주된 근육이며, 슬관절을 고정시키고 움직인다. 또한 골반의 위치를 통제하여 자세유지에 관여한다.

② 대퇴근육의 대퇴직근은 전상장골극에 부착하고 장내전근, 단내전근, 치골근 및 박근은 모두 치골 전면에 다양하게 부착되어 골반의 전방회전에 관여한다. 반면, 대퇴후면의 슬괵근은 좌골결절에 부착하여 골반을 후방회전 하도록 돕는다.

③ 대퇴사두근의 원위부 결합조직 구조는 슬개골을 에워싸면서 경골에 부착하는데, 이것은 두 가지 이름으로 정의된다. 슬개골을 중심으로 그 상향으로는 슬개건(patellar tendon)이라고 하며 슬개골 하향으로는 슬개인대(patellar ligament)라고 한다.

④ 하퇴근육은 종아리 근육으로 전면의 근육들은 발의 배굴(발등 방향으로 움직임)과 발가락의 신전운동에 관여하고, 외측근육들은 발의 외반운동에 관여한다.

⑤ 족부, 발목, 하퇴는 막대한 체중부하의 작용을 하기 때문에 자세에 의해 영향을 주고받는다. 하퇴근육에 발생하는 통증유발점과 전이통은 불균형한 자세 때문이며, 하퇴근육과 구조물들에 극도의 스트레스를 가한다.

⑥ 발목관절은 실제적으로 내회전과 외회전(회전은 축이 있는 상태에서 돌아가는 동작)은 일어나지 않는다. 이들의 움직임은 1차적으로 고관절에서 일어난다. 따라서 발목은 내번(발목을 안쪽으로 젖힘), 외번(발을 바깥쪽으로 젖힘) 동작을 할 수 있다.

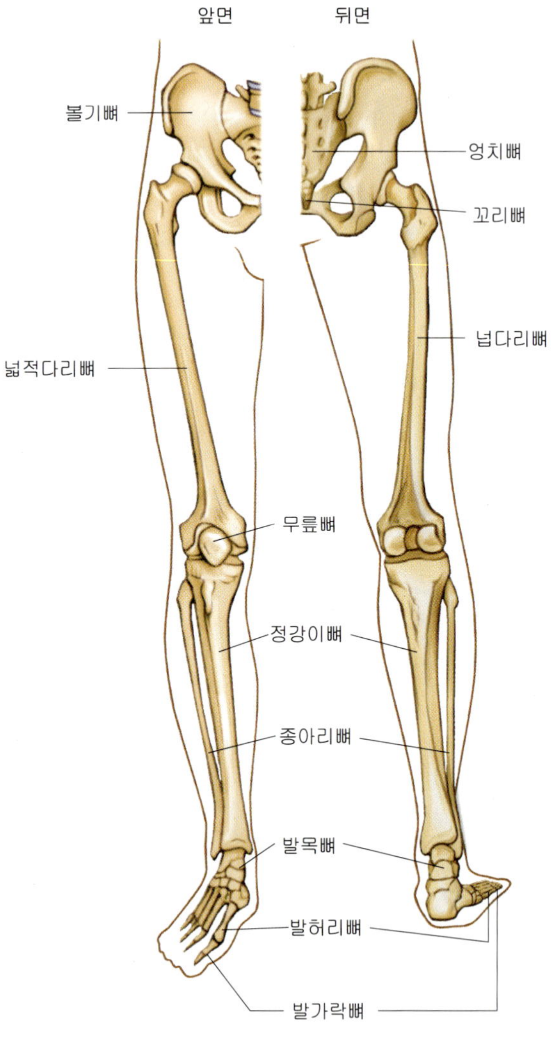


그림 3-120 하지(Leg)의 골격형태

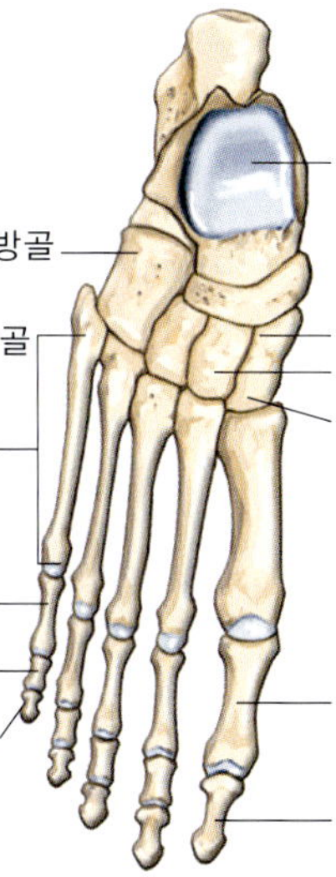


그림 3-121 발의 골격형태

## 1. 대퇴의 전면근육 : 대퇴사두근 (Quadriceps Femoris Group)

대퇴사두근은 대퇴전면의 네 갈래 근육으로 대퇴직근(넙다리곧은근), 내측광근(안쪽넓은근), 외측광근(가쪽넓은근), 중간광근(중간넓은근)을 말한다. 이 근육들은 슬개골을 지나 슬개골 인대에 의해서 경골조면에 부착하며, 내측광근은 경골의 내측과에 부착한다.

대퇴사두근 중에서 유일하게 대퇴직근(넙다리곧은근, rectus femoris)만이 두 개의 관절(고관절과 슬관절)을 가로지르고, 나머지 세 개의 광근들은 오직 슬관절 한 관절만을 가로지른다. 즉, 대퇴사두근은 무릎에 주로 작용함을 의미한다.

① 대퇴직근은 고관절을 굴곡시키고 힘과 스피드를 가진 근육이다. 고관절 굴곡이 심하면 슬관절 신전이 잘되지 않는다.

② 슬관절이 굴곡된 상태로 잘 펴지지 않으면 복부부터 살펴봐야 한다. 예로 대퇴직근을 먼저 살펴보고 장요근과 복근 순으로 평가해 본다.

③ 대퇴사두근의 통증은 주로 슬개골(무릎) 전면 통증으로 움직이지 않고 가만히 있어도 아프다. 심한 경우는 수면 중에도 통증이 생기기도 한다. 그리고 대전자의 전면에 통증이 발생하기도 한다.

④ 군화와 같이 무거운 신발을 신고 운동을 하면 대퇴사두근과 전경골근에 과부하가 걸려 문제가 발생할 수 있다.

⑤ 대퇴직근의 TrP지점은 대퇴 상부에 있지만, 통증은 무릎 주변과 슬관절 속으로 통증을 느낀다. 그리고 계단을 내려갈 때 힘들어 한다.

⑥ 광근은 세 개의 근육(외측, 내측, 중간광근)으로 구성되며 형태가 넓적한 근육으로 지구력과 인내력을 가진 근육이다.

⑦ 내측광근은 근력의 약화로 무릎이 자연적으로 꺾이는 현상이 나타난다. 무릎 내측으로 열감이나 부종 등이 발생하며 내전근과 함께 치료하는 것이 효과적이다.

⑧ 중간광근은 계단을 올라가기 힘들어 하며, TrP지점이 대퇴직근 아래에 숨어 있다. 대퇴 전면의 중간 부위에 통증이 발생한다. 예로 토끼뜀과 같은 동작을 한 후에 허벅지 전면의 통증으로 계단이나 경사가 진 도로를 잘 오르지 못한 경우는 중간광근이 주범이다.

⑨ 외측광근은 뻣뻣한 무릎을 만들어 굴곡과 신전이 잘 안 되게 한다. 골반과 대전자에서 무릎 외측 부위, 대퇴 외측을 따라 통증을 방사한다. 슬개골의 움직임을 제한할 수 있으며 슬개골 잠김 현상(locked patella syndrome)이 주된 증상이다.

### (1) 대퇴전면근육의 해부학적 부착과 통증유발점 및 전이통 부위

| | 대퇴직근 | 내측광근 | 중간광근 | 외측광근 |
|---|---|---|---|---|
| 기시점 | 전하장골극 | 대퇴골 후내측면 | 대퇴골 전면과 외측면 | 대퇴골 후면 외측 |
| 정지점 | 경골조면 | 경골조면 | 경골조면 | 경골조면 |
| 신경지배 | 대퇴신경 L2, L3, L4 | 대퇴신경 L2, L3, L4 | 대퇴신경 L2, L3, L4 | 대퇴신경 L2, L3, L4 |
| 작용 | 고관절 굴곡<br>슬관절 신전 | 슬관절 신전 | 슬관절 신전 | 슬관절 신전 |

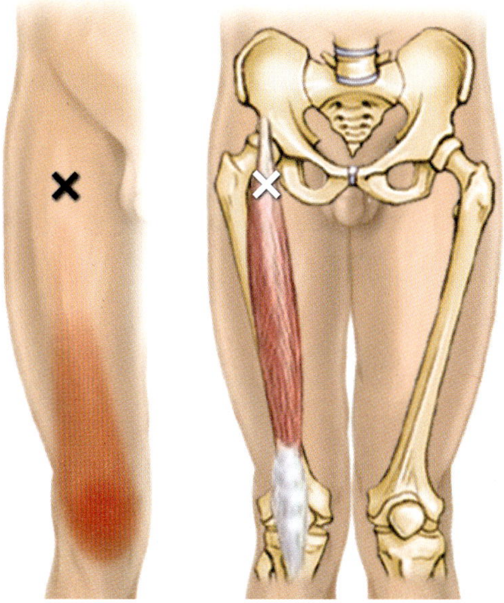

그림 3-122 대퇴직근의 해부학적 구조와 통증유발점 및 전이통 부위

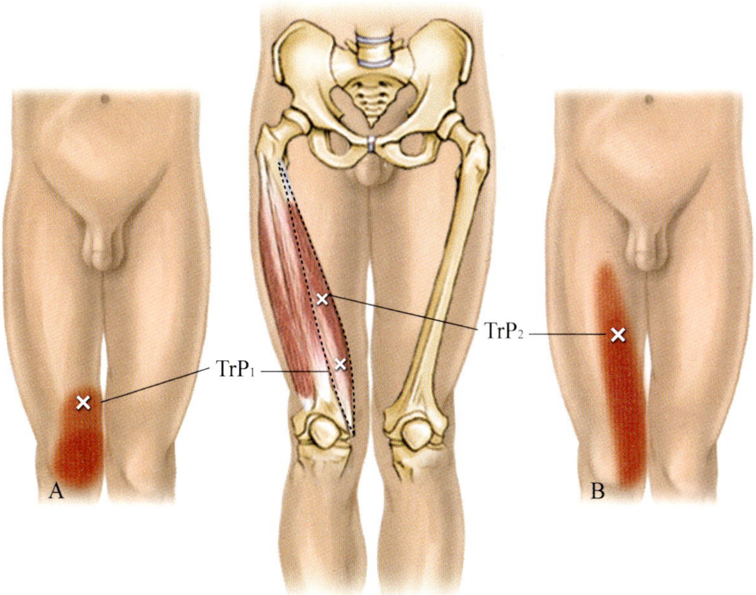


그림 3-123 내측광근의 해부학적 구조와 통증유발점 및 전이통 부위

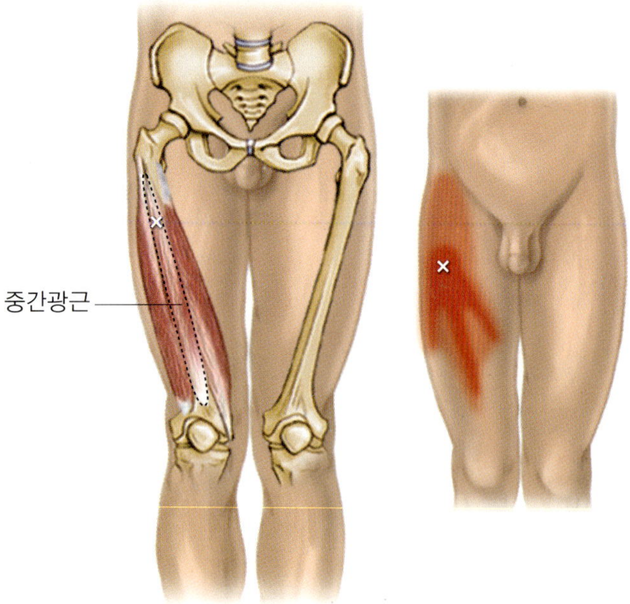


그림 3-124 중간광근의 해부학적 구조와 통증유발점 및 전이통 부위

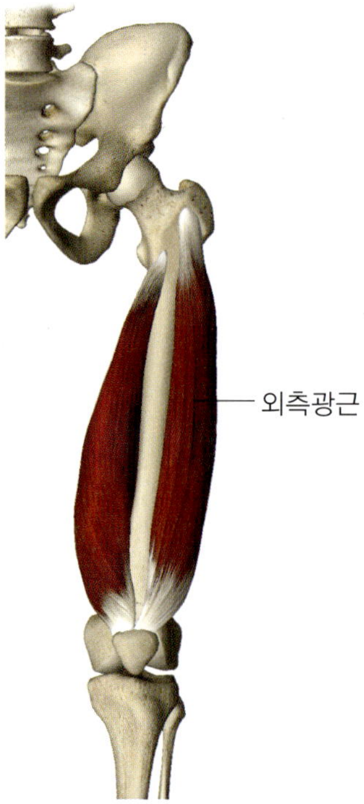


그림 3-125 외측광근의 해부학적 구조

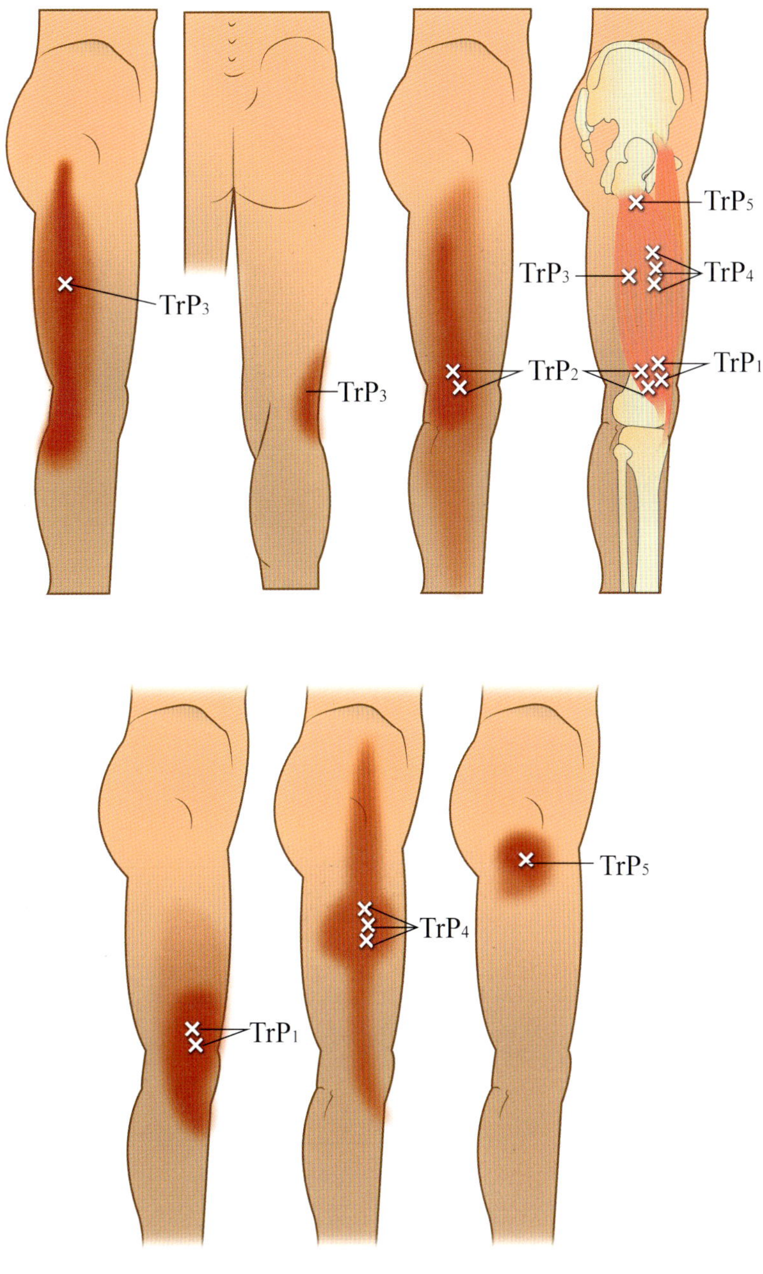


그림 3-126 외측광근의 통증유발점과 전이통 부위

## (2) 대퇴전면근육의 딥티슈 근육마사지 실제

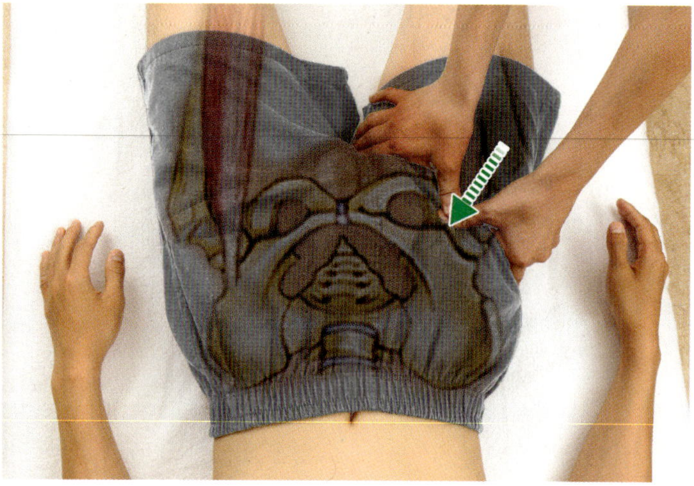

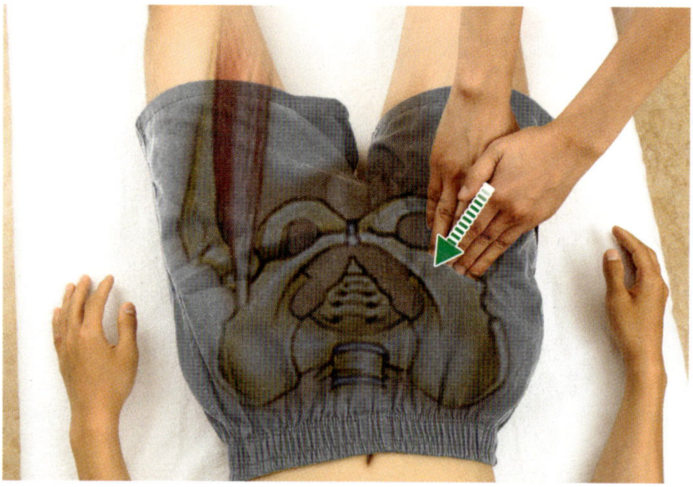

모지, 손끝, 손바닥을 이용해 슬관절에서 시작해 고관절까지 밀착해서 스트로킹한다.

그림 3-127 대퇴직근의 스트로킹

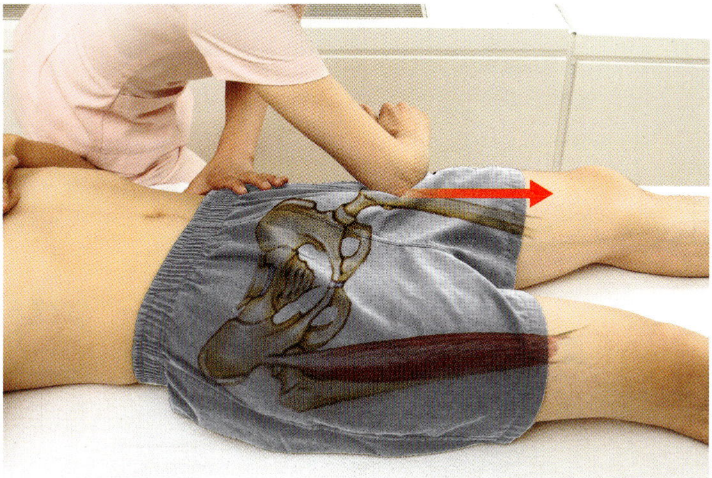

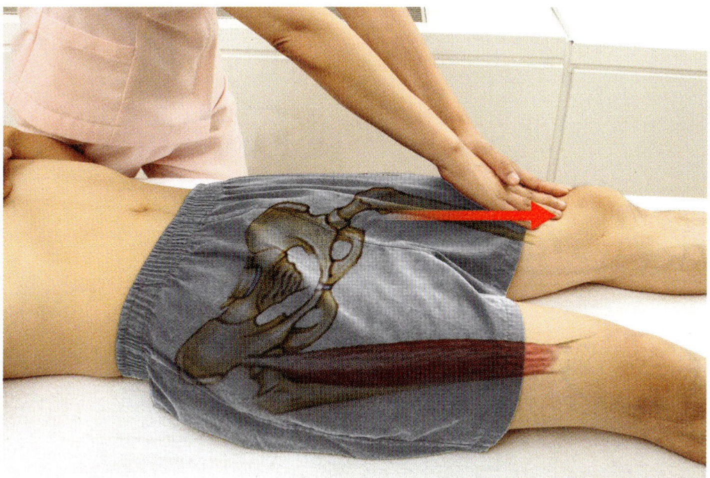

전완을 이용해 대퇴직근과 내측광근을 천천히 마사지하고 슬개골은 누르지 않는다. 이 기법은 근섬유의 결을 따라 시행한다. 이때 전하장골극에서 지그시 멜팅(누름)한 후에 실시한다.

그림 3-128 대퇴사두근의 딥티슈 근육마사지

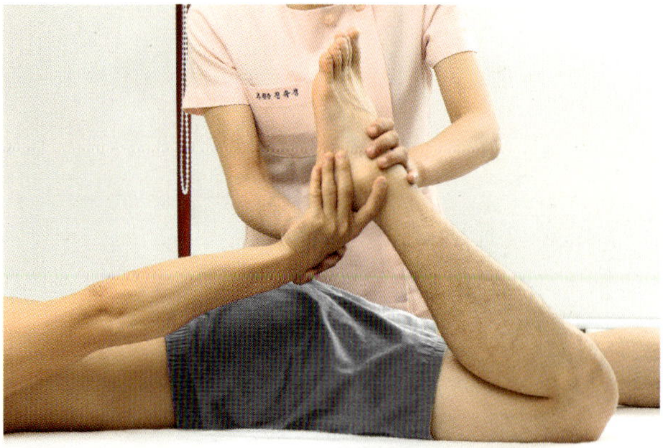

단축의 경우 완전한 굴곡이 일어나지 않고 대퇴부의 통증이 심하다.

그림 3-129  대퇴직근의 단축성 긴장이나 경직이 있는 경우의 검사방법

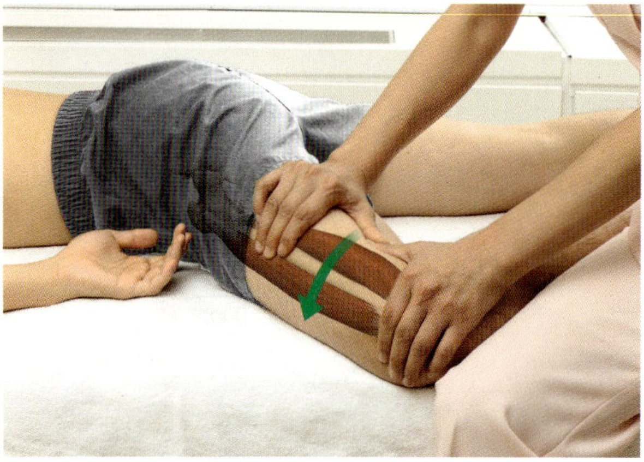

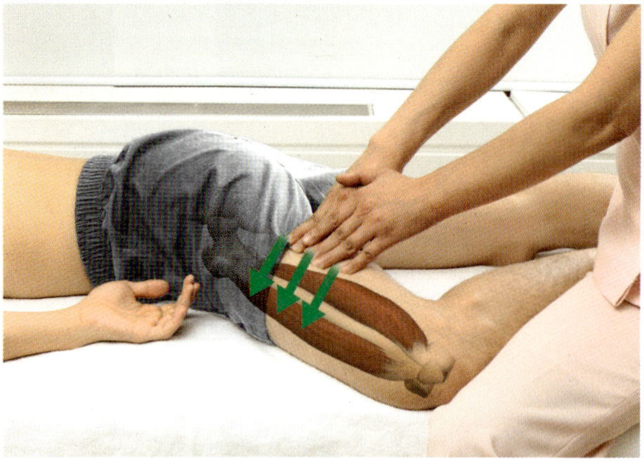

엎드린 자세에서 외측광근과 장경인대를 모지를 이용해 크로스(교차섬유)시킨다. 환자의 대퇴 내측 밑으로 베개를 받쳐 두는 것도 좋은 방법이다.

그림 3-130  외측광근과 장경인대 교차섬유 기법

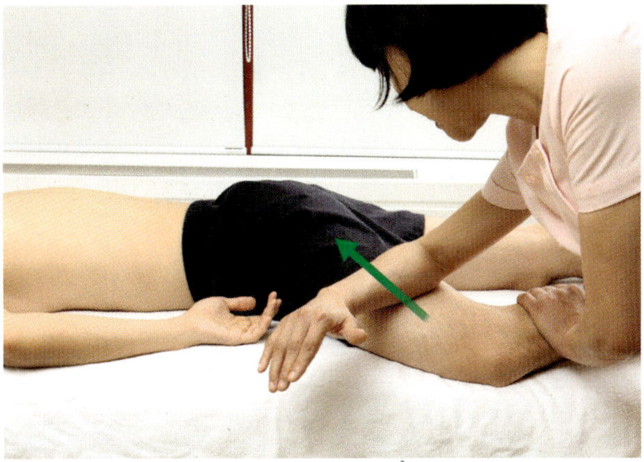

환자를 옆으로 또는 엎드린 자세에서 개구리다리자세(환자의 다리를 옆으로)를 취한다. 전완이나 손바닥을 이용해 슬관절에서 고관절까지 외측으로 스트로킹한다. 이 자세는 가장 응용하기 쉽고 효과도 매우 만족스럽다.

그림 3-131 대퇴의 외측광근 스트로킹

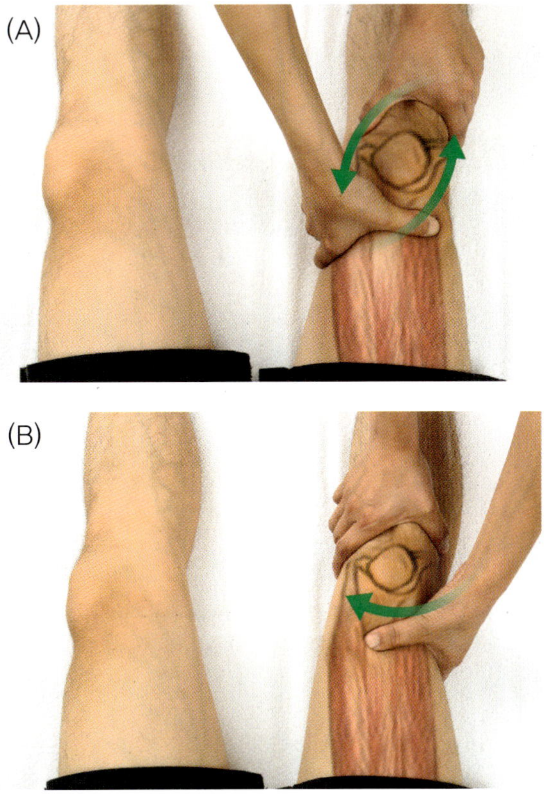


그림 3-132 슬개건(A)과 슬개인대(B)의 교차섬유 마찰법

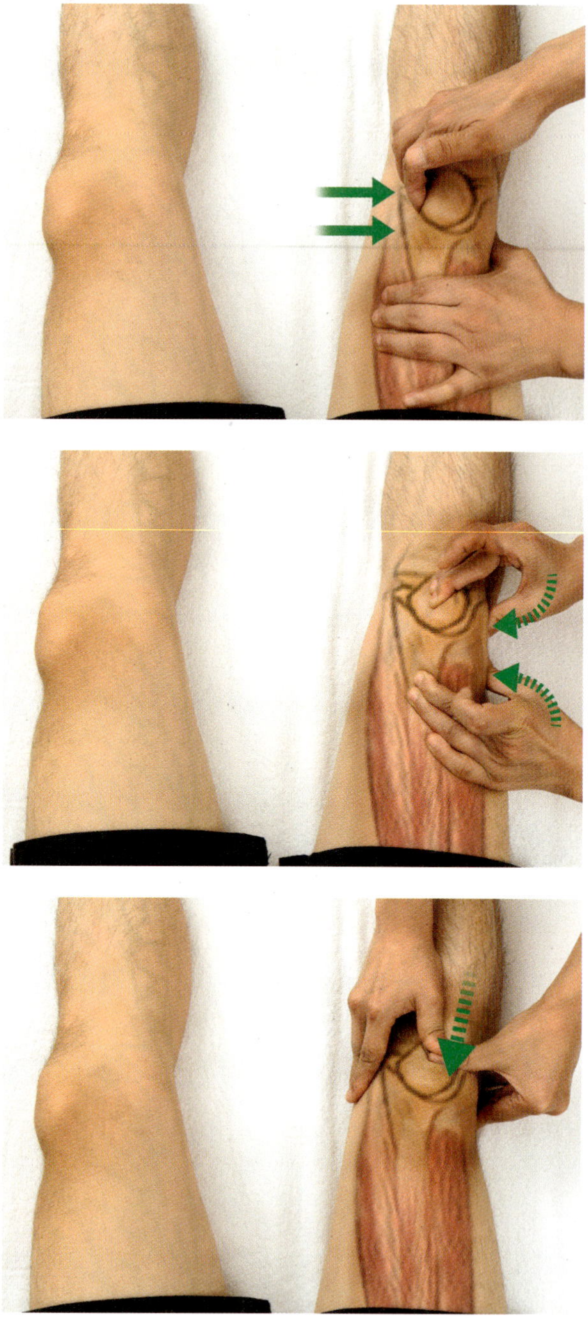

그림 3-133 슬개골 외측면과 내측면 아래의 교차섬유 마찰법

## 2. 대퇴의 내측근육(내전근)과 외측근육

사람들은 대부분 내전근이 고관절을 내전시키는 작용을 한다고 생각하지만, 내전근들은 하지를 굴곡 · 신전 · 회전 및 고관절 안전성에 관여한다. 대퇴 외측면으로는 대퇴근막장근(넙다리근막긴장근, tensor fasciae latae muscle)이 있다.

① 내전근에는 장내전근(긴 모음근), 단내전근(짧은 모음근), 대내전근(큰 모음근), 박근(두덩정강근) 등이 있다.

② 남녀 모두 내전근을 잘 인식하고 있지 못한 결과로, 자궁 및 비뇨생식기 질환이 만성화된 경우는 반드시 검사하고 치료해야 한다.

③ 특히 여성환자들은 중둔근과 바로 연결되어 일상적인 요통을 유발하는 경우가 많고, 남성들은 조루나 발기부전 등의 원인이 되기도 한다.

④ 젊은 여성들의 경우는 추운 날씨에도 불구하고 하지의 노출을 심하게 하고 다닌다. 이러한 습관들은 내전근의 단축성 긴장의 원인이 될 수가 있다.

⑤ 장 · 단내전근의 TrP지점은 서혜부 깊숙이 통증을 발생시킨다. 그리고 무릎 상부 내측에 통증이 집중된다.(그림 3-134)

⑥ 대내전근의 TrP지점과 전이통은 위로는 서혜인대로 아래로, 아래로는 무릎 근처 대퇴 전내측 부위로 통증을 방사한다. 특히, TrP2 지점은 골반 내 통증으로 표현한다. 치골 · 질 · 직장 및 방광 등의 통증으로 느낄 수 있으며, 다리를 편안하게 놓고 잠을 자는 것이 힘들다. 대내전근의 긴장은 하지의 림프순환에 영향을 미친다.(그림 3-137)

⑦ 박근은 내전근들 중에서 유일하게 2개의 관절(고관절, 슬관절)에 관여하는 근육이다. 무릎의 내측면을 손상시킨다. (그림 3-135)

⑧ 대퇴근막장근은 고관절의 내회전과 외전 근육으로 장경인대를 통해 무릎의 신전에 관여한다. 양반다리 자세를 오래한 후 손상이 나타날 수가 있고, 봉곤근이나 대퇴직근과 함께 방바닥에 앉아서 고스톱을 치는 경우에 양반다리 자세를 많이 하게 되므로 일명 '고스톱 근육' 이라고도 부른다. (그림 3-136)

## (1) 대퇴내측근육의 해부학적 부착과 통증유발점 및 전이통 부위

| | 장내전근 | 단내전근 | 대내전근 | 박근 |
|---|---|---|---|---|
| 기시점 | 골반(치골결합과 폐쇄공 사이) | 골반(치골결합과 폐쇄공 사이) | 치골하지, 좌골조면 | 치골 전부 |
| 정지점 | 대퇴골의 조선 중간지점 | 대퇴골의 조선 | 대퇴골 후면 조선 | 경골 상부 전내측 |
| 신경지배 | 폐쇄신경 (L2, L3, L4) | 폐쇄신경 (L2, L3, L4) | 폐쇄신경 (L2, L3, L4)과 좌골신경(L4, L5, S1) | 폐쇄신경 L2, L3 |
| 작용 | 고관절 내전 | 고관절 내전 | 고관절 내전 | 고관절 내전 슬관절 굴곡 보조 |

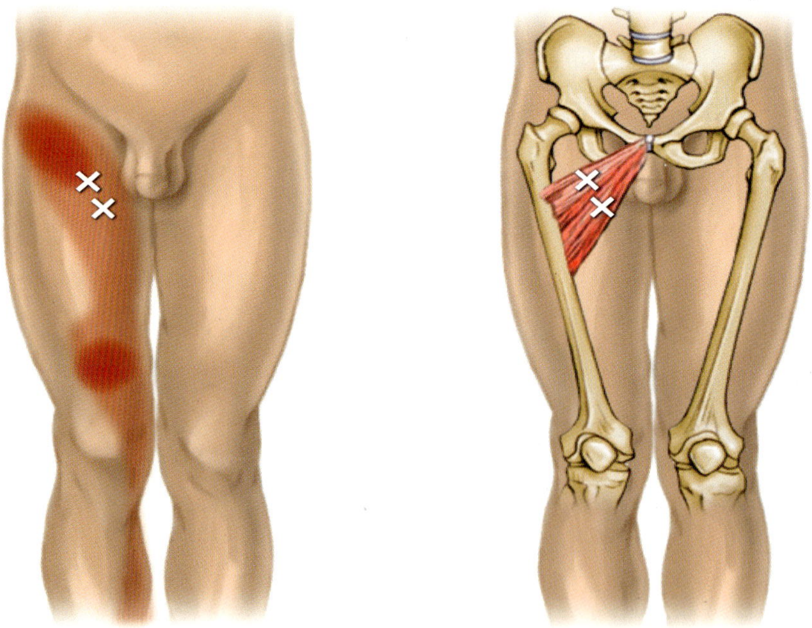

그림 3-134 장단대내전근의 해부학적 구조와 통증유발점 및 전이통 부위

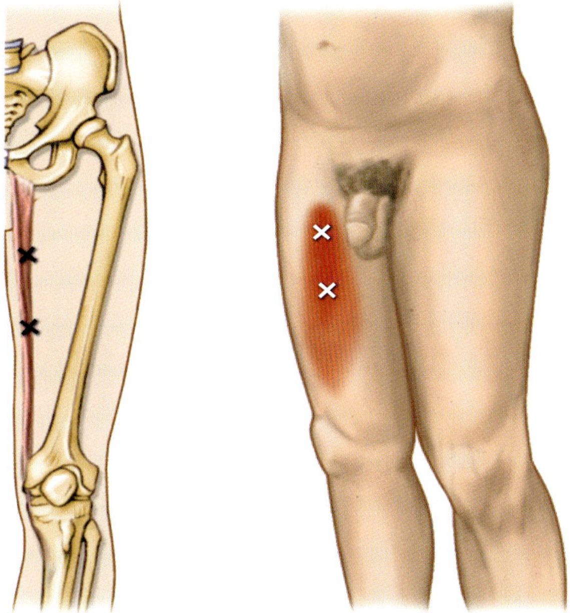

그림 3-135 박근의 해부학적 구조

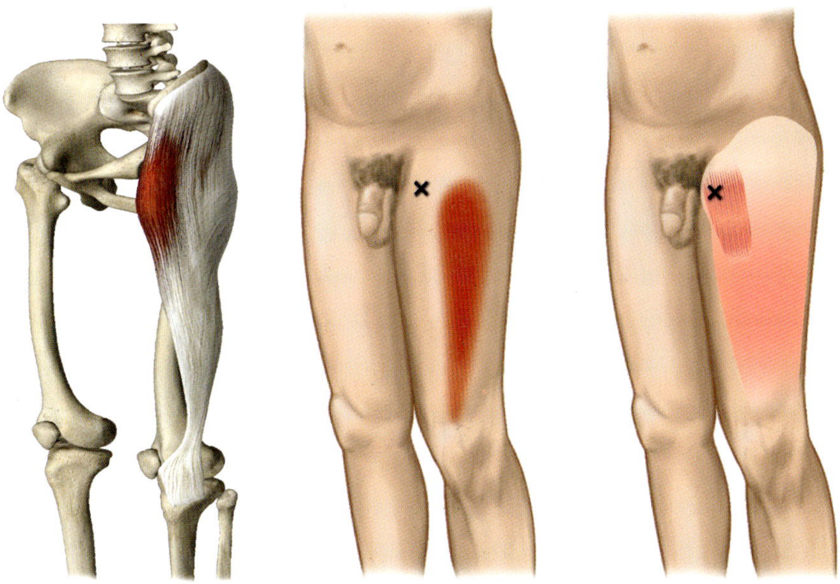

그림 3-136 대퇴근막장근의 해부학적 구조와 통증유발점 및 전이통 부위

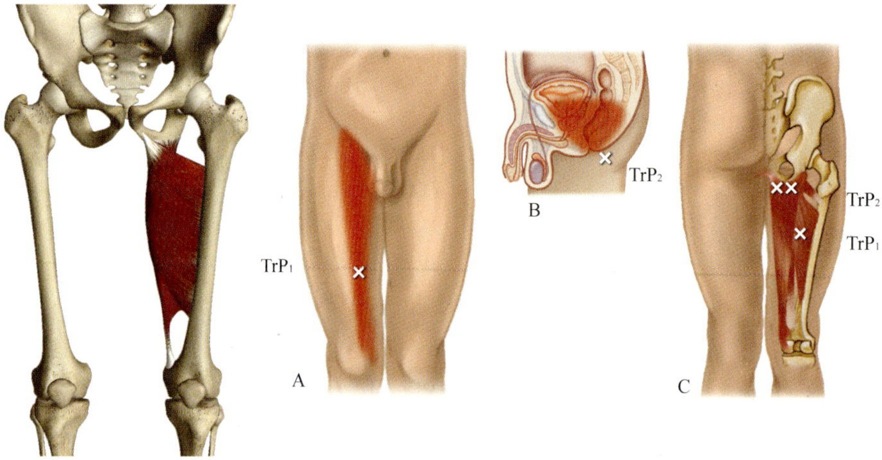


그림 3-137 대내전근의 해부학적 구조와 통증유발점 및 전이통 부위

## (2) 내전근의 딥티슈 근육마사지 실제

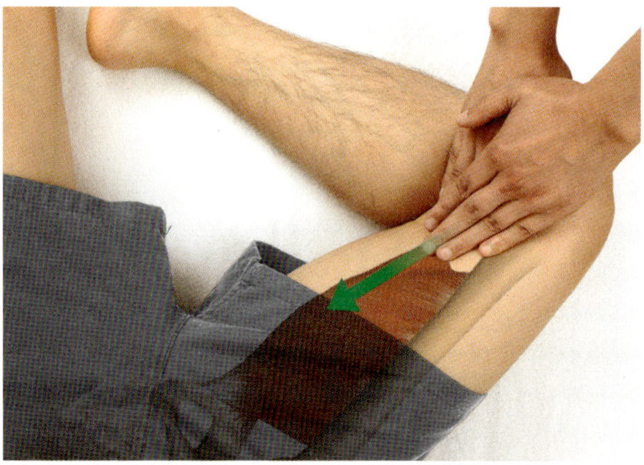

그림 3-138 대내전근의 스트로킹

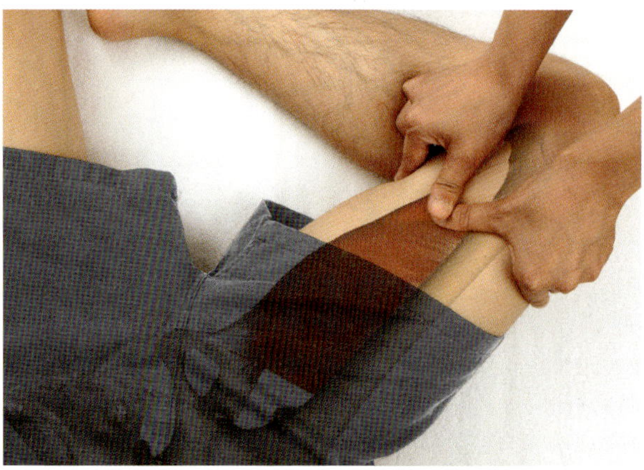

그림 3-139 대내전근과 박근의 스트로킹

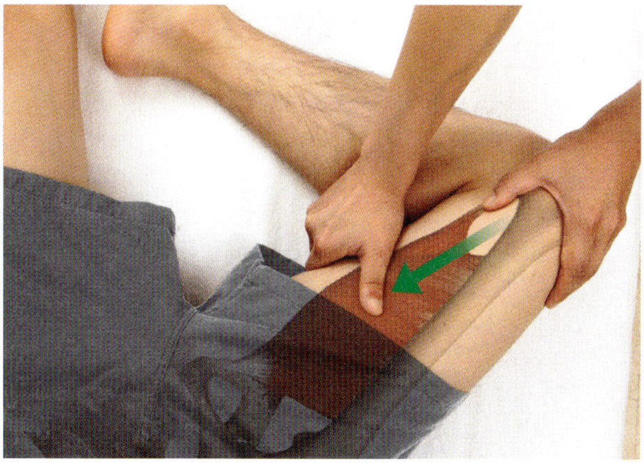

엄지나 손끝을 이용한다.

그림 3-140 대내전근 사선방향으로 스트로킹

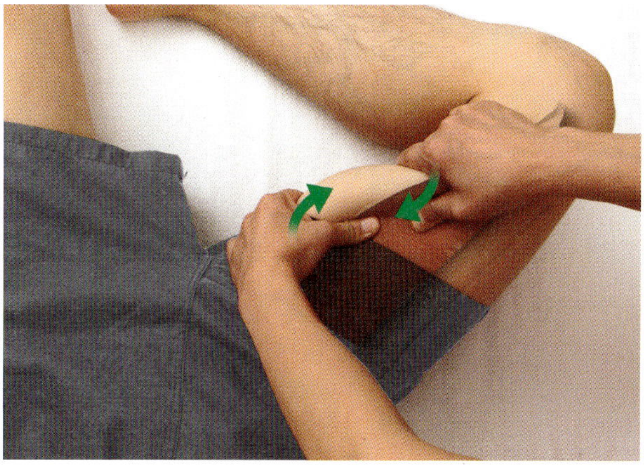

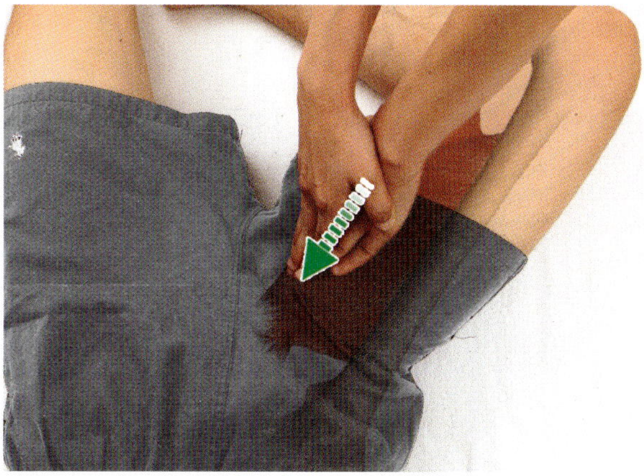

대내전근의 상측 부착지를 압박한다. 이때 대퇴 동맥과 정맥이 지나므로 주의를 요한다.

그림 3-141 대내전근의 엄지 압박과 내전근 엄지와 시지로 집기 압박 후 비틀기

## 3. 대퇴의 후면근육 (슬괵근, Hamstrings)

허벅다리 뒤쪽과 궁둥이를 뜻하는 '햄(ham)' 이라는 단어로부터 온 '햄스트링(hamstring)' 은 슬괵근의 총칭으로 대퇴 후면에 있는 근육군을 의미한다. 내측에 있는 반건양근이나 반반막양근을 내측 햄스트링이라고 하며 외측에 있는 대퇴이두근을 외측 햄스트링이라고 한다.

이 근육들은 고관절과 슬관절을 모두 지나며 이들 관절의 고정 및 움직임에 중요한 역할을 한다. 햄스트링(슬괵근)에서 가장 주목할 점은 '무릎 관절의 진정한 지배자' 라는 점이다. 이 말은 하퇴를 지배한다는 뜻이기도 하다. 대퇴사두근이 슬개골을 통해서 관여한다면, 햄스트링은 직접 비골과 경골에 부착하여 하퇴의 굴곡과 그리고 회전에 관여한다.

① 햄스트링은 대퇴이두근(넓다리두갈래근, 장두와 단두)과 '세미' (Semi)의 절반을 뜻하는 반막양근(반막모양근)과 반건양근(반힘줄모양근)으로 구성된다.

② 해부학적 구조를 보면 대내전근이 가장 심부에 위치하고, 그 위로 내측으로는 반막양근이 그 위로 반건양근이 위치한다. 외측으로는 대퇴이두근 단두가 대퇴골 조선을 통해 대내전근과 연결되어 있고, 그 위로 대퇴이두근 장두가 위치한다.

③ 대퇴이두근은 장두와 단두로 나누어진다. 장두는 고관절과 슬관절 모두 기능에 관여한다. 그리고 비골에 붙으면서 하퇴의 외회전에 관여한다.

④ 내측의 반건양근과 반막양근은 둘 다 장두로, 고관절과 슬관절 기능에 모두 관여한다. 경골에 부착하면서 하퇴의 내회전에 관여하고, 무릎을 굴곡시켜 속도를 줄이는 작동에 담당한다. 또한 이 근육은 의자에 장시간 앉게 되는 생활패턴으로 주로 근섬유가 단축되어 있다.

⑤ 대퇴 전면의 대퇴사두근은 고관절과 슬관절을 모두 지나는 근육으로 대퇴직근 한 개가 있고, 슬관절만 지나는 근육들로는 광근 세 개가 있다. 하지만 햄스트링(슬괵근)은 반대가 된다. 서로 간단하게 비교해 보면 대퇴사두근은 주로 지구력과 관계되고, 햄스트링은 스피드와 하퇴의 조정에 관계된다. 즉, 대퇴사두근은 고정된 상태에서의 저항력과 관계가 된다면 햄스트링은 이동 상태에서의 힘과 관련이 있다.

⑥ 햄스트링은 하퇴에 영향을 주는 근육이다. 발목관절을 지배하며 발목의 모양을 보고 구조를 분석해야 한다.

⑦ 무릎 관절의 증상은 햄스트링이 직접 관여한다. 즉, 대퇴사두근은 슬개골에 직접 영향을 주지만, 무릎 관절을 상하게 할 수 있는 곳은 슬관절 후부에 작용하는 근육들이다.

⑧ 햄스트링 근육은 대퇴이두근의 단두만 제외하고 모두 고관절 신전 기능을 갖는다. 하지를 움직일 때 대퇴를 신전시킨다.

⑨ 햄스트링을 검사하는 방법으로 서 있는 상태에서 무릎을 완전히 편 채로 상체를 앞으로 숙였을 때 손이 바닥에 닿지 않는 것을 볼 수가 있고, 양쪽 다리가 불일치해 걸을 때 단축된 근육측의 다리를 약간 절룩거리거나 신발의 굽이 한쪽만 닳아 있다.

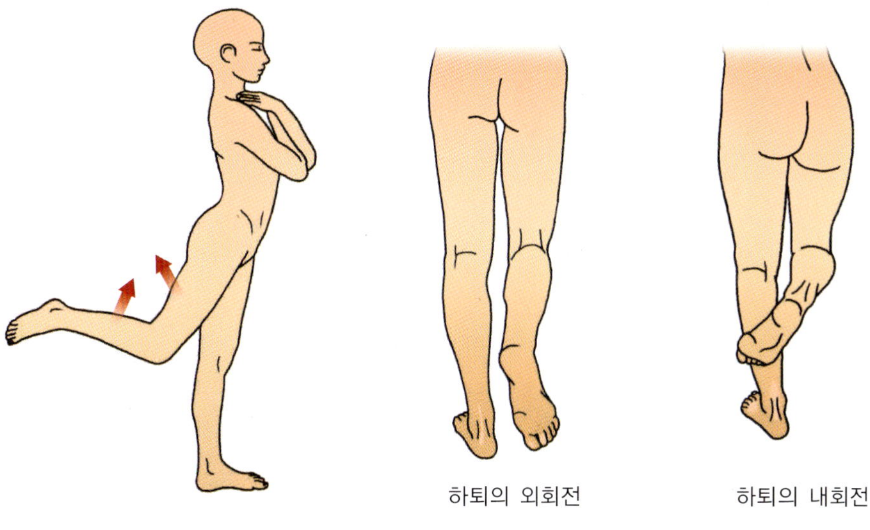


그림 3-142 햄스트링의 기능 및 하퇴에 대한 회전기능

## (1) 햄스트링(슬괵근)의 해부학적 부착과 신경지배

| | 대퇴이두근 장두 | 대퇴이두근 단두 | 반막양근, 반건양근 |
|---|---|---|---|
| 기시점 | 대퇴골 조선의 외선 | 좌골 조면 후면 | 좌골 조면의 후면 |
| 정지점 | 비골두 후외측면 | 비골두 외측면 | 경골내측과 |
| 신경지배 | 좌골신경 경골지<br>S1, S2, S3 | 좌골신경 비골지<br>L1, S1, S2 | 좌골신경 경골지<br>L5, S1, S2 |
| 작용 | 고관절 신전, 슬관절 굴곡 | 슬관절 굴곡, 슬관절 굴곡상태에서 외회전 | 고관절 신전, 슬관절 굴곡, 슬관절 굴곡상태에서 내회전 |

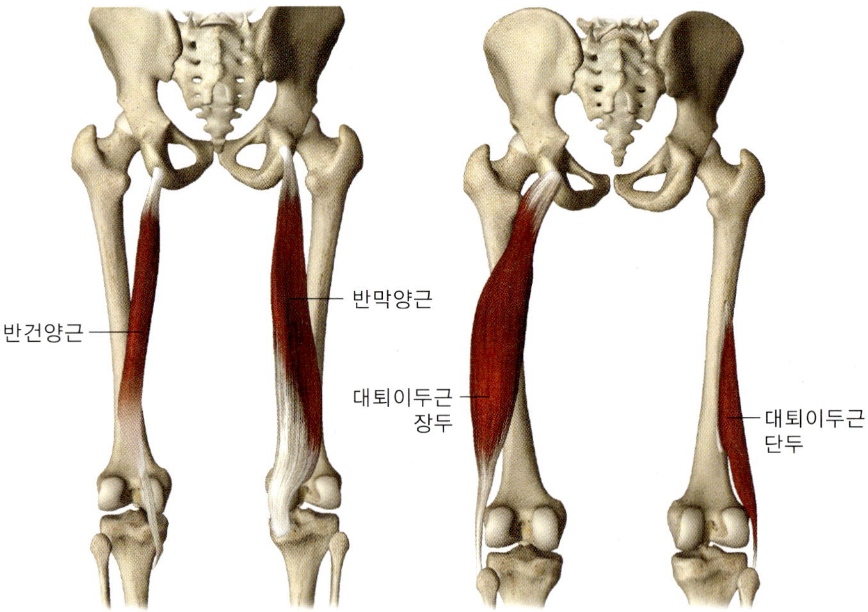


그림 3-143 대퇴이두근 및 반건양근의 해부학적 구조

### (2) 햄스트링(슬괵근)의 통증유발점과 전이통 부위

햄스트링 근육 자체의 손상으로 오는 통증은 초기에 문제가 되지 않는다. 근육의 긴장이나 약화 혹은 경직은 주변의 협조근육들을 오히려 더 긴장시킨다. 특히, 무릎 관절에 손상을 준다. 흔히 햄스트링의 증상이 나타났다고 한다면 단축의 정도가 아주 심하고, 그 결과 좌골신경이 심하게 영향을 받고 있다고 봐야 한다.

① 내측의 반건양근과 반막양근은 고관절 쪽으로, 외측의 대퇴이두근은 무릎 쪽으로 통증을 주로 방사한다.

② 반건양근과 반막양근의 통증은 대퇴 후부 내측면의 통증으로 날카롭다. 그리고 엉덩이 근육 하부 주름 부위(좌골결절 부위)가 핵심적으로 통증이 방사되고, 밑으로는 대퇴후부의 측면과 무릎 뒤로 퍼지며 장딴지 내측까지 확장한다.

③ 대퇴이두근은 무릎 뒤로 방사하고 엉덩이 근육 하부 주름이나 하퇴로 방사한다. 좌골신경통으로 오진할 수 있다.

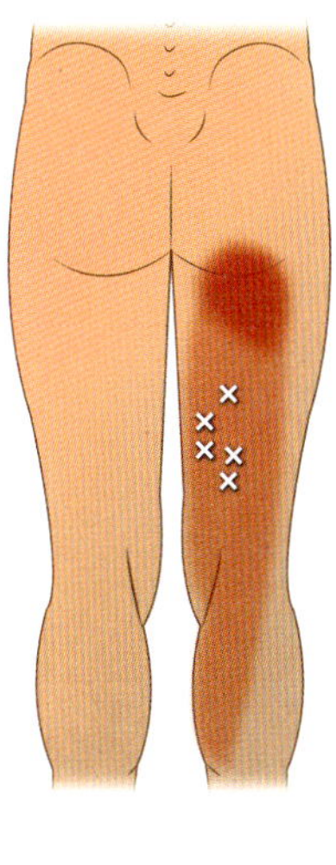

그림 3-144 반건양근과 반막양근의 통증유발점과 전이통 부위

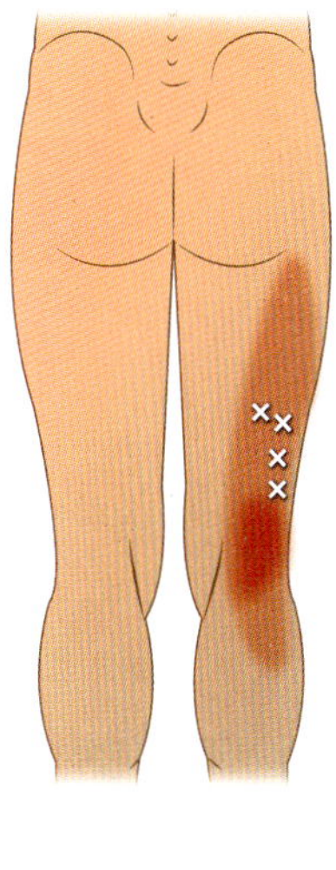

그림 3-145 대퇴이두근의 통증유발점과 전이통 부위

### (3) 햄스트링(슬괵근)의 딥티슈 근육마사지 실제

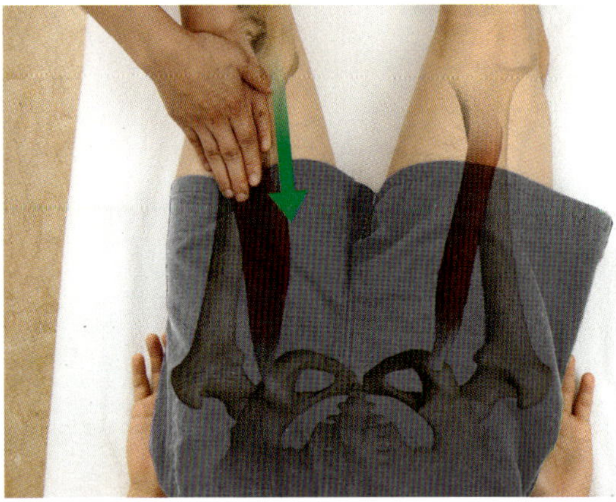

손끝, 손바닥, 전완 등을 이용해 좌골결절을 향해 미끄러지듯이 스트로킹한다.

그림 3-146 슬괵근의 스트로킹

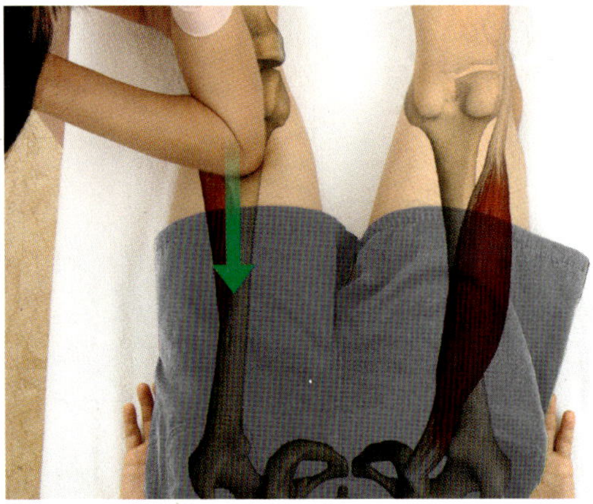

엘보나 전완으로 대퇴이두근 기시점까지 깊게 스크로킹한다.

그림 3-147 슬괵근(대퇴이두근) 스트로킹

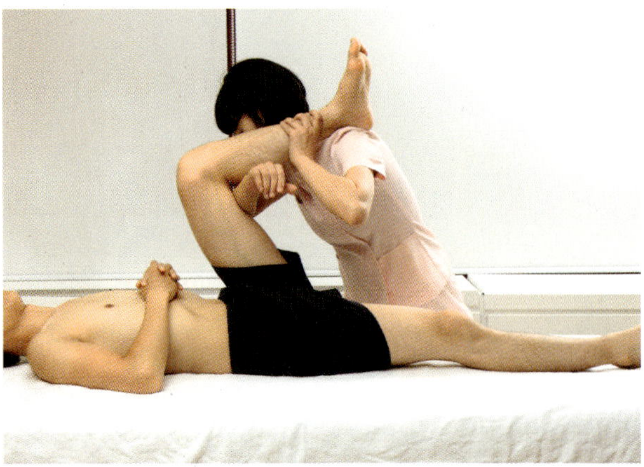

고관절을 굴곡시킨 자세에서 슬건근을 스트레칭한다. 전체적인 슬건근 이완은 이 자세에서 아주 효과적이다.

그림 3-148 슬건근(반건양근, 반막양근) 스트레칭

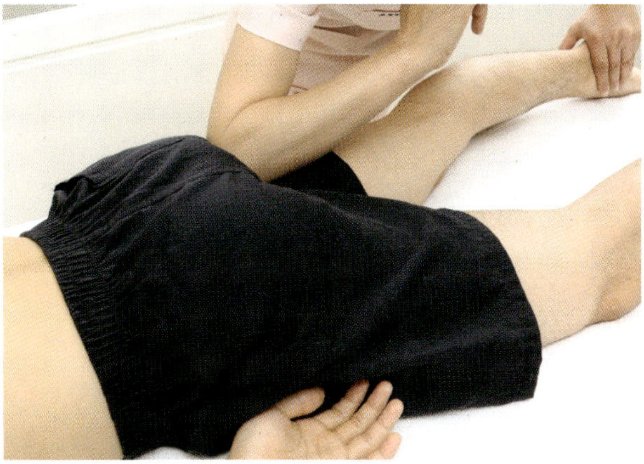

엘보(팔꿈치), 주먹, 엄지를 이용해 슬건근의 TrP지점을 압박한다. 이 지점의 압박은 전체 다리근육을 이완하는 효과가 있고, 엉덩이 근육의 이완과 엉덩이 처짐에도 매우 효과적이다.

그림 3-149 슬건근의 TrP지점 압박

## 4. 하퇴의 전면근육(Anterior Muscles of the Leg)

하퇴전면의 근육으로는 전경골근(앞정강근)과 장무지신근(장모지신근, 긴엄지폄근), 장지신근(긴발가락폄근)이 있다. 주로 이 근육들은 족배굴곡(발등으로 굽힘)을 하는 주동근으로 발목의 움직임을 정확하게 아는 것이 중요하며 발(foot)쪽으로 통증을 방사한다. 해당 동작으로 움직여 보면 근육의 위치를 알 수 있다. 완전히 그릴 수 있을 만큼 위치를 숙지하고 기능도 숙지해야 한다.

① 전경골근(앞정강근, tibialis anterior)은 하퇴 전면의 경골에 부착된 근육으로 장시간의 보행을 가능하게 하는 보행근육이다. 내반(발을 안쪽으로 젖힘, varus stress)과 함께 족배굴곡의 힘이 가장 강하다.

② 발목교정은 작은 교정이라 할 수 있다. 신체 부위에 문제가 있는 곳을 치료하기 전에 항상 발 모양과 관절의 상태를 먼저 보고 들어가는 것이 좋다.

③ 한방에서는 전경골근을 위장과 관련을 짓고 있으며, 생활패턴 중 하이힐은 전경골근이 계속해서 늘어나 있는 상태를 만든다. 이렇게 근손상이 오면 발목을 돌리거나 발을 디딜 때 발목과 엄지에 심한 압통이 있다.

④ 장지신근(긴발가락폄근, long extensor of toes), 장무지신근(긴엄지폄근, extensor hallucis longus)은 족배굴곡과 같이 발가락을 들어 올리는 근육이다. 외반이나 내반없이 중앙으로 똑바로 올라오게 한다(그림 3-150).

⑤ 장무지신근은 엄지의 수의적 신전에 대한 저항을 가했을 때, 통증이 주로 발생하고 저항에 대항하는 굴곡에서는 통증이 없다.

⑥ 장지신근과 장무지신근은 주로 계단을 오를 때 계단에 발가락들이 닿지 않도록 발가락들을 신전시킨다. 이 근육을 많이 사용하는 스포츠는 언덕 걸어 오르기, 산 오르기, 뛰기, 평영으로 헤엄치기, 자전거 타기(페달을 올리는 단계) 등이다.

⑦ 하퇴의 신근지대는 상신근지대와 하신근지대로 분리된다. 상신근지대는 인대로써 신전근의 건들을 발목 근위부에서 묶고 있으며, 하신근지대는 Y자 모양의 인대로 발목에서 발가락 쪽으로 가는 신전근의 건을 지지한다.

⑧ 하퇴의 굴근지대는 넓은 띠로 내측 복사뼈에서 종골의 상내측을 지나 조저면의 주상골까지 분포한다. 이 지대는 장무지굴근과 장지굴근 및 후경골근의 건을 이 부위에서 묶고 있다(하퇴후면근육 참고).

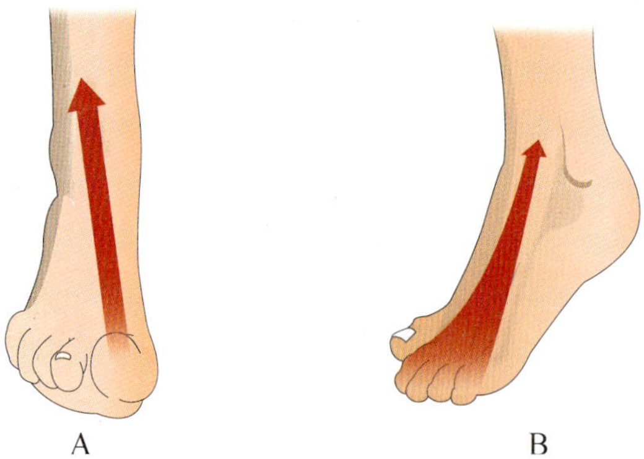


그림 3-150 장무지신근의(A)과 장지신근(B)의 기능

## (1) 하퇴전면근육의 해부학적 부착과 신경지배

| | 전경골근 | 장무지신근 | 장지신근 |
|---|---|---|---|
| 기시점 | 경골외과, 골간막 경골외측 상부 1/2 | 배골내측 중간, 장지신근, 골간막 | 경골의 외측, 비골 전면 내측(3/4) |
| 정지점 | 제 1 설상골, 제 1 중족골 기저부 | 무지 원위지골 기저부 | 제 2~5지 중절골과 말절골(foot) |
| 신경지배 | 심비골신경 L4, L5, S1 | 심비골신경 L4, L5, S1 | 심비골신경 L4, L5, S1 |
| 작용 | 발목 족배굴곡, 내반 | 제 1지(엄지) 신전 | 제 2~5지 신전 |
| 전이통의 특징 | 발목 내측에 방사 | 발등의 외측보다 내측, 멀리 방사 | 발등에 방사 |

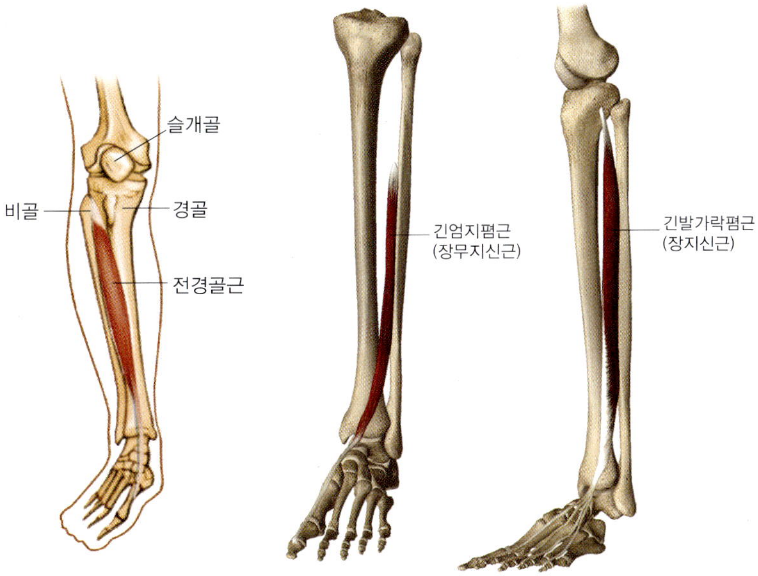


그림 3-151 전경골근(앞정강근), 장지신근, 장무지신근의 해부학적 구조

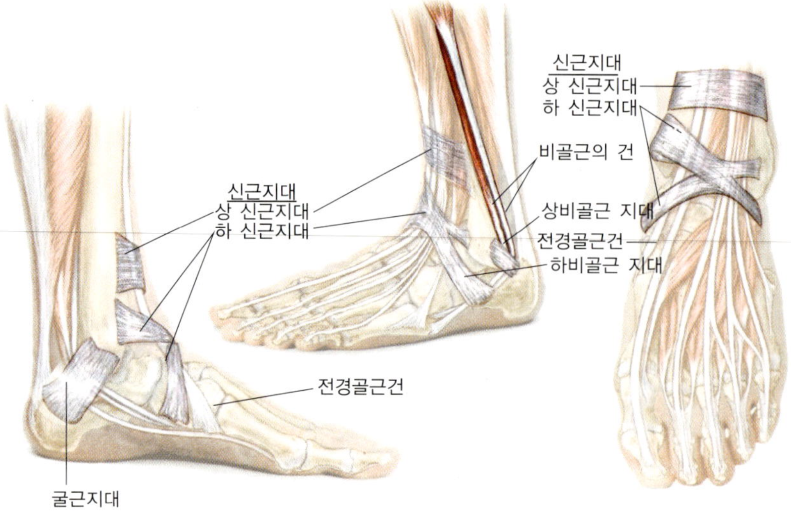


그림 3-152 하퇴의 신근과 굴근지지대의 해부학적 구조

### (2) 대퇴전면근육의 통증유발점과 전이통 부위

① 전경골근은 발목을 돌리거나 혹은 발을 디딜 때 발목과 엄지에 심한 압통이 있으며, 경골과 발목의 전내측면과 엄지발가락 통증으로 족배굴곡(발등으로 굽힘)과 내반을 하게 되면 통증으로 인해 동작이 제한된다.

② 장지신근은 발등, 발가락 배측(발등 쪽), 발가락 끝까지 통증을 방사한다. 때때로 발등보다 발목에서 통증이 더 집중되며, 발등 문제와 연결된다. 전경골근과 함께 하이힐을 신는 여성들에게 만성적인 이완성 긴장이 발생하는 근육이다.

③ 장무지신근의 발통점들은 제 2중족골 원위부와 발등의 내측과 엄지발가락의 기저부 쪽으로 통증을 방사한다.

④ 근육 촉진 시에 잘 판단이 되지 않을 때는 장지신근의 경우, 발가락을 신전시키게 하고 장모지신근은 엄지발가락을 신전시키면 근육이 수축하므로 쉽게 구분을 할 수 있다.

⑤ 오랜만의 등산을 한 후 엄지발가락 신전제한을 호소하면 전경골근을 먼저 치료한 다음에 장모지신근을 치료한다.

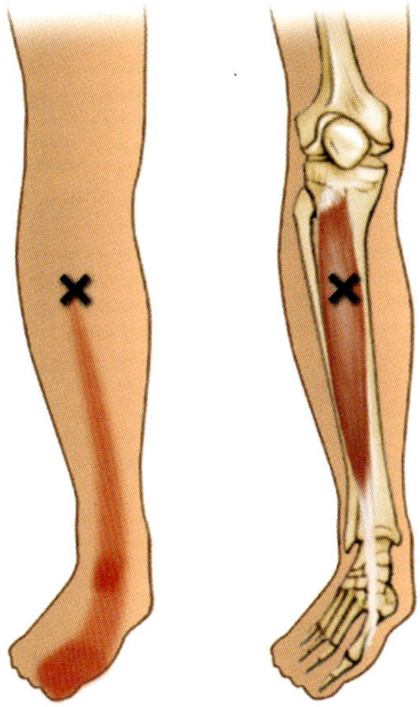

그림 3-153 전경골근의 통증유발점과 전이통 부위

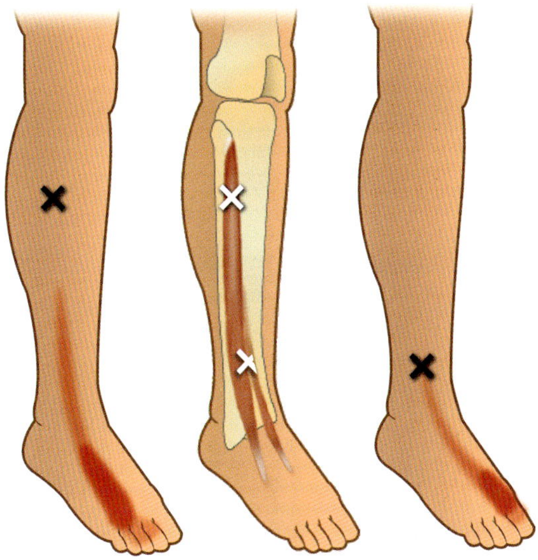

그림 3-154 장지신근(좌), 장무지신근(우)의 통증유발점과 전이통 부위

### (3) 하퇴전면근육의 딥티슈 근육마사지 실제

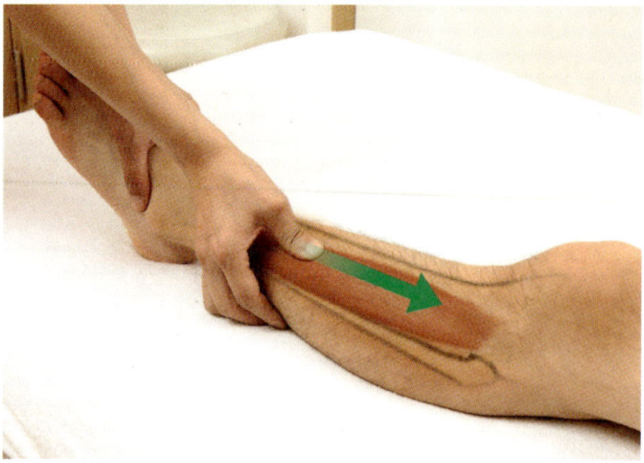

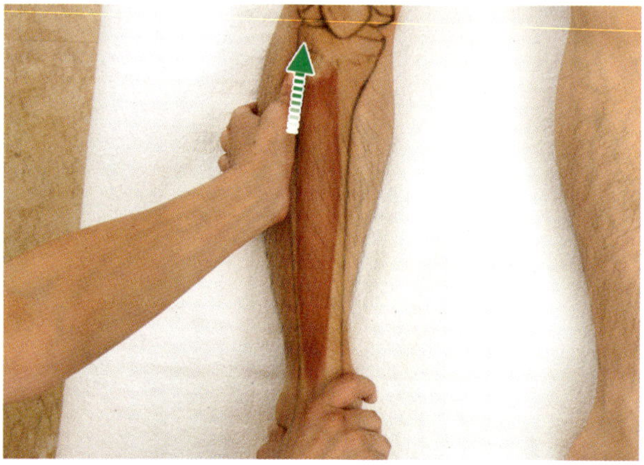

엄지를 이용해 발목 관절에서 경골 부착지까지 미끄러지듯 스트로킹한다.

그림 3-155 전경골근의 스트로킹

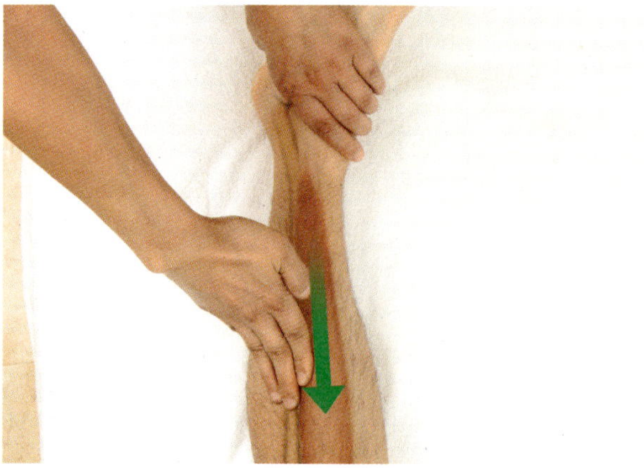

손끝을 이용해 발목 관절에서 경골 부착지까지 미끄러지듯 스트로킹한다.

그림 3-156 전경골근의 스트로킹

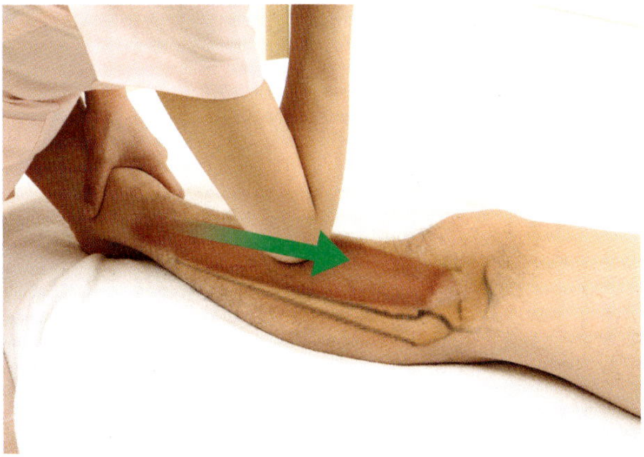

치료사의 한 손은 환자의 발목 관절을 지지하면서 팔꿈치를 이용해 경골부 착지까지 스트로킹한다.

그림 3-157 전경골근 마사지를 위한 팔꿈치 기법

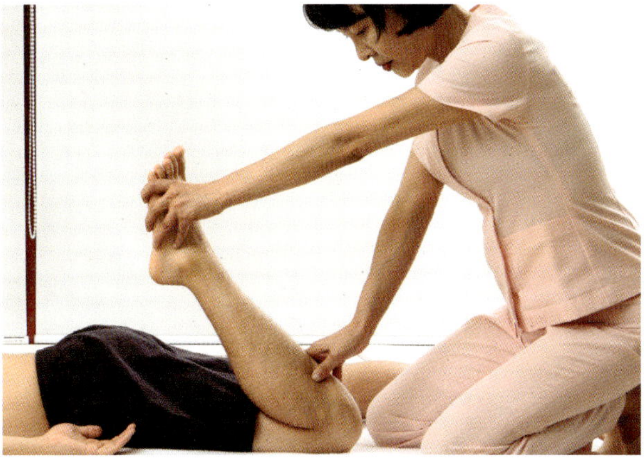

치료사의 힘과 중력을 적당하게 이용한다. 무릎 밑의 국소적 스트레칭을 하기에 특히 효과적이다.

그림 3-158 엎드린 자세에서 전경골근 마사지

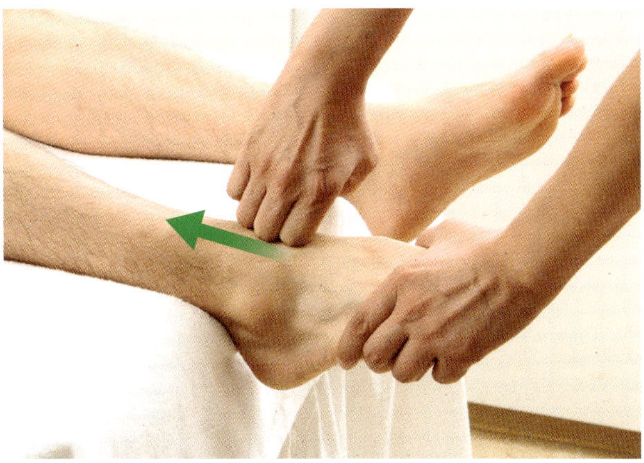

환자를 바로 눕힌 후 발목을 치료대 끝에 걸쳐 놓는다. 치료사의 왼손은 발등 부위를 일자로 신장시킨 후 오른손으로 발목 관절을 위로 신장시킨다.

그림 3-159 발의 신전근의 발목 관절 신장기법

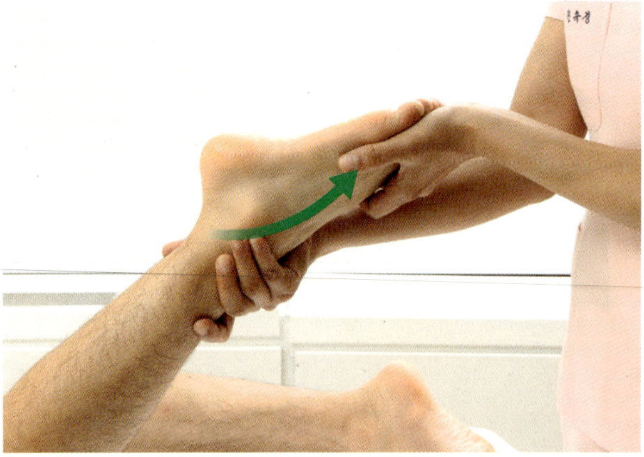

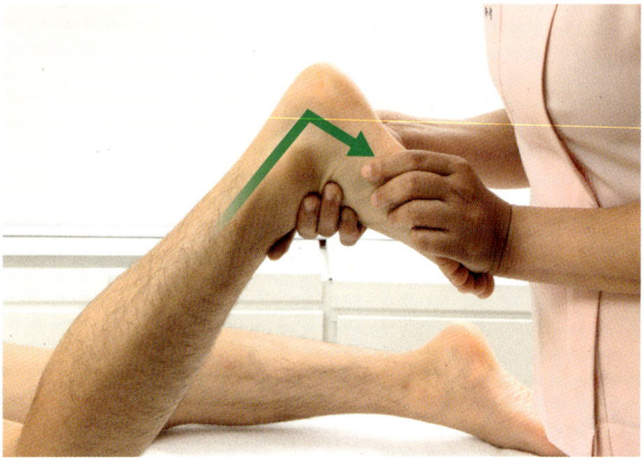

환자를 바로 눕히거나 엎드려 눕힌 후 치료사의 한 손은 환자의 발목을 잡고 다른 손으로는 발등 부위를 천천히 신장시킨다.

그림 3-160 발의 신전근(하퇴전면근육)의 신장기법

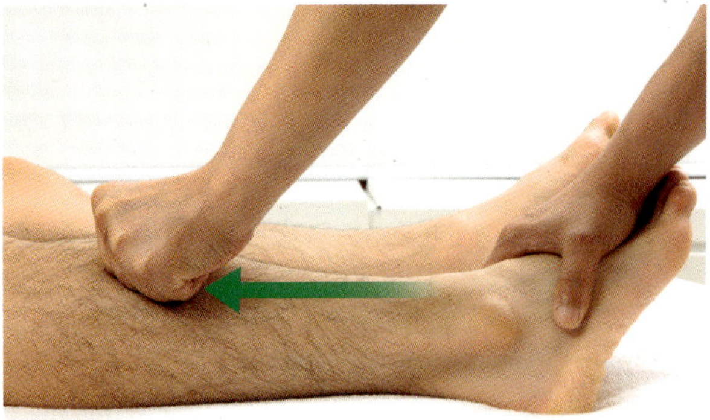

치료사는 치료하고자 하는 다리와 일직선으로 선다. 주먹을 이용해 경골 부착지까지 스트로킹한다. 이때 팔도 굽히지 않고 일직선으로 한다.

그림 3-161 전경골근의 주먹마사지

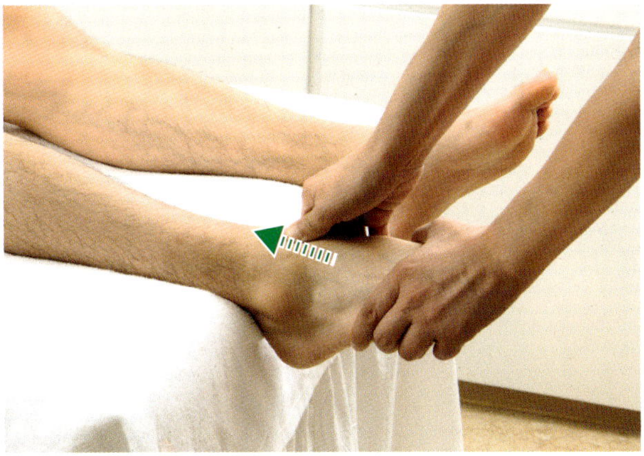

양손 엄지를 서로 겹쳐서 하퇴 내측을 경찰시킨다.

그림 3-162 하퇴근막의 심부경찰법

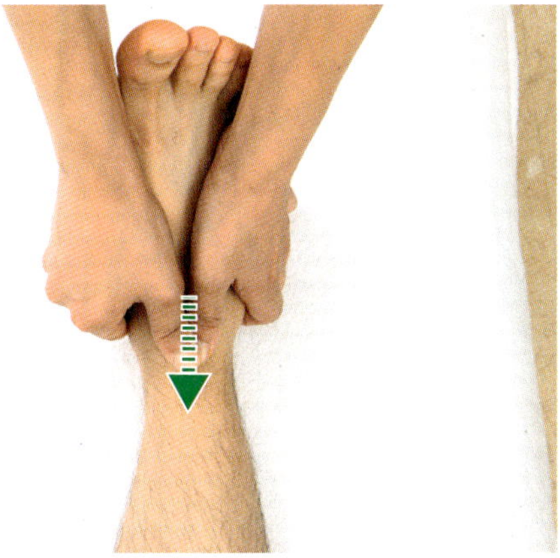

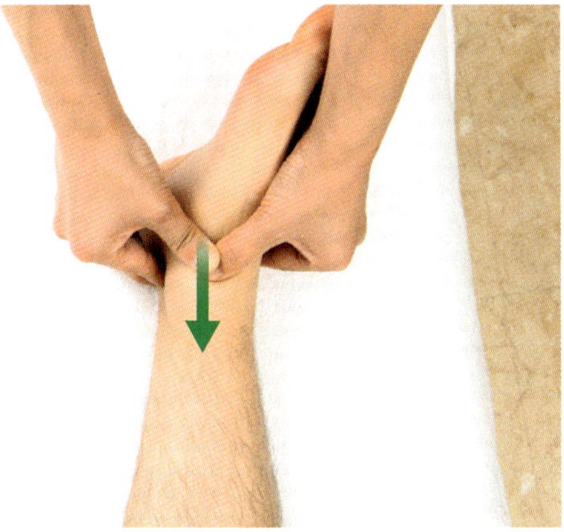

치료사는 환자의 발 부위와 정면으로 선다. 치료사의 엄지를 이용해 3인치 가량 상부로 미끄러지듯 위로 밀어 준다. 발목 외측 부위로 이동해 아킬레스건을 치료한다.

그림 3-163 발목지대의 심부경찰법

A

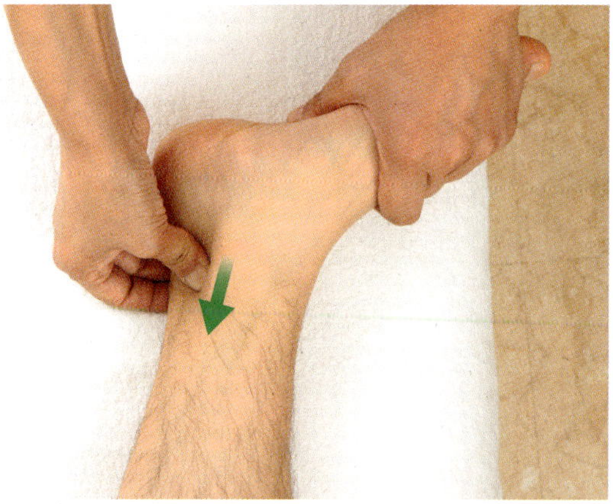

B

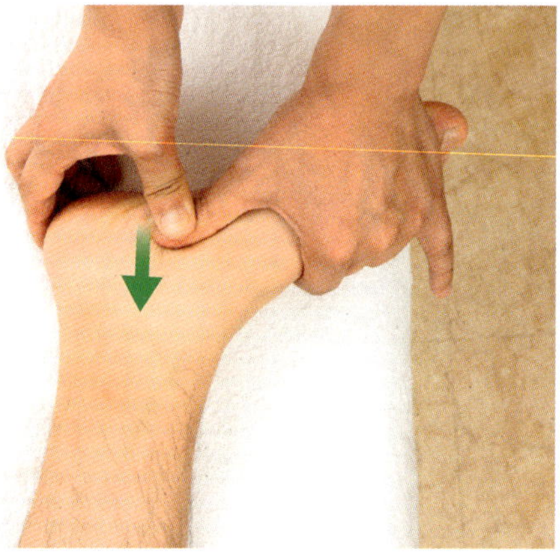

환자가 똑바로 누운 자세에서 치료사는 엄지(A) 또는 양손엄지(B)를 이용해 발목 내측 부위와 내측 아킬레스건을 상부로 밀어 올린다.

그림 3-164 하퇴의 굴근지대 심부경찰법

## 5. 하퇴의 외측면 근육(Lateral Muscles of the Leg)

하퇴의 외측에 있는 근육으로는 장비골근(긴종아리근, peroneus longus)과 단비골근(짧은종아리근, peroneus brevis)이 있다. 비골을 타고 내려가면서 외과의 뒤를 지나, 발의 외측에서 발바닥을 가로질러 전경골근 부착 부위에서 끝난다. 제 3비골근(셋째종아리근, peroneus tertius)은 비골에는 붙어 있지만 해부학적 · 기능학적으로 비골근과 차이가 있다. 해부학적으로 장지신근과 함께 내려오므로 구분이 안 될 때가 있다.

① 비골근의 만성적인 근 손상은 발목의 불안정과 함께 만성적인 발목 염좌를 유발하며, 골반의 외측 편위의 원인이 될 수 있다.

② 장 · 단비골근은 외과의 뒤를 지나가는데 제 3비골근은 외과의 앞을 지나간다. 이들 근육은 외과를 마치 감싸고 지나가는 것 같다. 통증은 주로 외과를 중심으로 나타난다.

③ 비골근은 동작을 일으키기보다는 동작을 조절하는 역할로 내 · 외 균형 조절에 기여한다.

④ 장 · 단비골근은 발목을 회내(외반, 외전)하거나 족저굴곡(발바닥으로 굴곡)한다. 제 3비골근은 발목을 족배굴곡(발등굴곡)하거나 외반한다.

⑤ 장비골근은 하퇴의 외측부를 이루며, 비골두에 붙어 내려오면서 건(tendon)으로 형성된다. 발목의 바깥쪽 입방골에서 발바닥을 감싸 돌면서, 내측 설상골과 제1 중족골에서 연결된다.

⑥ 비골근이 약화되면 누웠을 때 발목이 내반되어 발목의 외측 안정성이 감소된다. 그리고 발의 외반과 족저굴곡력이 약해지고, 발의 외측과 엄지발가락 쪽에 굳은살이 생긴다.

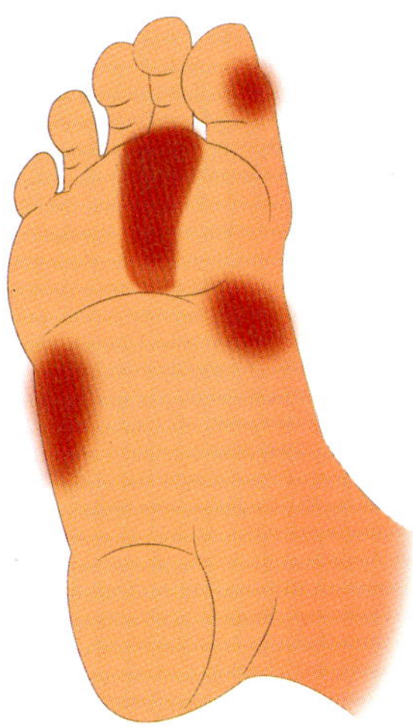

그림 3-165 비골근 약화로 인한 발바닥 굳은살

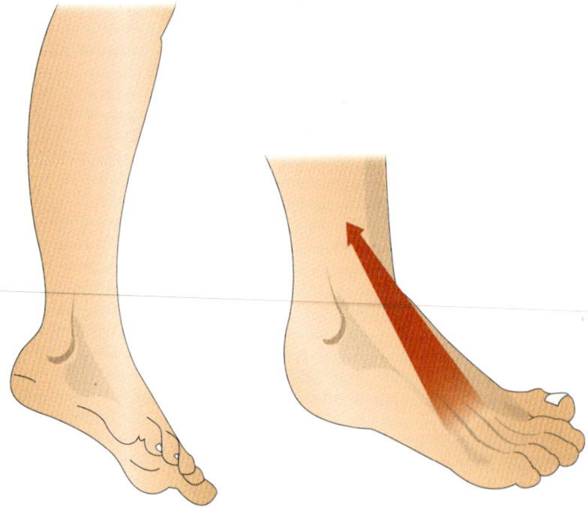


그림 3-166 장 · 단비골근의 기능동작(A)과 제 3비골근의 기능동작(B)

### (1) 하퇴외측근육의 해부학적 부착과 신경지배

| | 장비골근 | 단비골근 | 제 3비골근 |
|---|---|---|---|
| 기시점 | 비골두와 비골 외측면 위 2/3 | 비골 외측면 하2/3 | 비골 전방경계 원위부 1/2 |
| 정지점 | 제 1중족골두,<br>내측 설상골 외측면 | 제 5중족골 조면 | 제 5중족골 조면 |
| 신경지배 | 천비골신경<br>L4, L5, S1 | 천비골신경<br>L4, L5, S1 | 심비골신경<br>L5, S1 |
| 작용 | 발목외반,<br>족저굴곡 보조 | 발목외반,<br>족저굴곡 보조 | 발목외반,<br>족저굴곡 보조 |

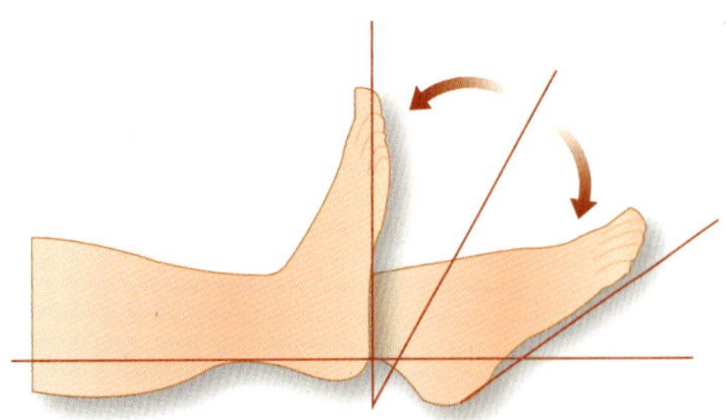


그림 3-167 족배굴곡(배측굴곡)과 족저굴곡(저측굴곡)

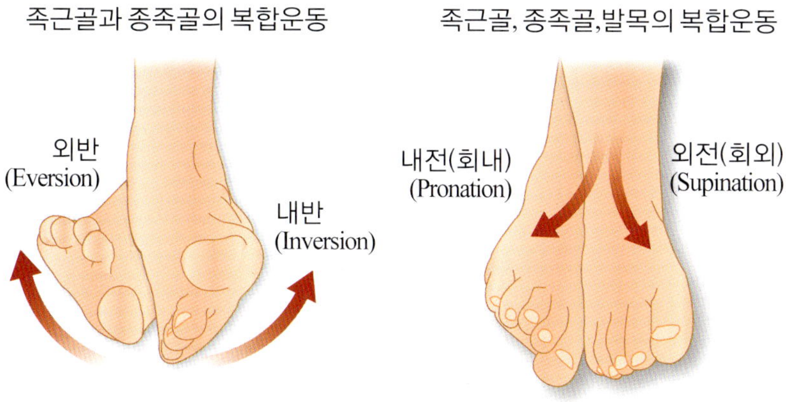


그림 3-168 발의 외반과 내반, 회내와 회외

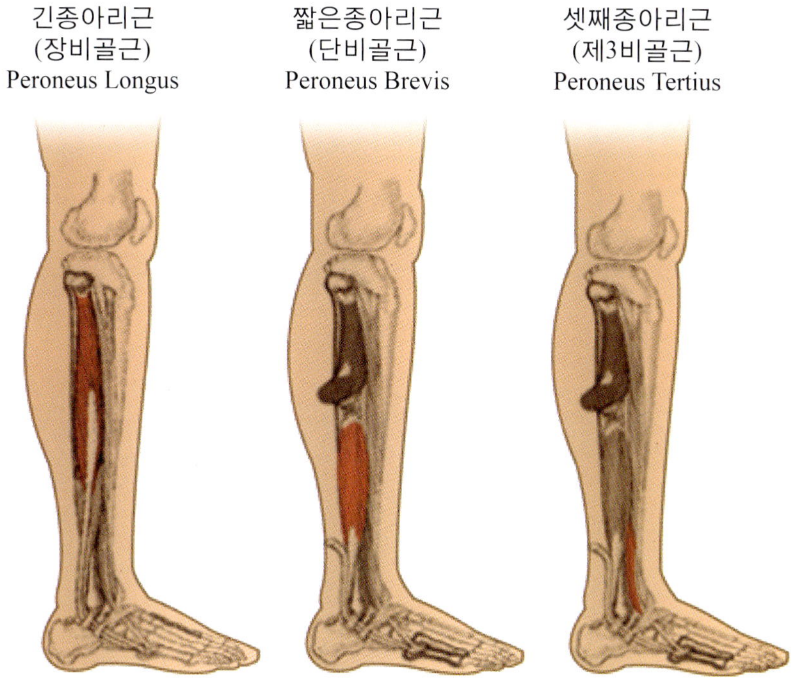


그림 3-169 장비골근과 단비골근 및 제 3비골근의 해부학적 구조

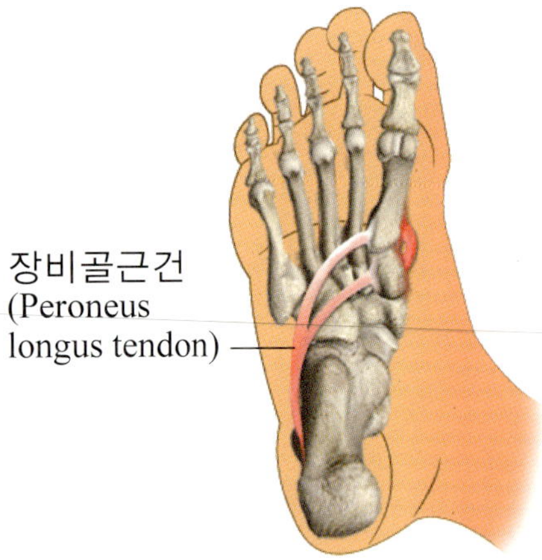


그림 3-171 장비골근건의 발 후면 부착지

### (2) 하퇴외측근육의 통증유발점과 전이통 부위

① 장 · 단비골근은 발목 외과(복숭아뼈)위, 뒤, 아래 부분에 통증을 방사한다. 또한 발의 외측면을 따라 통증이 확산되기도 한다. 만성적인 이완성 긴장 시, 외부 부위에 굳은살 및 부어 있는 것을 관찰할 수 있다.

② 제 3비골근은 발목 좌상근육으로 발목의 전외측면을 따라 통증이 나타나며, 외과의 후면에서 뒤꿈치 바깥쪽까지 통증이 퍼진다. 발목을 자주 접질리고 삔다.

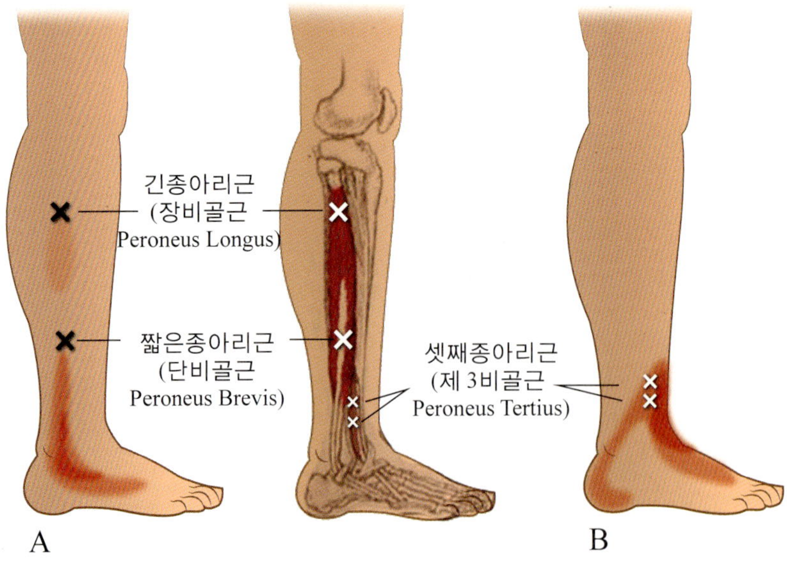


그림 3-172 장 · 단비골근과 제 3비골근의 통증유발점과 전이통 부위

### (3) 하퇴외측근육의 딥티슈 근육마사지 실제

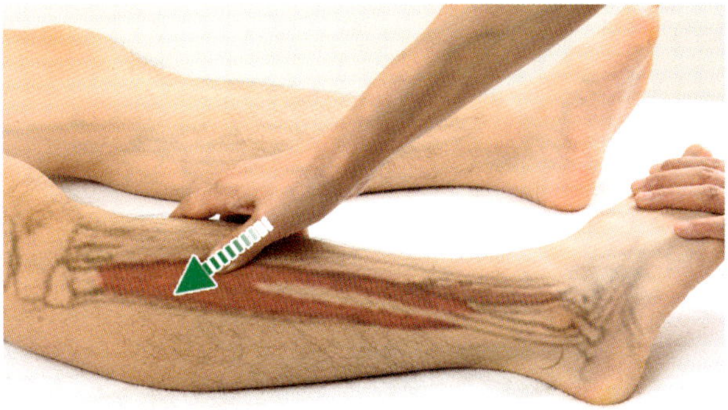

엄지로 하퇴외측면의 TrP 지점을 찾아 이완될 때까지 누른다.

그림 3-173 하퇴외측의 비골근 압박하기

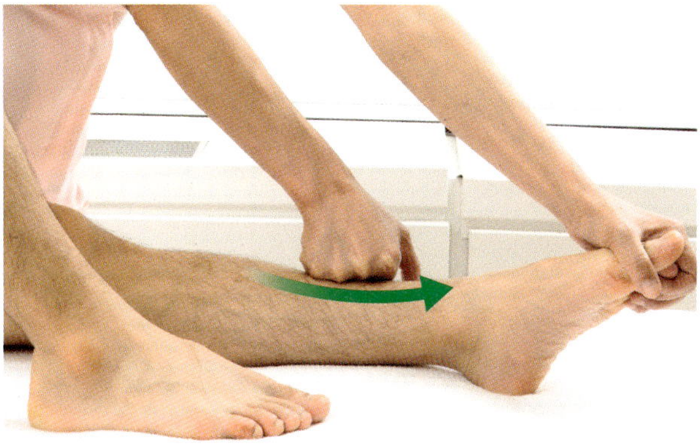

발목을 신전시킨 상태에서 같은 방향으로 근육을 늘린다.

그림 3-174 발목을 스트레칭시킨 후 비골근 스트로킹

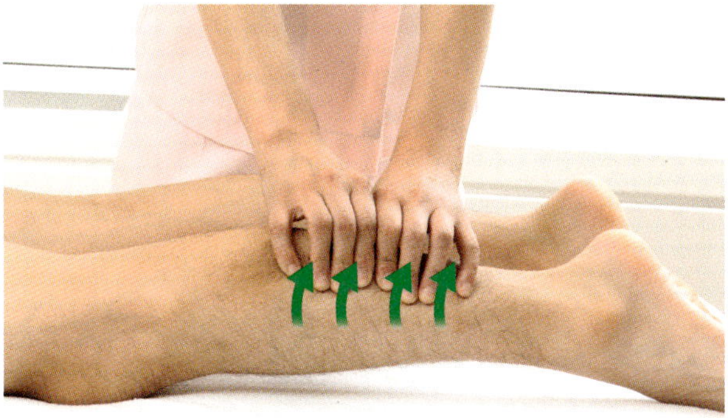

양손의 손가락끝을 이용해 하퇴외측 근육을 움켜쥔 후 하퇴의 내측방향으로 들어 올린다.

그림 3-175 하퇴외측 근육의 근육들어올리기

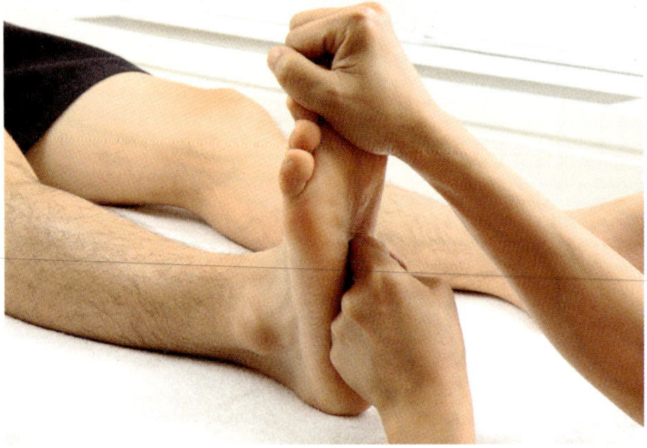

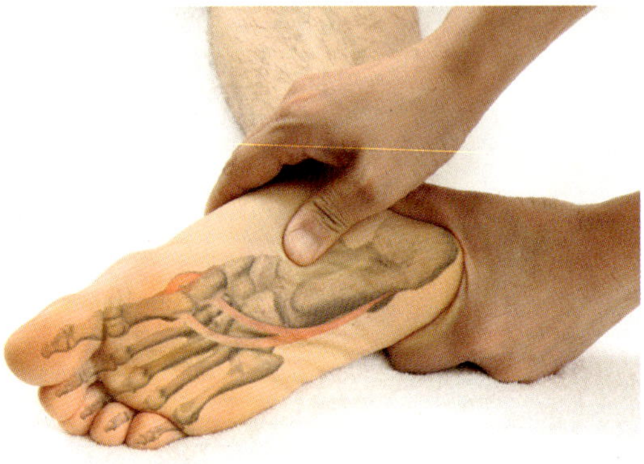

다른 손으로 발목을 굽히고 발가락들을 편다. 너무 강하지 않게 건(tendon) 부착지를 압박한다.

그림 3-176 장비골근의 건 부착지 이완(후면)

## 6. 하퇴의 후면근육(Posterior Muscles of the Leg)

하퇴후면 근육의 대표적인 근육군으로는 비복근(장딴지근육, gastrocnemius)과 넙치근(가자미근육, soleus)이 있다. 그리고 경골후면 부착지인 후경골근(뒤정강근, tibialis posterior)과 장지굴근(긴발가락굽힘근, flexor digitorum longus)이 있고, 비골후면 부착지인 장무지굴근(긴엄지굽힘근, flexor hallucis longus)이 있다.

① 비복근은 마른 사람, 살찐 사람, 종아리가 긴 사람, 짧은 사람에 따라 모양이 조금씩 다르다. 대퇴와 발목을 연결하는 2관절 근육으로 슬관절을 굴곡하고 발목을 족저굴곡하며, 체중을 지지하고 서 있을 때 이완성 수축력을 통해 전 · 후방의 흔들림을 조절한다.

② 비복근은 가자미근과 기능이 동일하지만 발목관절뿐만이 아니라 슬관절 근육이라는 것이 다르며, 슬관절 질환에 관여한다. 또한 햄스트링(슬괵근)과도 기능적으로 바로 연결된다.

③ 비복근은 종아리가 잘 뭉치고 쥐가 잘 나는 근육이다. 비복근의 단축에 의한 알과 같은 모양은 여성들에게서는 미용상 보기가 좋지 않은 것으로 알려져 있어 최근에는 신경을 끊는 수술로 알을 없애는 여성들도 있다.

④ 가자미근은 경골과 비골을 다 잡고 있는 발목관절 근육이다. 또한 피로에 대한 저항력이 강한 근육으로 손상이 있는 경우에는 쉽게 피로를 느끼게 되며, 하지의 피를 심장으로 복귀시키는 정맥 펌프의 역할을 한다. 발바닥의 냉기와 관련이 된다.

⑤ 후경골근은 장딴지에서 가장 깊숙하게 위치하는 근육으로 근육 위로 동맥과 정맥 및 신경이 지나간다. 발목관절의 변형을 일으키는 중요한 근육이며 발의 족궁유지에 중요한 근육으로 체중부하를 발에 균등하게 분포시켜 신체의 균형을 유지시켜 준다.

⑥ 장지굴근과 장무지굴근(장모지굴근)은 하퇴후면의 경골과 비골에 부착되어 있는 가장 심부에 있는 근육이다. 발목 내측에서 서로 교차하여 발목의 안정성과 발 앞쪽의 균형을 조절하는 근육으로 족저굴곡과 함께 발가락들을 굴곡시킨다.

⑦ 발가락들의 문제는 장지굴근의 경골을 보고, 엄지의 문제는 장무지굴근의 비골을 본다. 장지굴근의 만성적인 근 긴장 시 독수리 발톱(외곡족지, claw toes)과 같은 변형이 나타날 수 있다.

⑧ 장무지굴근은 보행 시 엄지발가락으로 바닥을 누르는 힘을 발생시켜 모지외반증(엄지발가락이 옆으로 튀어나온 형태)을 더욱 가속화하며 앞이 좁은 하이힐과 같은 신발에 의해 근손상이 유발된다(그림 3-177 A 참조).

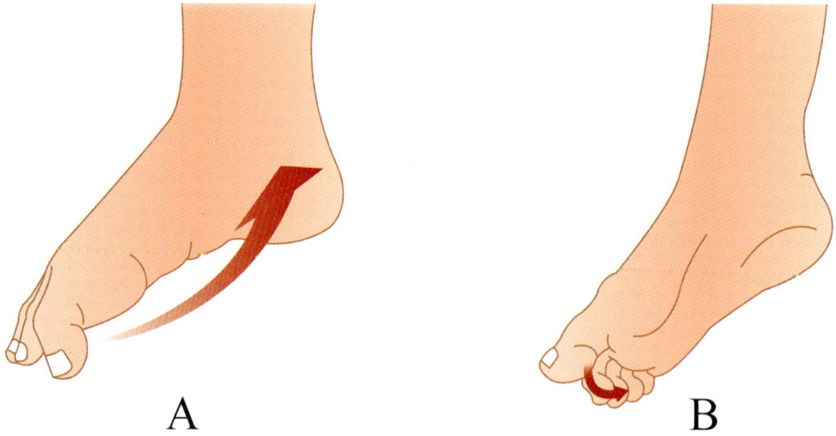


그림 3-177 장모지굴근의 기능(A)과 장지굴근의 기능(B)

### (1) 하퇴외측근육의 해부학적 부착과 신경지배

| | 기시점 | 정지점 | 신경지배 | 작용 |
|---|---|---|---|---|
| 비복근 | 내측두 : 대퇴골 내측상과<br>외측두 : 대퇴골 외측상과 | 종골(아킬레스건으로 부착) | 경골신경 S1, S2 | 족관절 족저굴곡, 슬관절 굴곡 보조 |
| 가자미근 | 경골후면 내측면, 비골후면 근위부 1/3 | 아킬레스건으로 종골에 부착 | 경골신경 S1, S2 | 족관절 족저굴곡 |
| 후경골근 | 경골과 비골후면, 골간막 | 주상골, 각 설상골, 입방골, 제 2~4중족골 저측면 | 경골신경 L5, S1 | 족관절 내반, 발목 족저굴곡 보조 |
| 장지굴근 | 경골후면 | 제 2~5지 말절골 | 경골신경 L5, S1 | 제2~5지 말절골 굴곡, 족관절 족저굴곡 보조 |
| 장무지(모)지굴근 | 비골후면의 하부 2/3 | 엄지발가락의 원위지절 기저부 | 경골신경 L5, S1, S2 | 족관절 내반, 발목 족저굴곡 보조 |

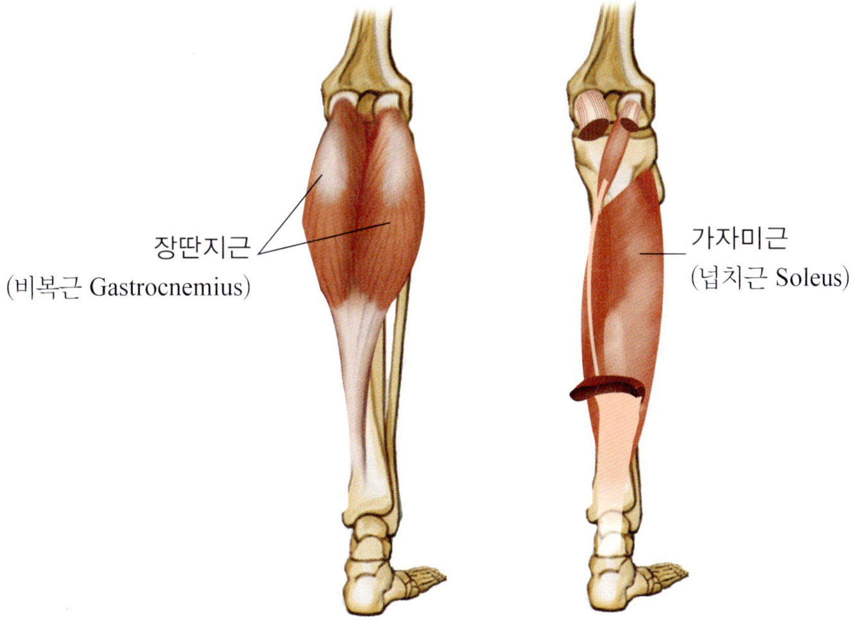


그림 3-178 비복근과 가자미근의 해부학적 구조

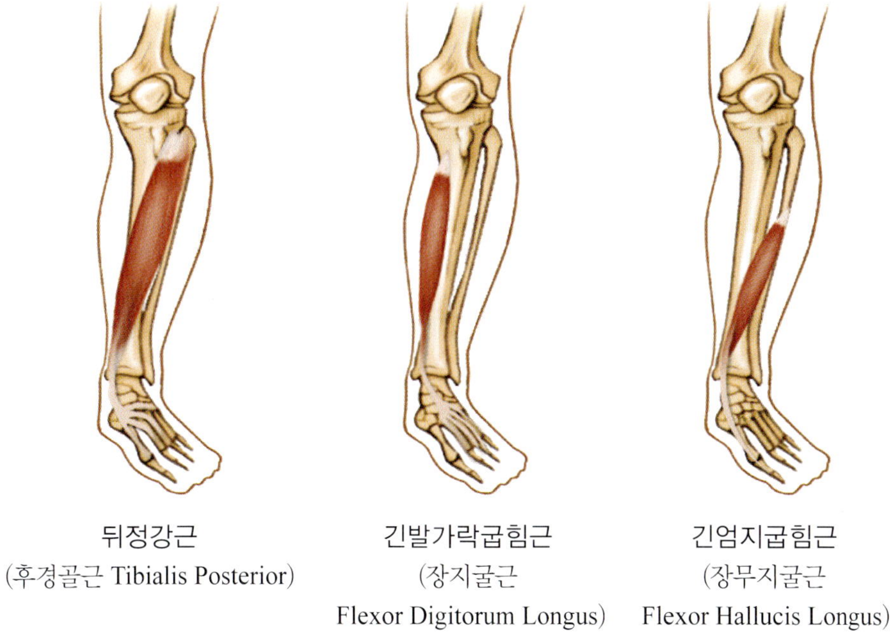


그림 3-179 후경골근과 장지굴근 및 장무지굴근의 해부학적 구조

(2) 하퇴후면근육의 통증유발점과 전이통 부위

① 비복근(장딴지근육, gastrocnemius)은 종아리 쥐나는 근육(calf cramp muscle)으로 장딴지가 자주 붓고, 잘 때 종아리에 쥐가 자주 생기는 근육으로 오래 서 있거나 걸으면 무릎 뒤쪽 아래가 당기고 쑤시며 발바닥까지 따끔거리는 증상이 생긴다. 비복근의 통증은 짧아진 근섬유 단축상태에서 격렬한 수축과 지속적인 긴장에 의해 발생할 수도 있다. 주로 하이힐을 신는 여성들에게 많이 발생되며 야간성 쥐경련이 나타난다.

② 가자미근(soleus)은 조깅하는 사람의 뒤꿈치(jogger's heel)이라는 별명을 갖고 있으며, 하지에서 정맥펌프(venous pump) 역할을 하는 중요한 근육이며 제2의 심장근육이다. 가자미근의 긴장과 피로는 발뒤꿈치에 통증을 일으키고 뒤꿈치에 굳은살이 지게 하거나 각질을 발생시켜 발뒤꿈치의 피부가 잘 갈라지게 된다. 가자미근은 장딴지 경련을 일으키지 않는다. 장딴지 경련은 비복근이다.

③ 후경골근(뒤정강근, tibialis posterior)은 육상인의 골칫거리(runner's nemesis)라는 별명을 갖고 있다. 발뒤꿈치 위쪽 아킬레스 건 근위부에 통증이 집중되며 뒤꿈치와 발바닥으로 통증이 펴져나간다. 달리거나 걸을 때 발에 통증을 호소하며 평발과 관련이 있는 근육이다.

④ 장지굴근(긴발가락굽힘근, flexor digitorum longus)은 갈퀴발가락 근육(clawtoe muscles)의 별명을 갖고 있다. 발 앞쪽 발바닥 중간부위로 통증이 집중되며 가끔 발목 내측과 종아리 내측으로 통증이 방사되기도 한다. 걸을 때 발이 아프다고 호소하며 발바닥에 가해지는 스트레스를 줄이기 위해 보조기(깔창) 착용을 좋아하는 경향이 있다.

⑤ 장모지굴근(긴엄지굽힘근, flexor hallucis longus)은 엄지발가락의 통증이 날카롭고 찢어질 듯 아프며 뼈가 옆으로 돌출되는 경우도 있다. 끝이 뾰족한 구두나 하이힐처럼 발가락이 조여진 상태로 장시간 발가락을 압박할 때 엄지발가락이 발목의 바깥쪽으로 휘어지는 무지외반증이 발생된다. 주로 장시간 걷게 되면 발목이 붓거나 발목 내측에 통증이 나타나기도 한다.

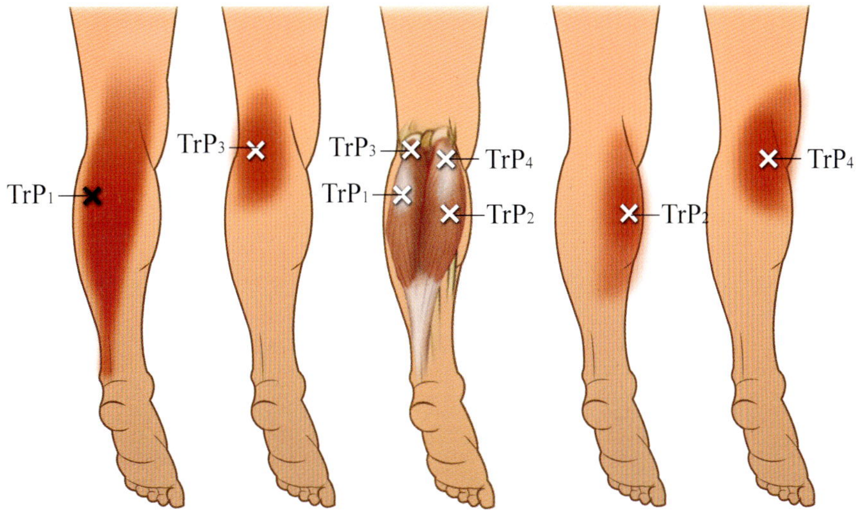


TrP1, TrP2 : 야간 종아리 경련, TrP3, TrP4 : 슬와부 통증

그림 3-180  비복근의 통증유발점과 전이통 부위

TrP1 : 발뒤꿈치 통증
TrP2 : 종아리 상부 중간 부위의 통증
TrP3 : 동측 천장관절의 심부통증

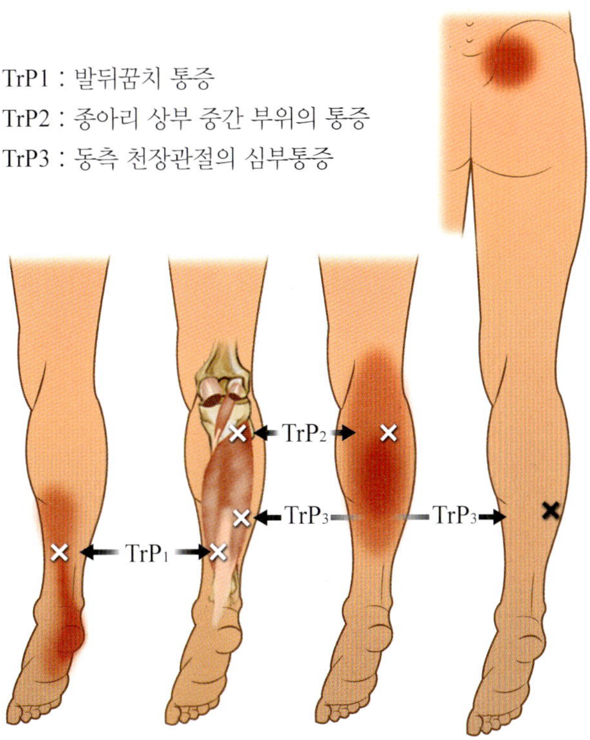


그림 3-181  가자미근의 통증유발점과 전이통 부위

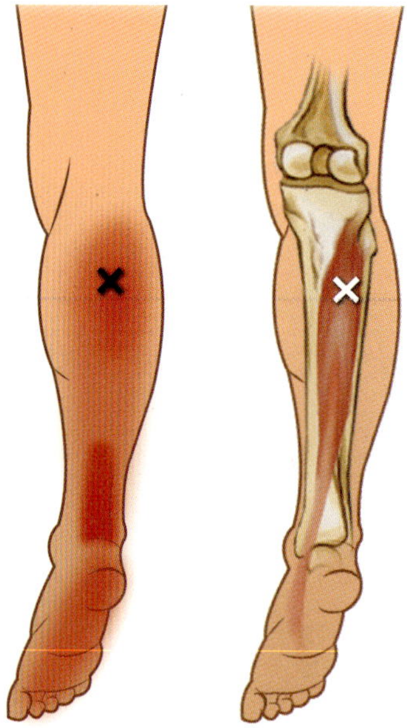

아킬레스건 근위부와 뒤꿈치, 발바닥으로 통증 방사, 평발과 관련된 근육

그림 3-182 후경골근 통증유발점과 전이통 부위

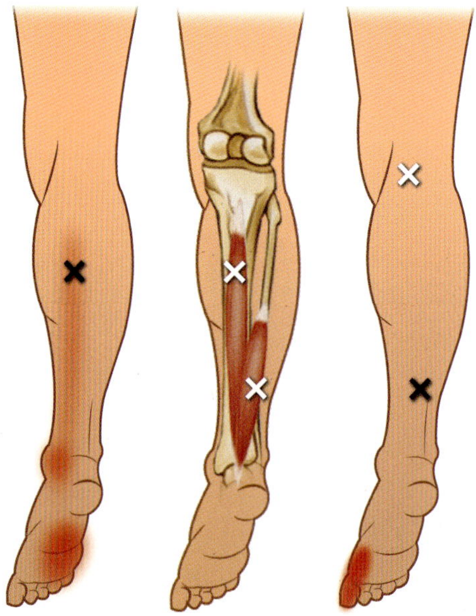

- 장지굴근 : 발바닥 중간부위로 통증이 집중, 걸을 때 발이 아프다고 호소한다.
- 장모지굴근 : 엄지발가락 제1중족골두 족저면에 통증을 호소한다.

그림 3-183 장지굴근과 장모지굴근의 통증유발점과 전이통 부위

### (3) 하퇴후면근육의 딥티슈 근육마사지 실제

하퇴후면근육의 촉진과 검사는 환자의 발목관절의 가동범위를 검사한다. 특히 비복근의 경우 평소에 종아리에 쥐가 잘나고 신발의 뒷굽의 마모정도를 확인해 본다. 잠모지굴근과 장지굴근은 발가락 배열과 압통지점을 검사하고, 특히 굳은살을 관심있게 검사한다. 발바닥 바깥쪽에 굳은살이 있으면 반대로 내측인 경골 쪽의 압통점을 풀어주고, 발바닥 안쪽에 압통점이 있다면 외측면 비골 쪽의 압통점을 풀어준다.

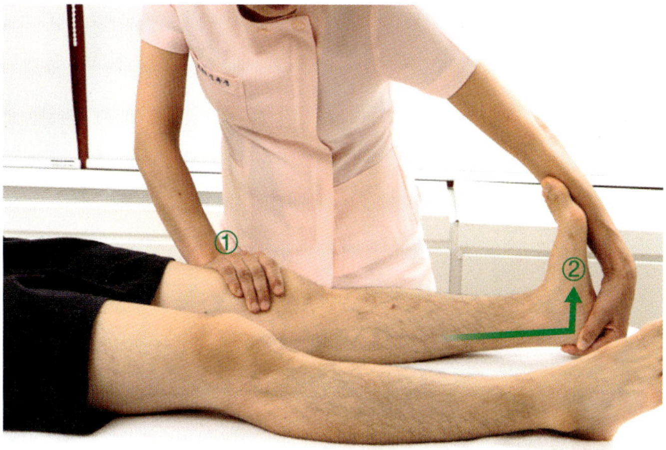


그림 3-184 비복근의 스트레칭 요법

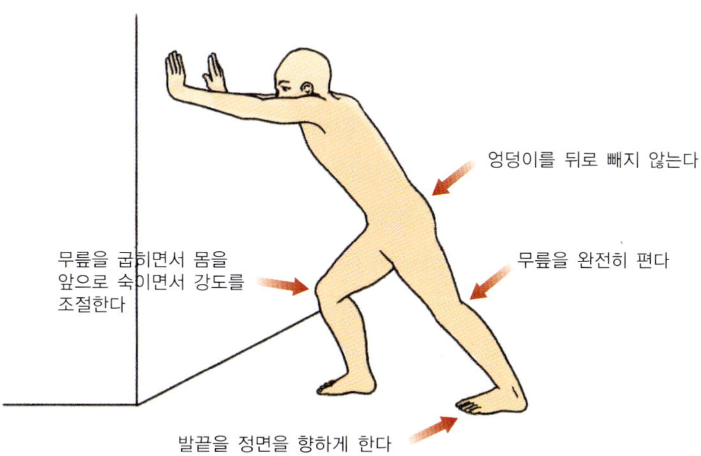


그림 3-185 비복근의 능동적 스트레칭 방법

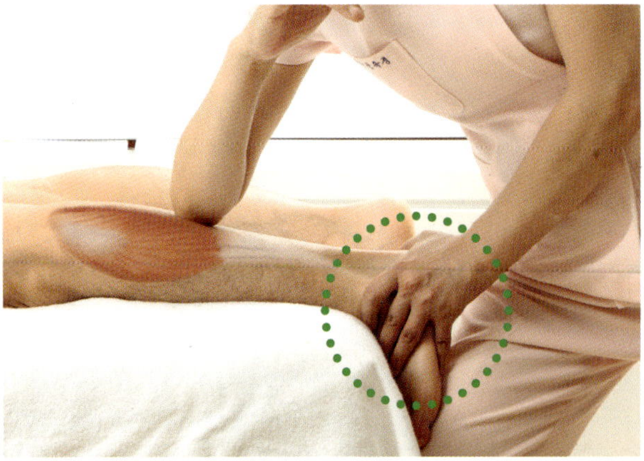

치료사의 왼손과 무릎을 사용하여 발목을 움직여 준다.

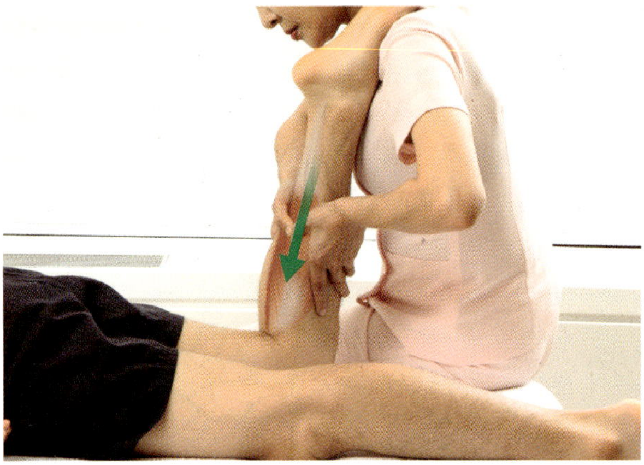

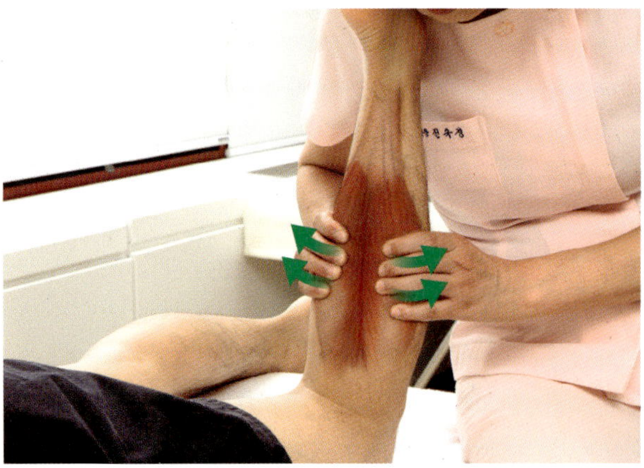

발목을 저측굴곡 시킨 후 비복근의 두 가닥을 손끝을 이용해 분리시킨다.

그림 3-186 비복근 팔꿈치 이완기법

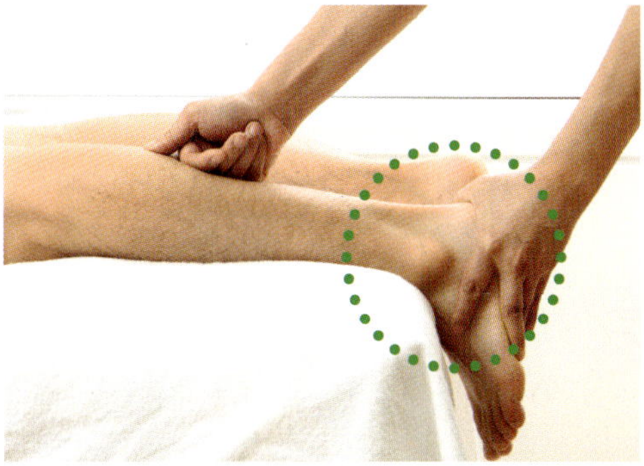

침대 끝에 환자의 발을 직각으로 놓는다.

그림 3-187 하퇴후면근육 쓰다듬기 이완기법

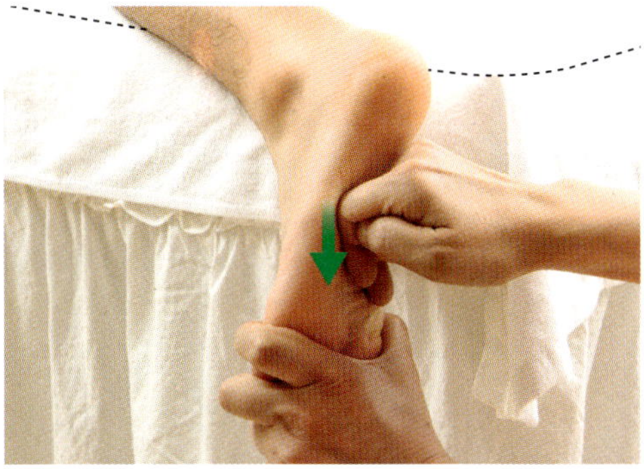

환자의 발을 치료대 모서리에 걸친 후 발의 가동성을 증가시킨다.

그림 3-188 전경골근의 건 이완 기법

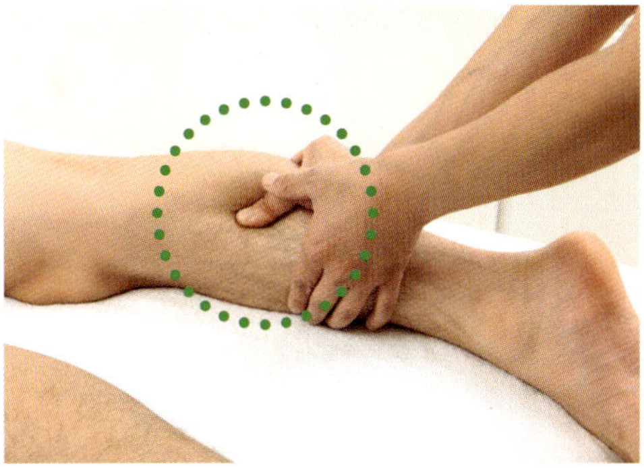

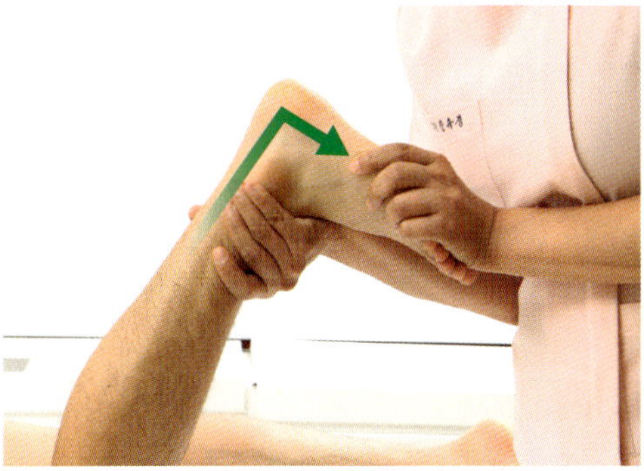

그림 3-189 가자미근의 통증유발점 압박과 신장 기법

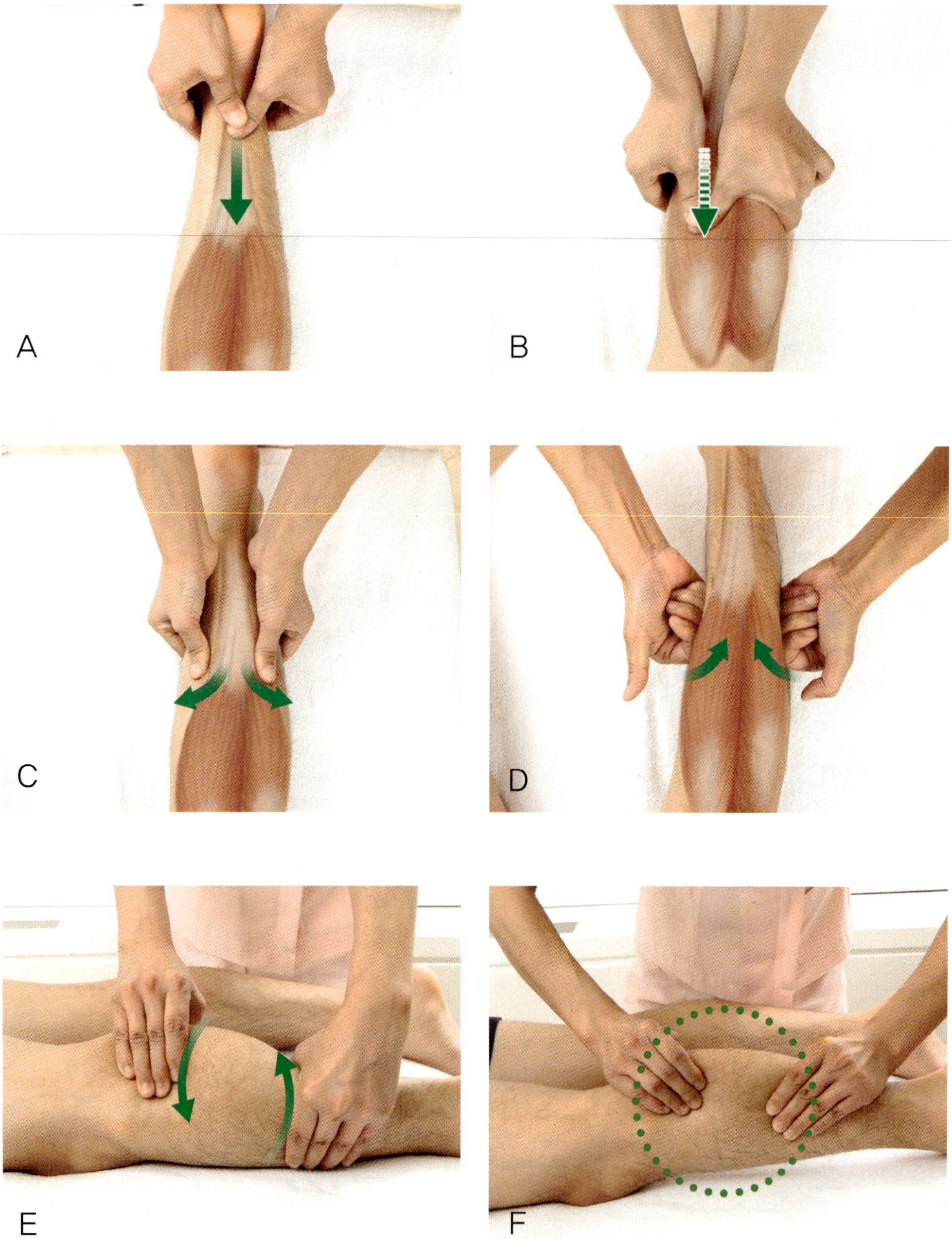


엄지와 중수지관절, 손끝으로 비복근 집기 압박법을 사용하여 비복근을 스트레칭한다.

그림 3-190 비복근 스트레칭(A~F)

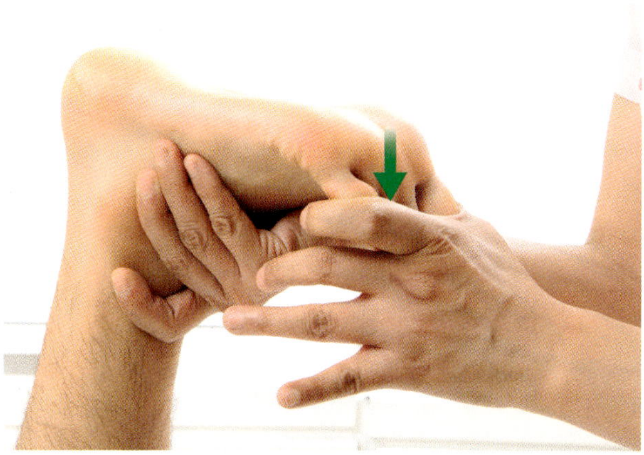

장지굴근과 장모지굴근들의 신장기법으로 환자의 발목을 고정시키고 환자의 발가락을 천천히 신장시킨다.

그림 3-191 장지굴근과 장모지굴근 신장

## 7. 발목관절의 주요기능과 근육들

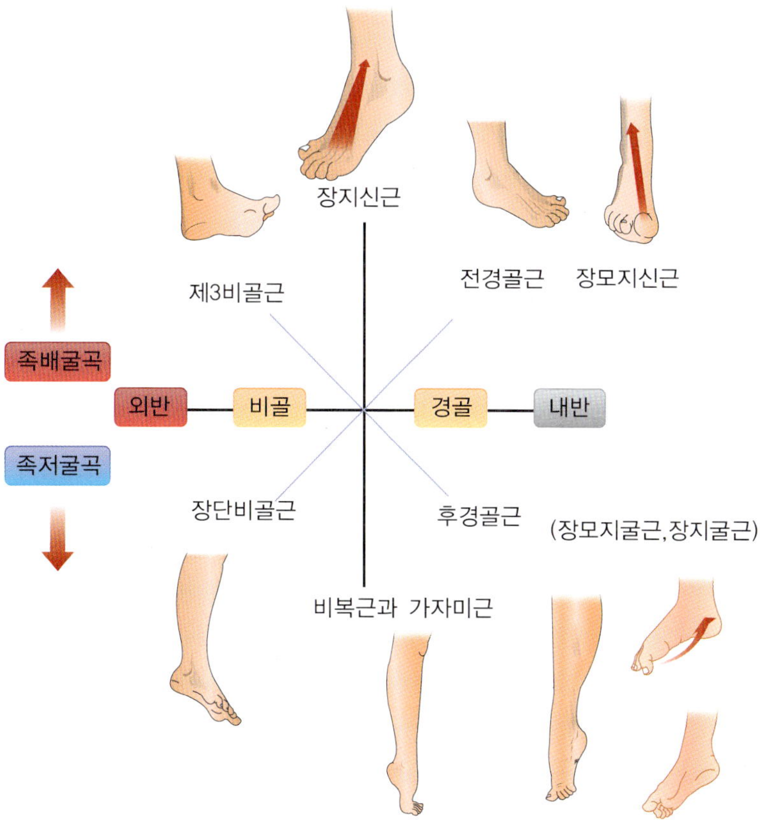


그림 3-192 발목관절의 기능과 근육

## 제 7 절 딥티슈 근육마사지를 위한 복부근육

복부근육은 우리 몸의 중요한 장기들을 보호하고 호흡활동에 관여하며 복직근(배곧은근, rectus abdominis), 복횡근(배가로근, transversus abdominis), 내 · 외복사근(배안경 · 배바깥경사근, internal · external oblique)으로 이루어져 복부벽을 형성한다. 이 근육들은 촛불을 불어 끈다거나, 침을 뱉는다거나, 관악기로 부는 것처럼 의식적으로 호흡을 내보내는(forced exhalation) 것을 돕는 근육이다.

복부근육 내의 통증유발점은 통증을 내장까지 전달하고 때로는 내장장애(somatovisceral disease)를 유발하며 허리까지도 통증을 전달한다. 심부근육을 치료하기 전에 근막신장법과 같은 일차적 마사지 치료를 먼저 시행하는 것이 좋다.

① 우리 인체에서 복근(복부근육)은 요통과 아주 밀접한 관련을 가지고 있으며 내 · 외복사근의 기능 상실과 잘못된 호흡습관이 복부비만의 원인이 될 수 있다. 복부비만에 대한 문제는 내장의 기능 저하뿐만 아니라 혈관의 수축력 약화로 혈행이 원활하지 않기 때문에 혈압 변화의 한 요인으로 작용한다.

② 복부비만으로 인한 허리사이즈를 줄이고자 할 때는 복부근육을 운동해야 한다. 내 · 외복사근이 광배근과 함께 척추를 중심으로 흉곽을 회전시키면, 마치 걸레를 짜주는 듯한 사선방향의 수축력을 일으켜 날씬한 허리 라인을 만들어준다.

## 1. 복부근육의 해부학적 부착과 신경지배

| 근육명 | 기시점 | 정지점 | 신경지배 | 작용 |
|---|---|---|---|---|
| 복직근<br>(배곧은근) | 제5~7 늑연골 | 치골능 | 제7~12<br>늑간신경 | 체간 굴곡 |
| 복횡근<br>(배가로근) | 서혜인대,<br>장골능,<br>흉요근막 | 복건막, 백선,<br>치골 | 제7~12<br>늑간신경 | 복압 증가 |
| 외복사근<br>(배바깥경사근) | 제5~12 늑골 | 백선, 장골능<br>앞쪽절반 | 제8~12<br>늑간신경 | 양쪽작용 : 체간굴곡<br>한쪽작용 : 외측굴곡,<br>반대쪽 체간회전 |
| 내복사근<br>(배안경사근) | 서혜인대<br>외측절반,<br>장골능 앞쪽<br>2/3 | 제9~12 늑골<br>의 늑연골,<br>백선 | 제8~12<br>늑간신경<br>제1요신경 | 양쪽작용 : 체간굴곡<br>한쪽작용 : 외측굴곡,<br>같은쪽 체간회전 |

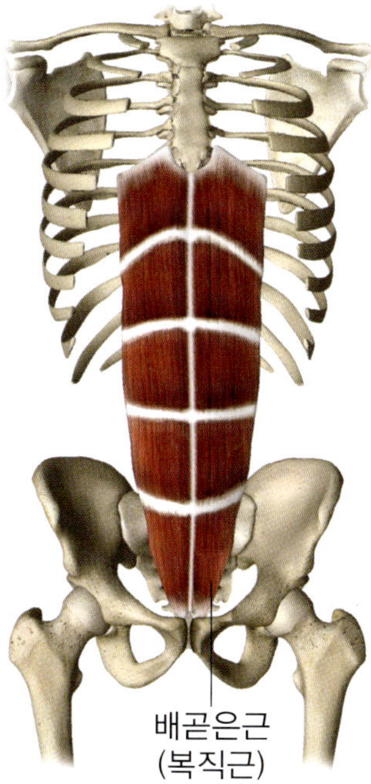


그림 3-193 복직근 해부학적 구조

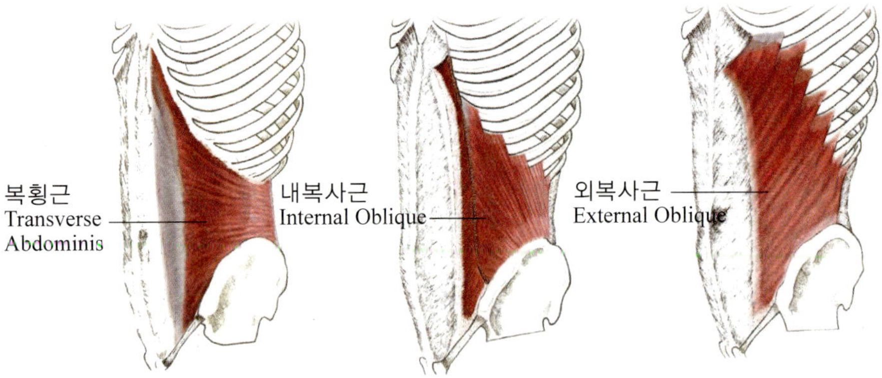


그림 3-194 복횡근과 내복사근 및 외복사근의 해부학적 구조

## 2. 복부근육의 통증유발점과 전이통 부위

복부근육에 의한 일반적인 통증 양상을 보면 일반적인 내과 질환에 의해 발생되는 통증 증상과 유사하여 진단에 혼란을 주며, 복부팽만 증상과 음식물이 잘 내려가지 않고 정체되어 있는 듯한 느낌 등 다양한 증상을 볼 수 있다.

### (1) 복직근

① 상부복직근은 중배부에 수평으로 가로지르는 통증을 겪는다.
② 배꼽 주위 복직근은 복부 경련이나 복통 같은 감각이 나타난다.
③ 하부복직근은 천장관절과 요부에 양측성으로 허리를 가로지르는 통증을 호소하며 생리통(dysmenorrhea)이 크게 증가한다.

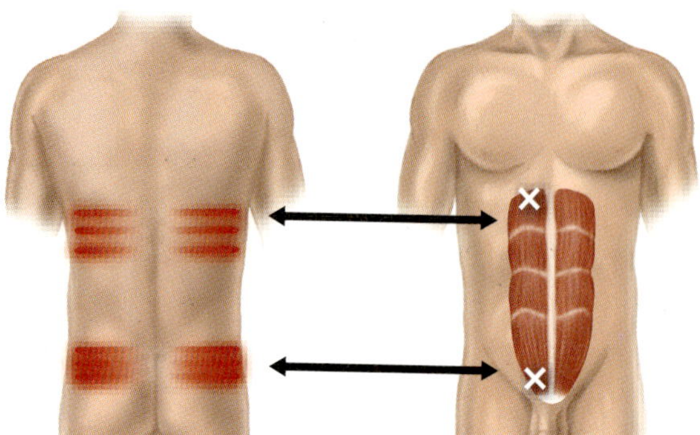

그림 3-195 복직근의 통증유발점과 전이통 부위

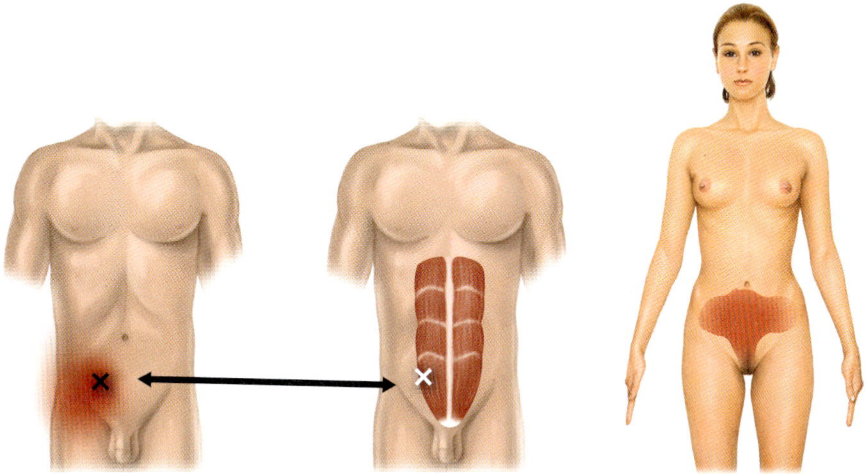

하부복직근 : 충수염 증상과 유사하다.

여성들의 생리통과 관련된다.

그림 3-196 하부복직근의 방사통

## (2) 복사근

① 외복사근의 상부 방사통은 흉부 통증, 늑골하 통증, 복부를 가로지는 통증이 나타나며 하부 방사통은 서혜부, 고환, 복부의 다른 부분으로 통증이 방사된다.

② 내복사근의 발통점들은 주로 요통과 관련이 되며 심한 경우는 골반통을 일으키게 되어 몸을 무겁게 만든다.

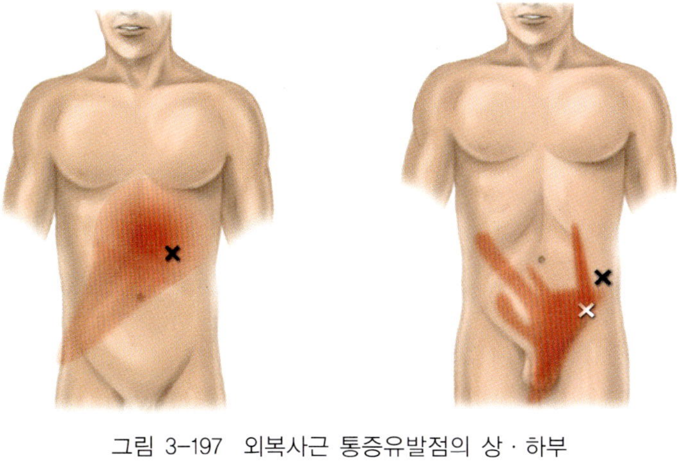

그림 3-197 외복사근 통증유발점의 상 · 하부

## 3. 복부의 딥티슈 근육마사지 실제

환자가 바로 누운 상태에서 복근의 긴장을 검사해 보면 통증과 함께 단단한 덩어리들이 만져지며, 평상시 음식을 먹고 난 후 소화불량을 호소한다. 요추와 흉추의 만곡상태를 살피고 골반의 경사를 확인한다. 복근이 단축성 긴장을 하는 경우 골반은 후방경사가 된다.

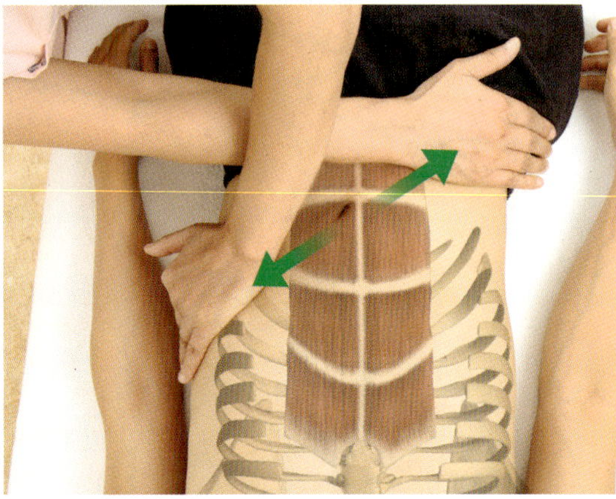

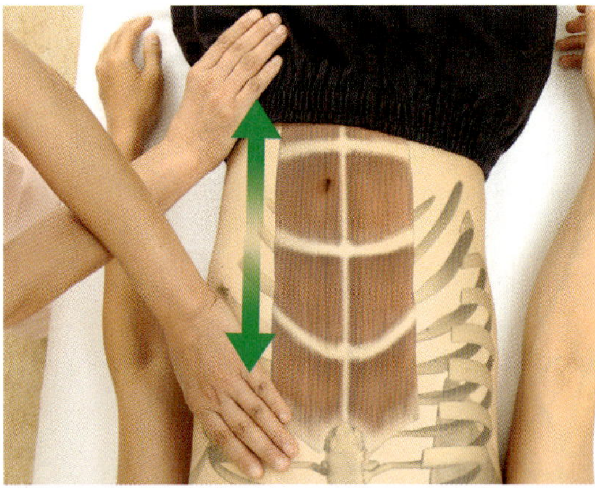

치료사는 환자의 골반 부위에 서서 손바닥을 교차해 복부근막을 신장시킨다.

그림 3-198 복부의 근막신장

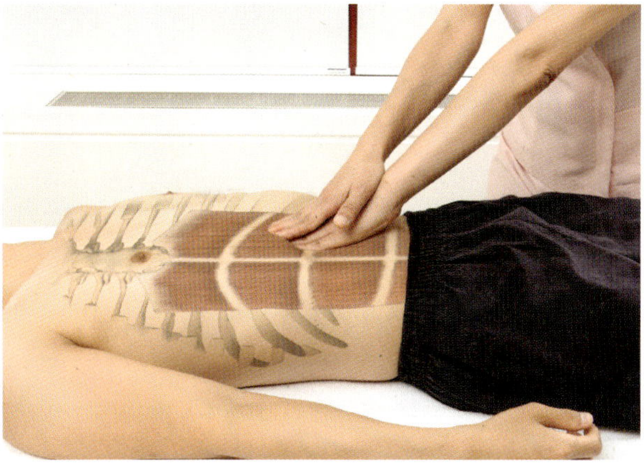

복직근의 치골 부착지에 손끝을 놓는다. 손끝으로 압을 가하면서 늑골 부착지까지 근육을 따라 상측을 밀어준다.

그림 3-199 복직근 스트로크 기법

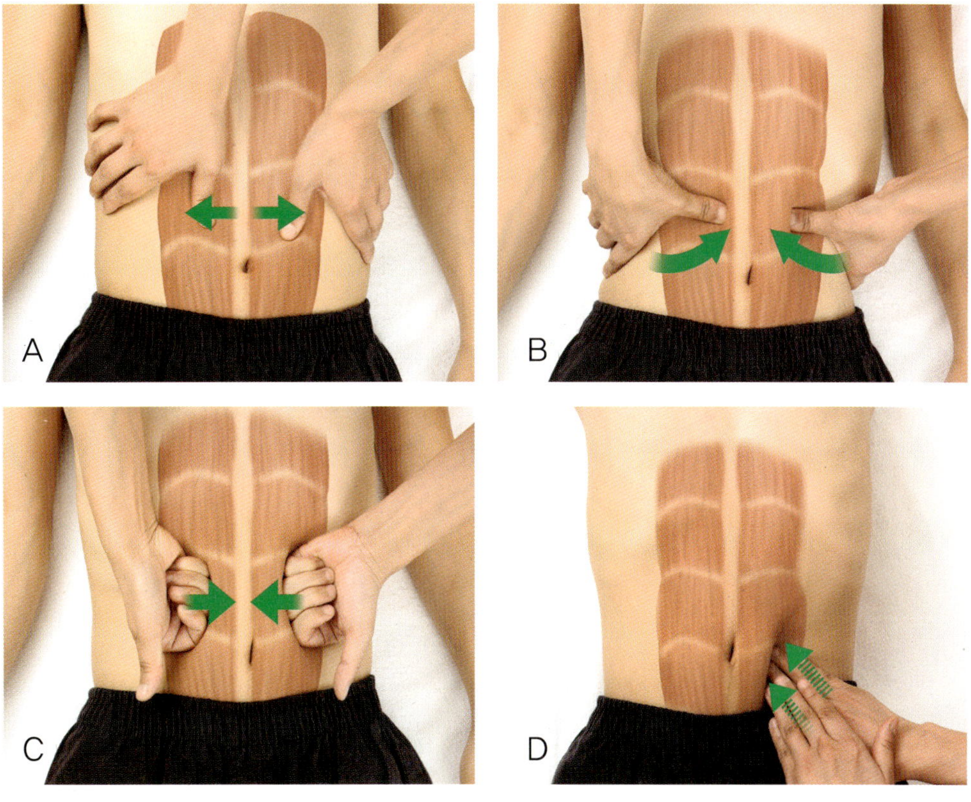


그림 3-200 복직근 교차섬유 경찰법(A~D)

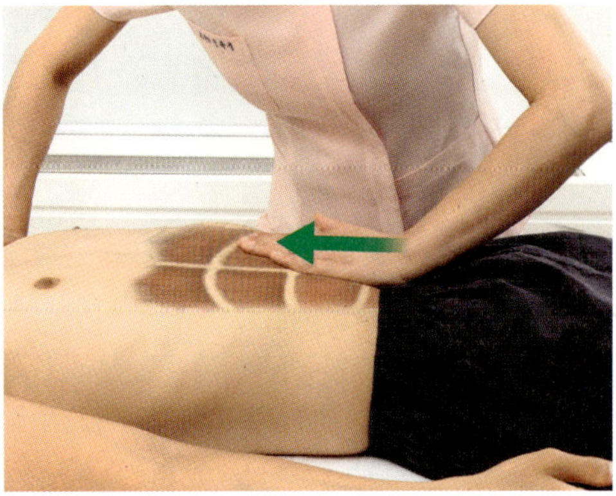

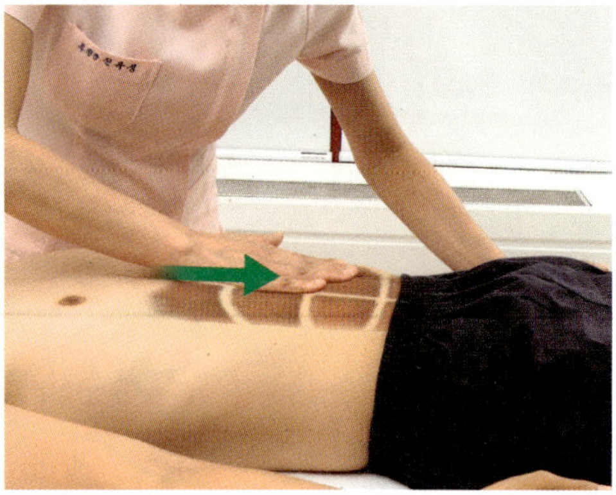

치료사는 치골부착지에 손바닥을 올린 후 멜팅(녹임) 후 늑골을 향해 스트로킹한다(좌).
치료사는 위치를 바꾸어 늑골지에 선 후 치골을 향해 스트로킹한다(우).

그림 3-201 치골에 복직근 부착지 압박

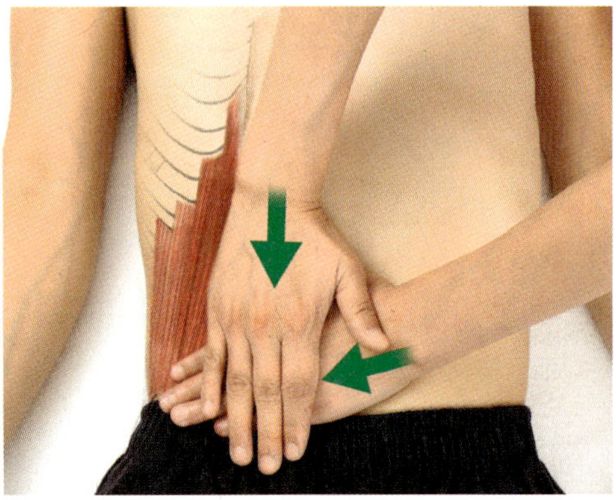

상측 손은 외복사근, 하측 손은 내복사근

그림 3-202 외 · 내복사근 방향

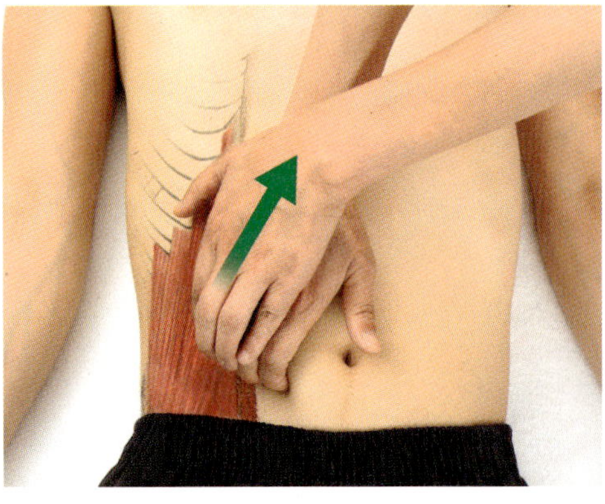

그림 3-203 손끝을 이용한 복사근 스트로크

## 제 8 절 딥티슈 근육마사지를 위한 흉부근육

어깨, 가슴, 등에 위치한 근육들은 서로 밀접하게 놓여 있을 뿐만 아니라 대부분의 근육들이 어깨 움직임을 직접적으로 관여하거나 영향력을 미치게 된다. 승모근과 어깨관절, 견갑골은 앞에서 살펴보았지만 흉부근육과 서로 연결되어 있고 견갑골의 상외측의 전면에는 오훼돌기(coracoid process)가 있고 이것은 흉부근육인 소흉근, 오훼완근, 상완이두근의 단두의 부착지로 작용한다. 또한 팔의 상완골을 움직이는 주요 근육으로는 삼각근, 대흉근, 광배근이 있다. 따라서 앞에서 살펴본 목과 등의 근육들과 연관해서 살펴보고 반드시 기억해야만 한다.

① 대흉근(큰 가슴근, pectorialis major muscle)은 심장 관련 통증의 대표적 근육이며 견관절 사용 시 주된 작용을 하는 근육이다. 3개의 결의 방향을 갖고 있고, 이러한 결들은 운동의 방향에 영향을 미치게 되므로 반드시 파악해야만 한다. 오십견 등의 치료에 핵심이 되는 근육이며 특히, 손 저림이나 부종 등에는 반드시 검사를 요한다.

② 소흉근(작은 가슴근, pectorialis minor muscle)은 상지로 오가는 혈관과 신경을 보호하는 다리 역할을 하며 대흉근 안쪽에 위치하는 근육으로 대흉근과 함께 작용하면서 상지의 흐름을 도와준다. 대흉근은 가슴 통증이 주인 반면 소흉근은 견관절 전면의 통증과 함께 상지로 방사되는 통증이 주된 특징이다.

③ 전거근(앞톱니근, serratus anterior muscle)은 늑골에 부착하는 근육으로 모양이 톱니 모양이다. 전거근은 견갑골의 움직임에 관여하며 손상 시 동결견(frozen shoulder)의 원인이 되고 늑골의 움직임에도 관여함으로 호흡에 영향을 미치는 근육이다. 긴장 시 겨드랑이 하부의 늑골들이 조이는 느낌을 받는다.

## 1. 흉부근육의 해부학적 부착과 신경지배

| 근육명 | 기시점 | 정지점 | 신경지배 | 작용 |
|---|---|---|---|---|
| 대흉근 | 쇄골지 : 쇄골 내측 1/2<br>흉골지 : 흉골<br>늑골지 : 제2~7늑연골 | 상완골 이두근구 외측 순연 | 외측 흉신경 (C5~C7)<br>내측 흉신경 (C8, T1) | 상완골 내정, 내회전, 수평내전, 쇄골섬유(상완골 굴곡) |
| 소흉근 | 제3~5 늑골 전면 | 견갑골 오훼돌기 | 내측 흉신경 (C8, T1) | 견갑골 전인, 하강, 하방회전 |
| 전거근 | 제1~9 늑골의 외측면 | 견갑골 척추연(전면) | 장흉신경 (C5~C7) | 견갑골 전인<br>흉벽에 견갑골 고정 |

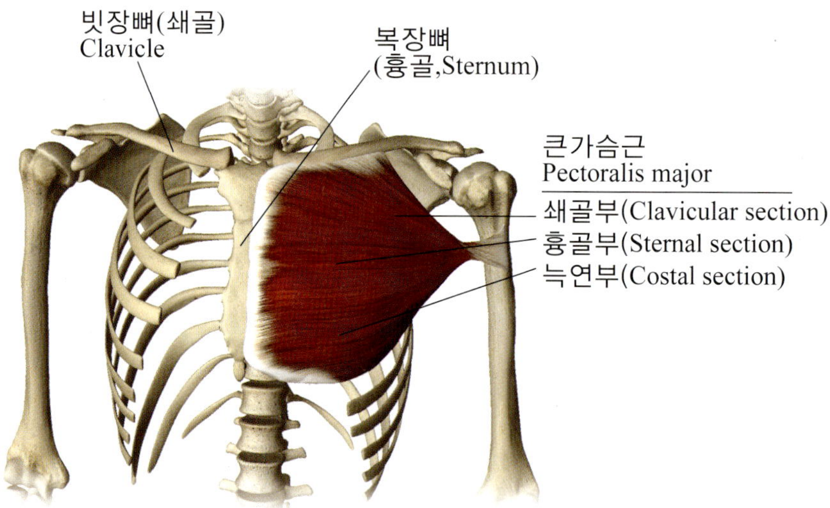


그림 3-204 대흉근의 해부학적 구조

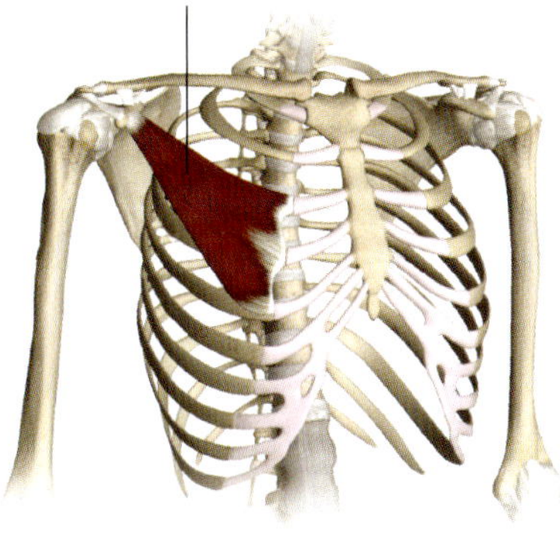


그림 3-205 소흉근 해부학적 구조

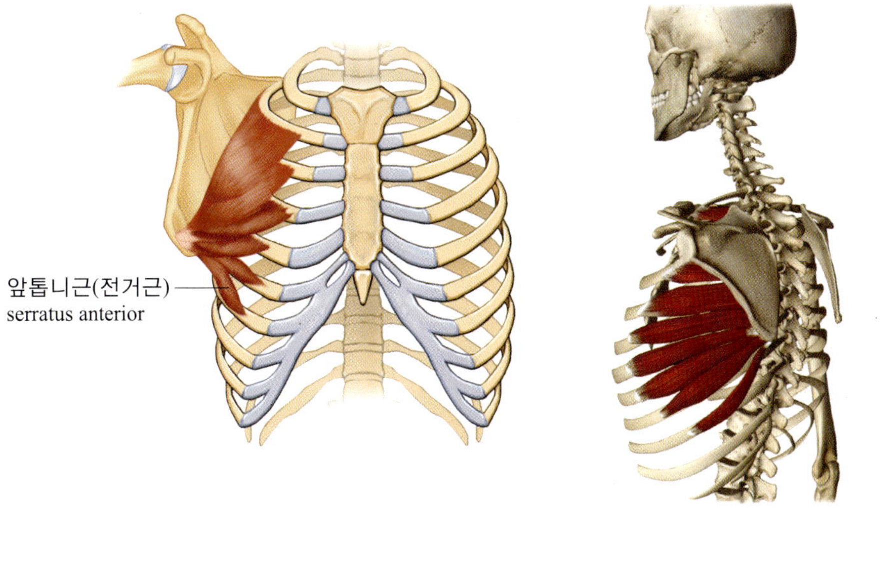


그림 3-206 전거근 해부학적 구조

## 2. 흉부근육의 통증유발점과 전이통 부위

① 대흉근은 3개의 근육결에 따라 쇄골지, 흉골지, 늑골지로 구분한다. 쇄골지의 방사통은 전삼각근 부위와 대흉근 쇄골지 자체에 국소통증을 방사하고, 흉골지는 전흉부와 팔의 내측을 따라 내려가는 통증과 관련된다. 늑골지는 유두가 과민해지는 유방의 압통을 호소한다. 대흉근의 단축성 긴장은 승모근과 능형근의 만성적인 이완성 긴장을 유발시키며, 특히 좌측 대흉근의 TrP는 심장질환이 없는 사람에서도 심장질환 관련 통증을 일으킬 수 있다.

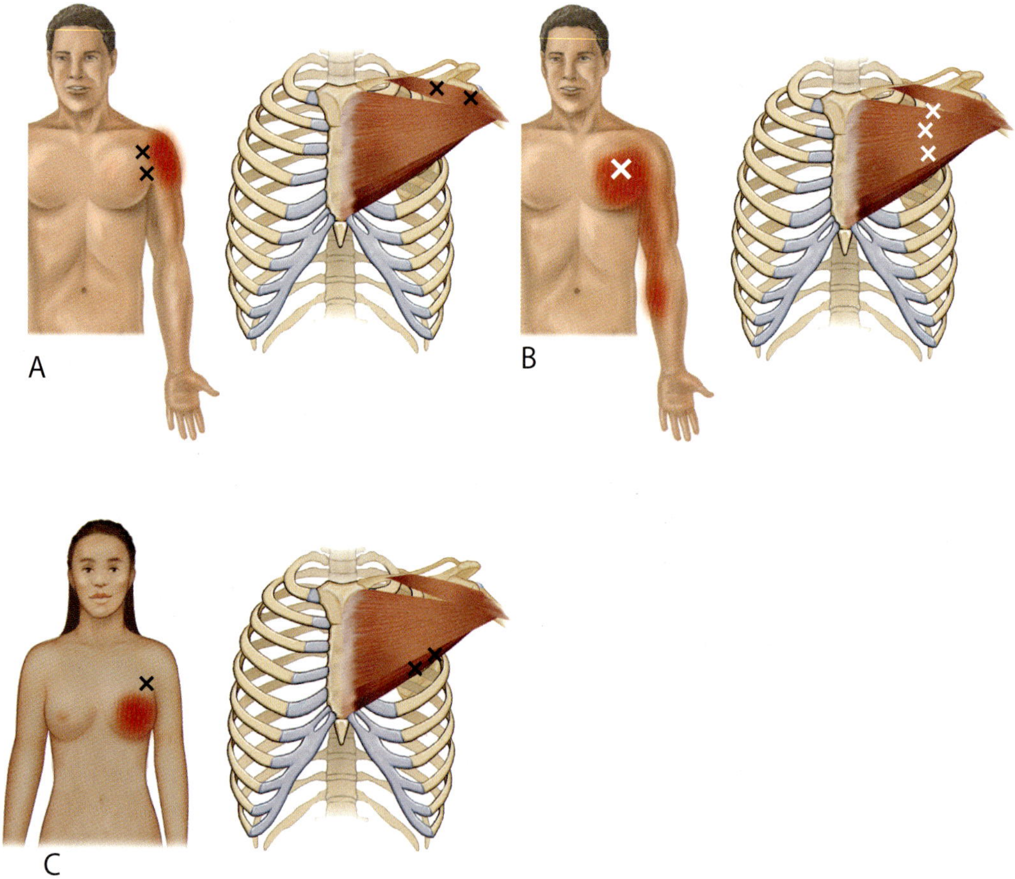


그림 3-207 대흉근의 쇄골지(A), 흉골지(B), 늑골지(C)의 통증유발점과 전이통 부위

② 소흉근은 신경혈관 폐색 근육(neurovascular entrapper)으로 전삼각근 부위에 강한 통증을 방사하며 오훼돌기 촉진 시 통증을 호소한다. 신경혈관 압박 증상이 액와동맥 → 상완동맥 → 요골동맥 순으로 나타난다.

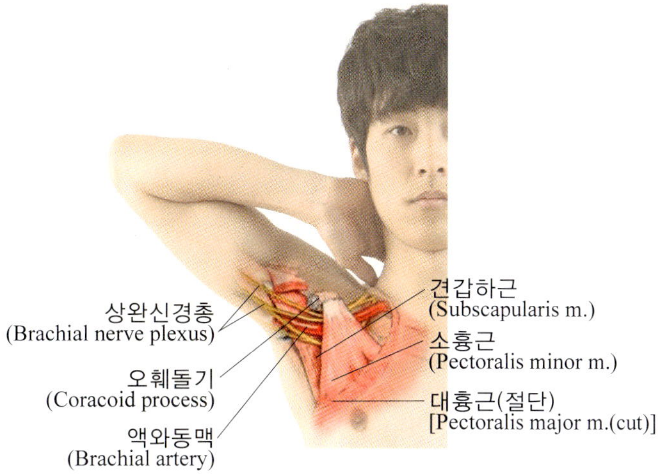


그림 3-208 소흉근과 관련된 상완신경 및 혈관의 위치

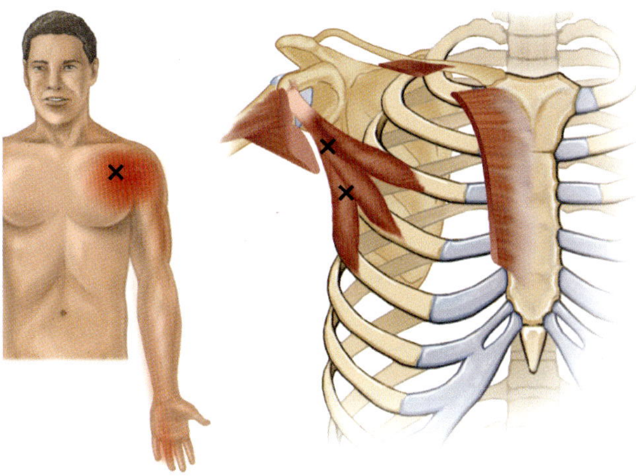

그림 3-209 소흉근의 통증유발점과 전이통 부위

③ 전거근은 옆구리 쑤심(stitch-in-the-side)근육으로 흉부 중간에서 옆구리 쪽으로 통증을 방사하며 견갑골 하각에 통증이 나타난다. 비정상적인 유방 민감성과도 관련되며 호흡이 짧아질 수 있다. 여성들의 경우는 브래지어 압박에 의해 평생 폐색이 발생하는 근육이다.

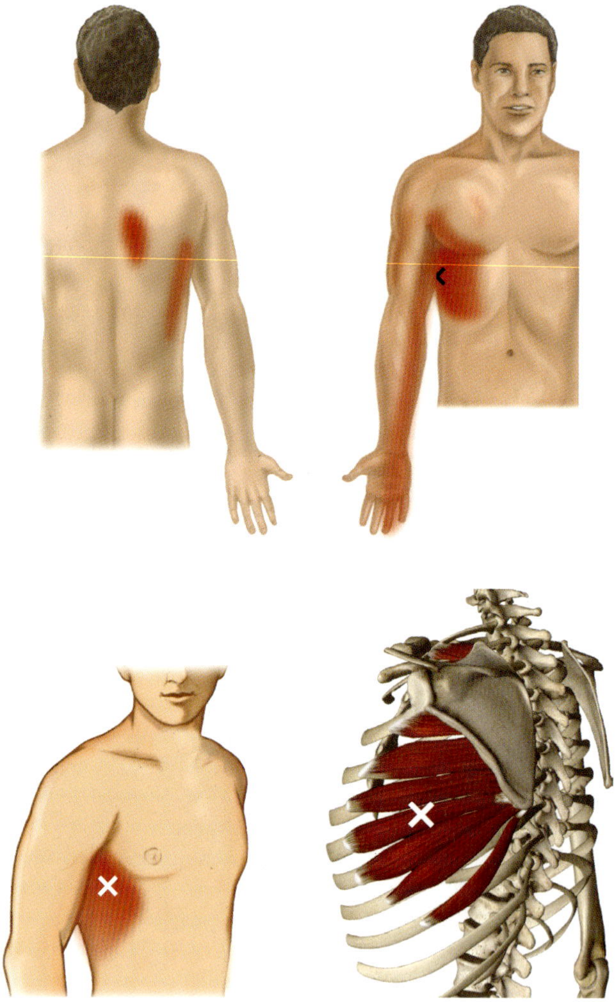

그림 3-210 전거근의 통증유발점과 전이통 부위

## 3. 흉부근육의 딥티슈 근육마사지 실제

대흉근의 촉진방법은 3개의 근육결에 따라 촉진한다. 쇄골지는 삼각근 전부 외측연을 따라 쇄골 아래 부위에서 촉진하고, 흉골지는 쇄골지와 소흉근이 만나는 지점에서 촉진한다. 흉골지는 유두 높이의 3 · 4늑골과 흉골병이 만나는 부위에서 촉진한다. 또한 대흉근은 문을 지나다닐 때마다 쉽게 할 수 있는 가슴 스트레칭 운동을 배워서 손쉽게 이완시킬 수 있다(그림 3-211).

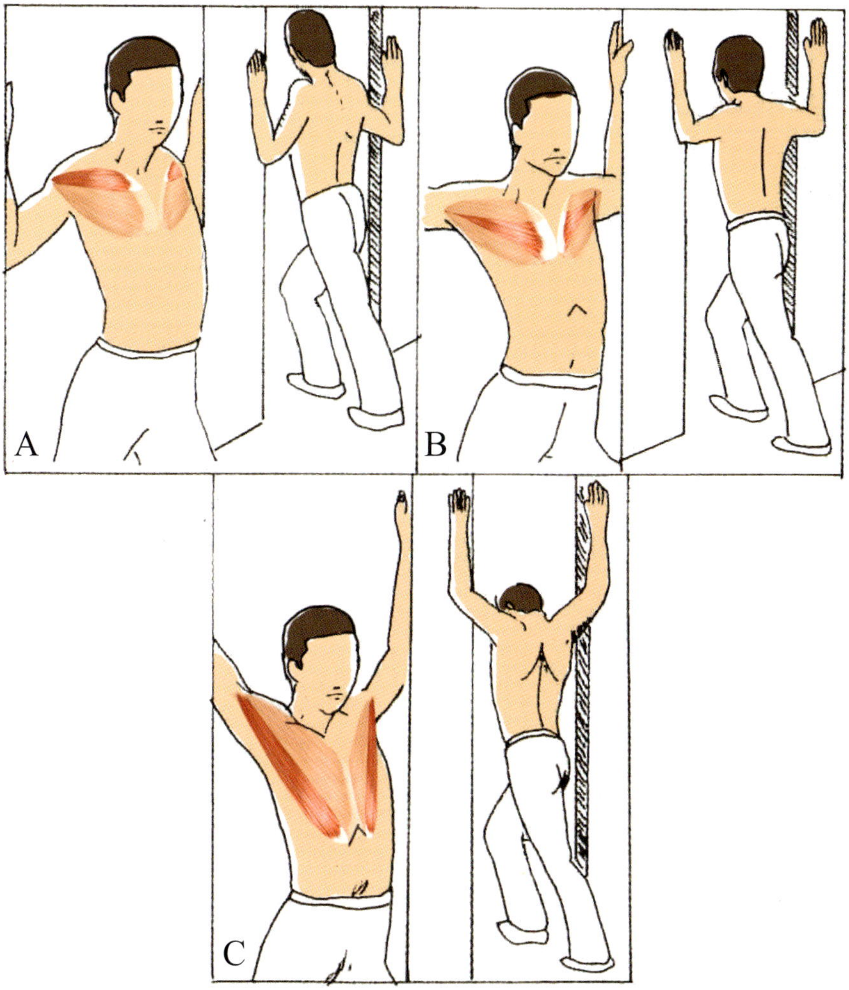


A : 쇄골지 이완법, B : 흉골지 이완법, C : 늑골지 이완법

그림 3-211 대흉근 이완법

소흉근이 단축된 경우, 누운 자세에서 견관절의 90° 외전 및 외회전이 조합된 동작을 할 때 견관절의 외회전이 제한됨과 동시에 가슴이 위로 들려진다. (그림 3-213)

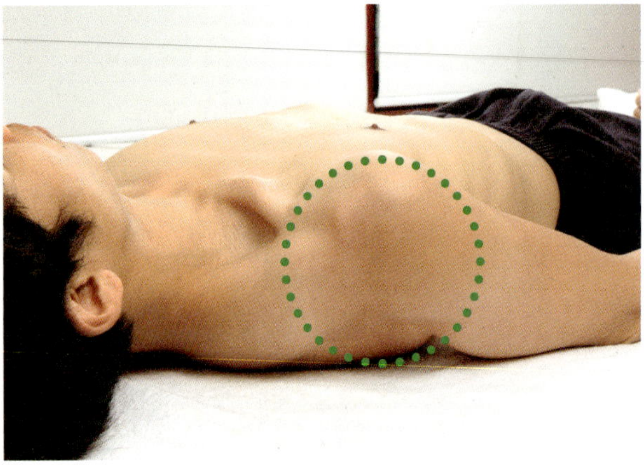

좌측어깨는 정상길이,
우측은 단축자세

그림 3-212 소흉근 단축검사

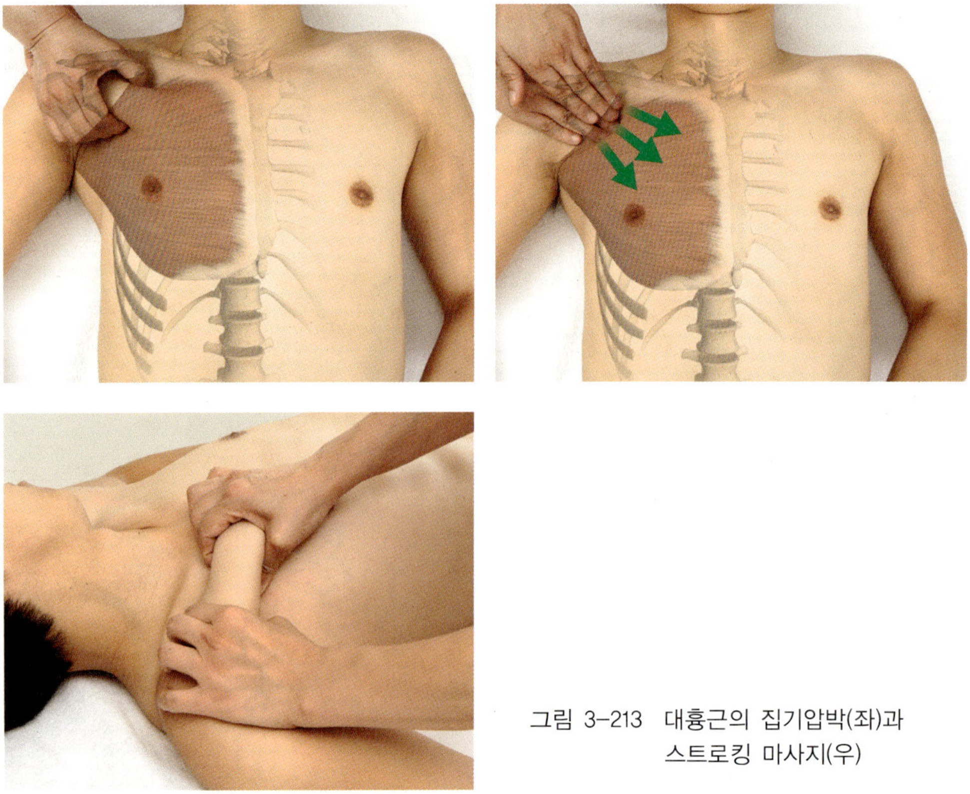

그림 3-213 대흉근의 집기압박(좌)과 스트로킹 마사지(우)

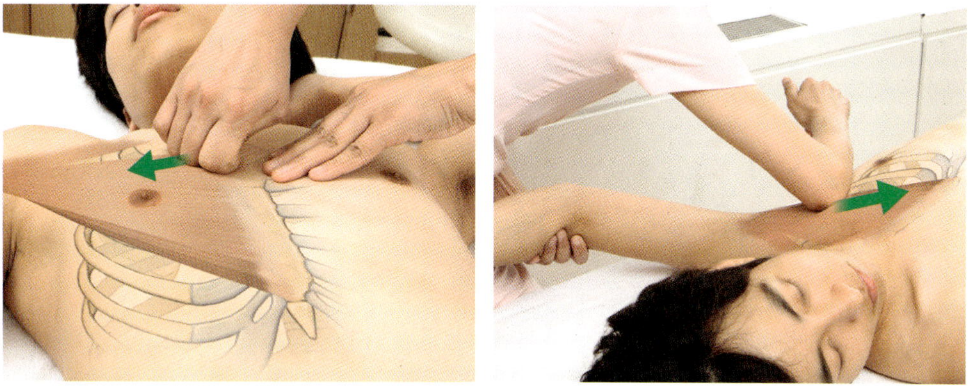

대흉근의 사선방향에 따라 주먹으로 부드럽게 이완한다(좌). 환자의 팔을 신장시킨 후 전완을 사용해 대흉근의 부착지인 흉굴과 상완골에서 이완시킨다.

그림 3-214 표층의 대흉근과 가슴근막 이완(좌), 대흉근 신장이완

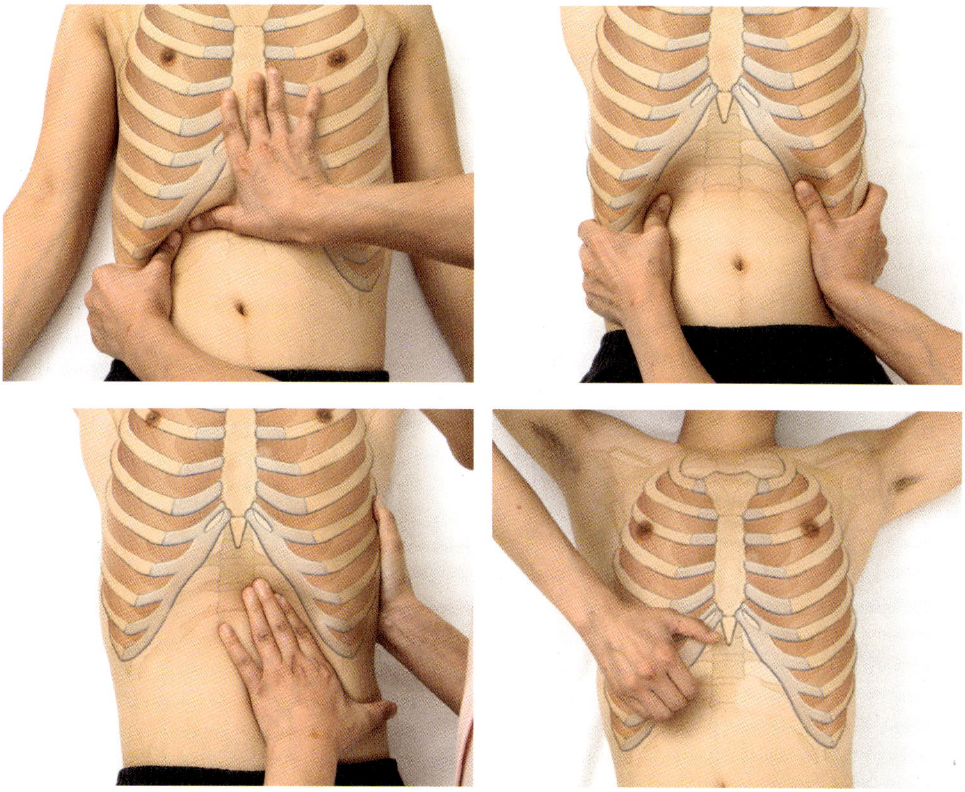

흉곽을 스트레칭하기 위해 부드럽게 아래 늑골을 쥐는 것은 흉부와 횡격막을 열어준다. 손가락의 부드러운 부분으로 갈비뼈 안쪽으로 밀어넣는다.

그림 3-215 흉곽 스트레칭(늑골을 쥐고 스트레칭)과 횡격막 풀어주기

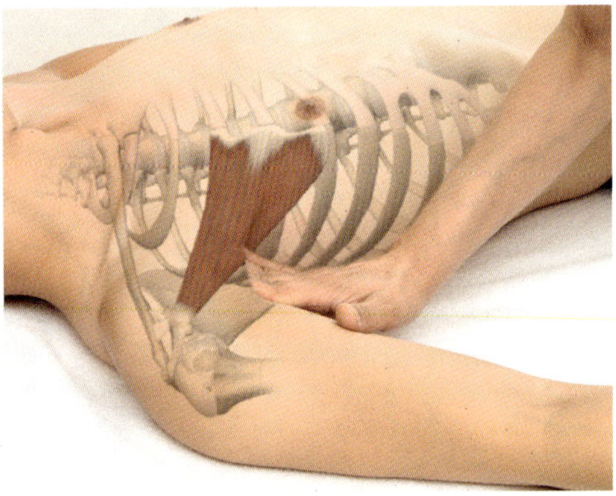

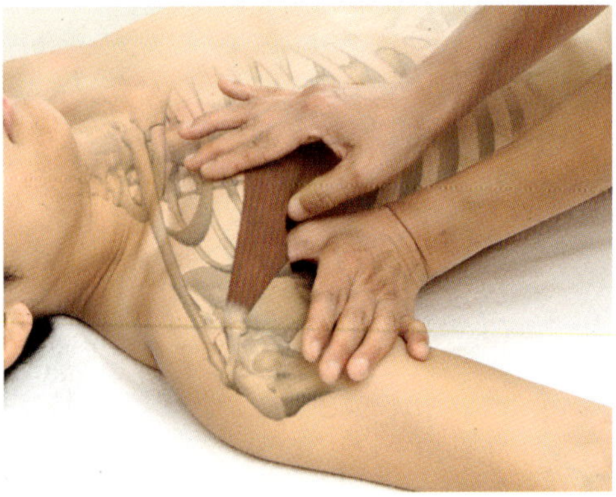

흉곽을 따라 대흉근 아래에 손가락을 밀면서 소흉근 부착지인 오훼돌기에 닿을 때까지 액와의 심부 쪽으로 압을 가하면서 밀어 넣는다.

그림 3-216 바로 누운 자세에서 소흉근 치료와 오훼돌기에 부착한 소흉근의 압박

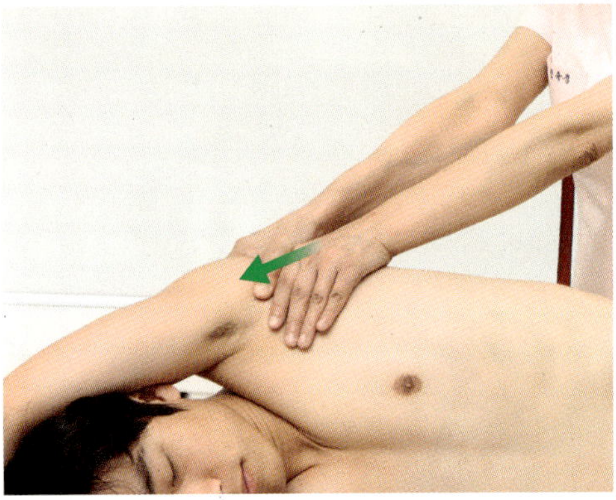

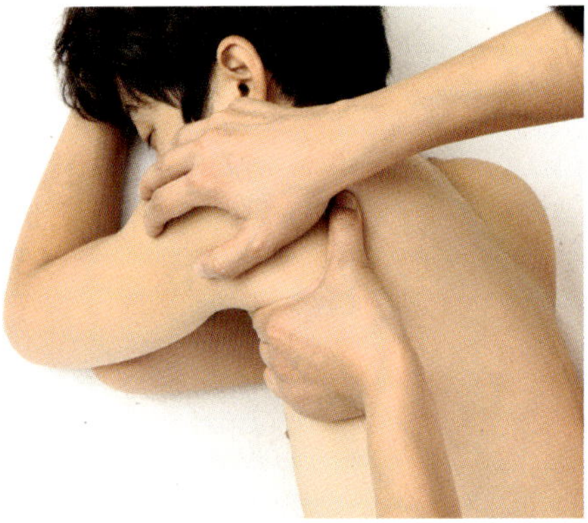

환자의 팔을 귀옆 방향으로 올린 후 손끝으로 대흉근 내측을 압박한 후 견갑골의 오훼돌기 쪽 사선으로 천천히 압박한다.

그림 3-216 옆으로 누운 자세에서 소흉근 치료

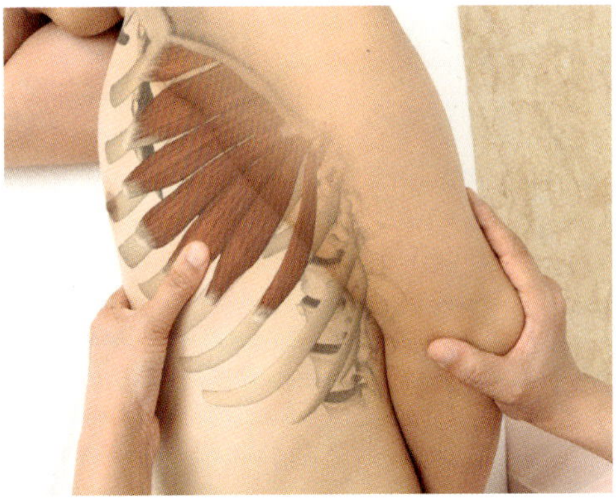

환자가 옆으로 누운 자세에서 치료사는 환자 가슴 뒤쪽에 선다. 엄지로 견갑골을 향해 부드럽게 움직이며 깊게 누른다.

그림 3-217 엄지를 이용한 전거근 스트로킹 마사지

## 제 9 절 딥티슈 근육마사지를 위한 팔과 손의 근육

팔과 손의 통증은 다른 원인으로부터 발생되는 경우가 많다. 경추신경근, 흉곽출구, 소흉근 등의 단축이나 압박은 손이나 팔의 통증의 원인이 되며 목과 어깨, 상완 및 전완 근육들의 통증유발점과 연관되기도 한다. 따라서 치료사는 팔과 손의 통증을 진단하고 평가할 때는 위에서 서술한 관점들을 충분히 고려해야 한다.

'Arm' 이라는 용어는 상완을 뜻하고 'Forearm' 은 전완을 의미한다. 상완은 상완골과 견갑골이 관절하여 견관절(glenohumeral joint)을 구성하며, 전완은 상완요골과 상완척골이라는 두 개의 관절로 주관절을 구성한다.

손목의 한 구조로서 수근관은 수근골과 굴곡 지지대에 의해 형성되며 이들 사이로 굴곡근건들과 정중신경이 지나간다. 이러한 건들에 염증이 생기거나 부종이 생기면 정중신경을 압박하여 손 바깥 면에 통증이 생기고 감각마비를 일으킨다. 이를 수근관 압박증후군(carpar tunnel syndrome)이라고 한다.

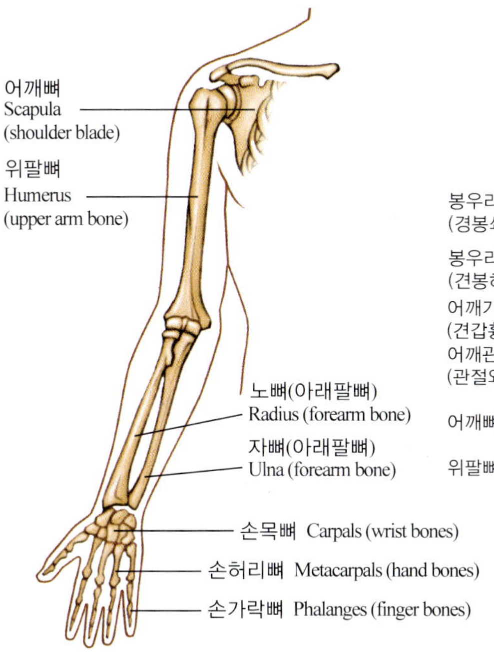


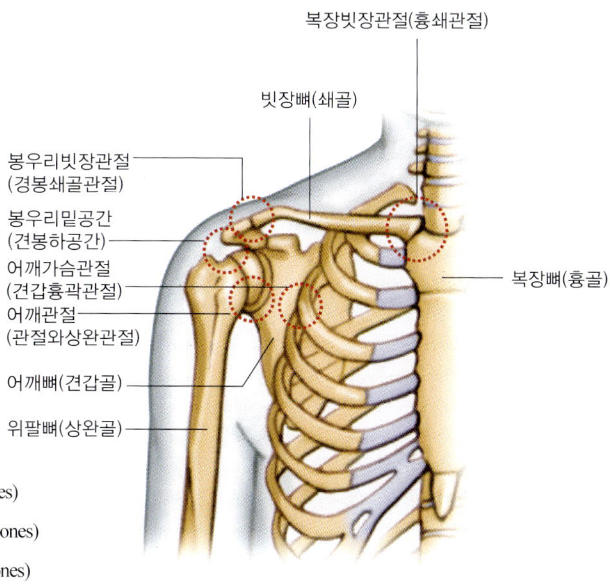


그림 3-218 상완과 전완의 골격형태

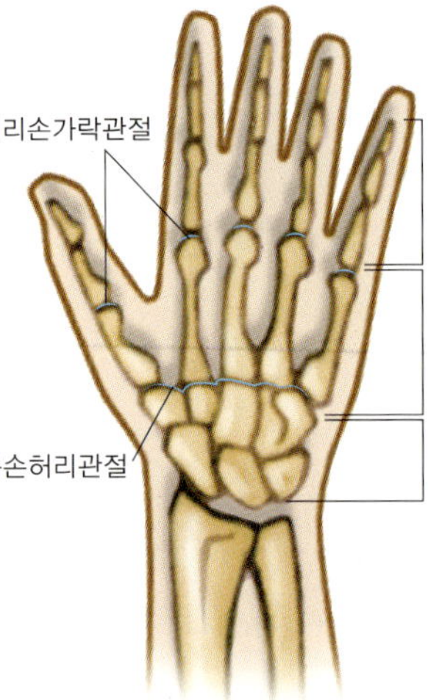


그림 3-219 손과 손목의 골격형태

## 1. 상완의 근육 (Muscles of the upper arm)

상완과 견관절을 이루는 근육은 삼각근(deltoid muscle), 상완이두근(biceps brachii muscle), 상완 삼두근(triceps brachii muscle), 상완근(brachialis muscle) 등으로 구성된다.

① 삼각근(어깨세모근)은 견관절을 보호하는 덮개 근육으로 섬유가 모두 7개로 구성되어 있으며 일종의 덮개와 비슷하다. 이 근육은 견관절을 외전, 내전, 외회전, 굴곡, 신전 등 모든 운동에 관여하며, 일명 마당쇠 근육이라는 별명이 있을 정도로 그 자리가 아픈 근육으로 굳은 곳을 잘 풀어주면 쉽게 치료된다.

② 상완이두근(위팔두갈래근, 이두박근)은 견관절과 주관절을 가로지르고 상완골 위에 놓여 있으나, 그 곳에는 부착하지 않으며 굴곡근 뿐만 아니라 전완에서 가장 강한 회외근(주관절을 완전히 신전시킨 상태에서 회외를 하는 근육)이다. 'biceps' 는 두 개의 머리를 의미하는 뜻으로 상완이두근은 장두와 단두로 구성되어 있다. 내측에 있는 단두는 오훼돌기에 부착한다.

③ 상완이두근의 통증은 주로 주관절과 견관절에 있고 근육 부위에는 없다. 상완이두근 부위에 통증을 방사하는 근육은 쇄골하근이다.

④ 상완삼두근(위팔세갈래근, 삼두박근)의 'triceps'는 세 개의 머리를 의미한다. 상완삼두근은 세 부착지 중 두 곳은 주관절을 가로지르는 반면, 장두는 어깨관절과 주관절을 지난다. 이 근육은 잘 낫지 않는 주관절 통증의 대표적인 근육으로 상완이두근과 완전히 반대되는 개념이다. 또한 팔꿈치의 변형을 가져올 수 있으며 특히, 여성의 경우 근육 약화로 인해 지방이 많이 누적되는 근육이다.

⑤ 상완근(위팔근)은 상완이두근 아래에 위치하며 손으로 오가는 신경과 혈관을 보호하는 대표적인 적근(red muscle)이다. 적근은 인내력이 좋고 피로에 저항력이 강하며, 산소를 잘 태우고 지방분해를 잘한다. 상완근은 주관절의 움직임을 담당하는 부지런한 근육으로 손목의 힘과 관련이 많고 손 전체의 저림 증상과 관련이 된다.

### (1) 상완근육의 해부학적 부착과 신경지배

| 근육명 | 기시점 | 정지점 | 신경지배 | 작용 |
|---|---|---|---|---|
| 삼각근 | 전부 : 쇄골 외측1/3<br>중부 : 견봉 외측<br>후부 : 견갑극 | 상완골의 삼각근 조면 | 액와신경<br>C5, C6 | 전부 : 견관절 굴곡, 내회전<br>중부 : 견관절 90° 외전<br>후부 : 견관절 신전, 외회전 |
| 상완이두근 | 장두 : 견갑골 관절 상결절<br>단두 : 견갑골 오훼돌기 | 요골 조면 | 근피신경<br>C5, C6 | 주관절 굴곡, 전완 회외, 견관절 굴곡 보조 |
| 상완삼두근 | 장두 : 견갑골 관절하결절<br>외측두 : 상완골 후면 나선구 상부<br>내측두 : 상완 후면 나선구 하부<br>주근 : 상완골 외측 상과 | 척골의 주두돌기 | 요골신경<br>C7, C8 | 주관절 신전<br>장두 : 견관절 신전 |
| 상완근 | 상완골의 전면하부 1/2 | 척골 조면 | 근피신경<br>C5, C6, C7 | 오로지 주관절 굴곡 |

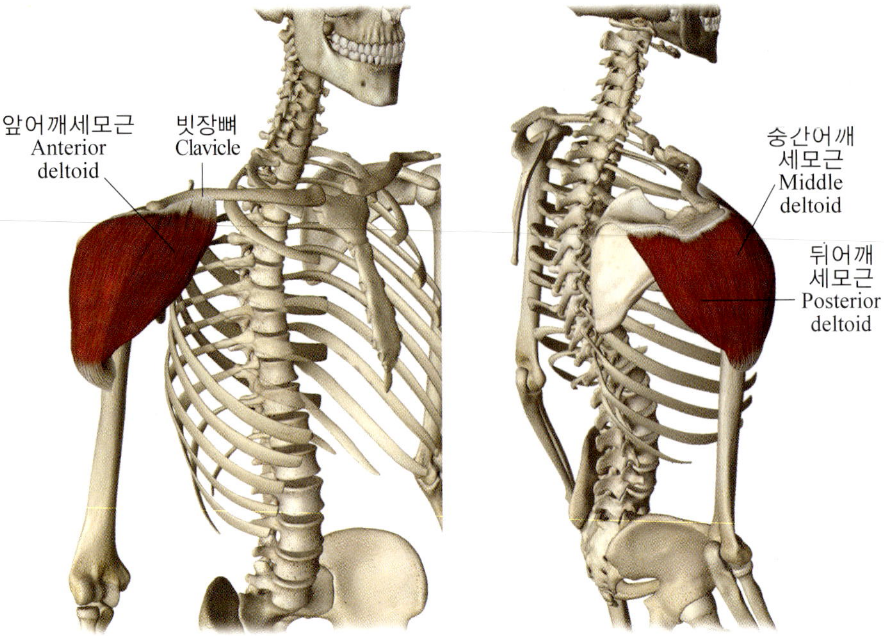


그림 3-220 삼각근의 해부학적 구조

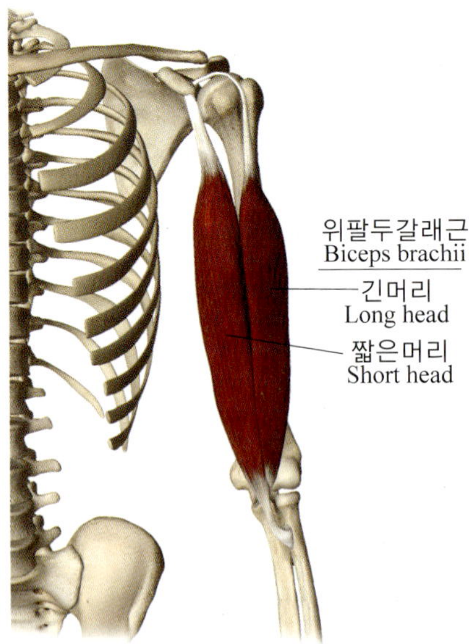


그림 3-221 상완이두근의 해부학적 구조

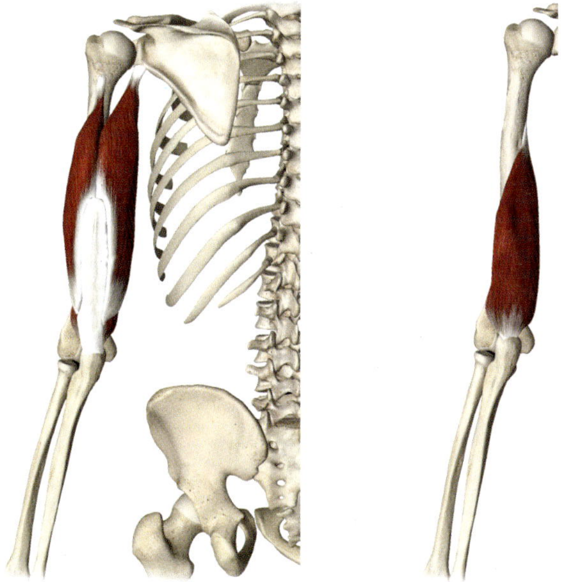

A 내측두, 긴머리 B 외측두

그림 3-222 상완삼두근 해부학적 구조

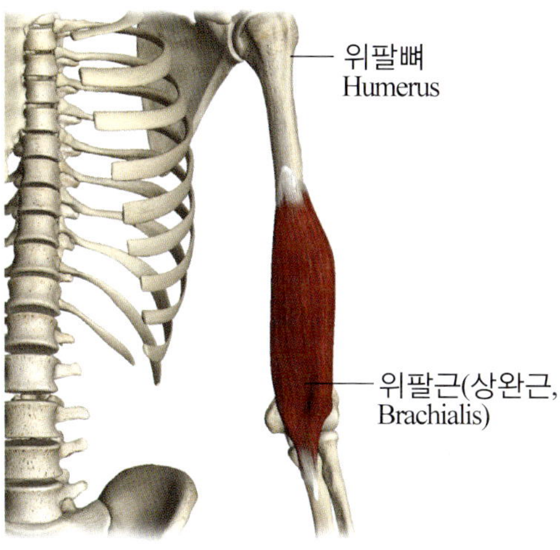


그림 3-223 상완근 해부학적 구조

### (2) 상완근육의 통증유발점과 전이통 부위

① 삼각근은 팔, 어깨를 사용할 때 항상 작용하는 근육으로 전삼각근, 중삼각근, 후삼각근 자체에 동증을 방사하며 팔을 수평으로 즉, 90° 정도로 올리는 것이 힘들다. 촉진 시 단단한 섬유(taut band)가 만져지며 어깨가 무겁게 여겨지고 목 근육과 견관절의 회전근개(rotary cuff)와도 관련된다.

② 상완이두근은 주관절과 견관절 부위에 통증이 제일 많이 나타나고 상부와 어깨 전부의 통증이 나타난다. 간혹 승모근의 피로가 겹쳐져 상견갑부로 통증을 방사하며 팔꿈치 앞 오목한 곳(전주와, antecubital space)에 통증이 집중된다.

③ 상완삼두근의 장두 TrP1은 상완의 후면에서 어깨 후면까지 통증이 방사되고, 단두는 세 군데의 통증유발점을  주관절을 중심으로 통증이 방사된다. 단두 외측두 TrP3는 상완의 후면, 전완의 배면에 통증이 방사되고 단두 내측두 TrP2는 외측상과의 통증으로 테니스 엘보(tennis elbow)라고 말하는 경향이 있다. 단두 내측두 중간 TrP4는 주두돌기에 통증과 압통이 주로 나타난다.

④ 상완근은 엄지손가락 기저부와 주관절 전주와(팔꿈치 앞 오목한 곳)부위로 통증이 방사되며, 엄지손가락 사용 시 또는 휴식 시에도 통증이 계속된다. 아이를 오랫동안 안는 것도 근 긴장을 유발시킬 수 있다.

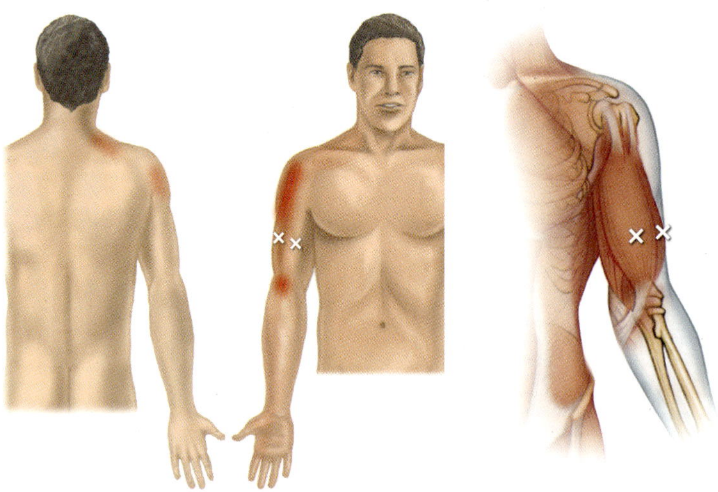

그림 3-224 상완이두근의 통증유발점과 전이통 부위

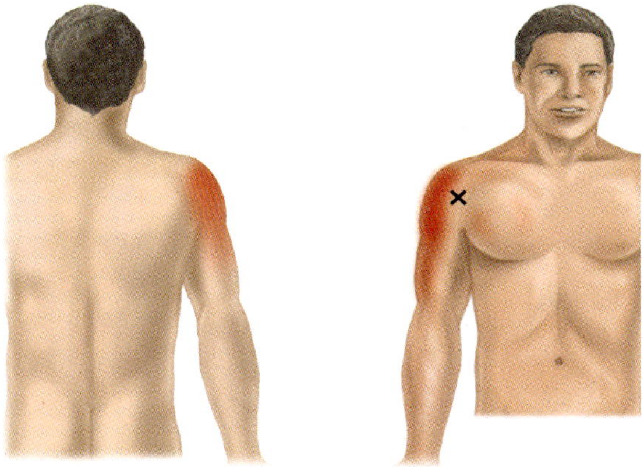

A 앞어깨세모근 TrP

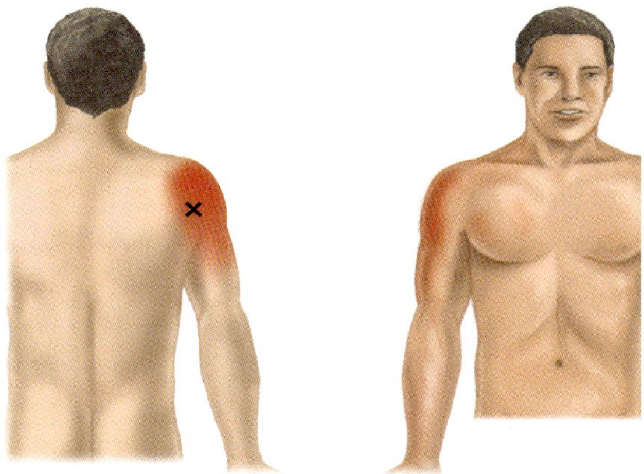

B 뒤어깨세모근 TrP

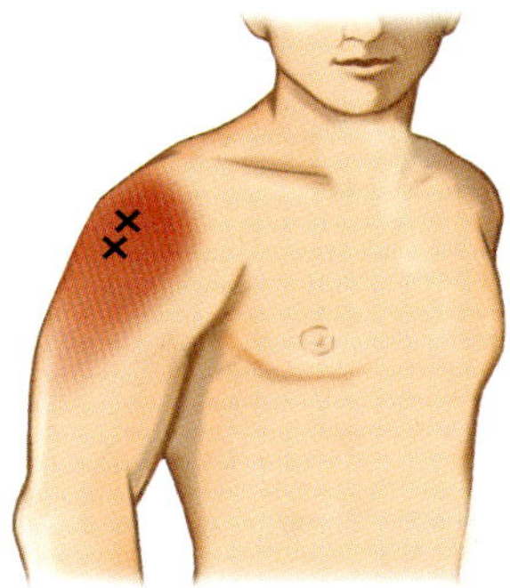

C 중간어깨세모근 TrP

그림 3-225 삼각근의 통증유발점과 전이통 부위

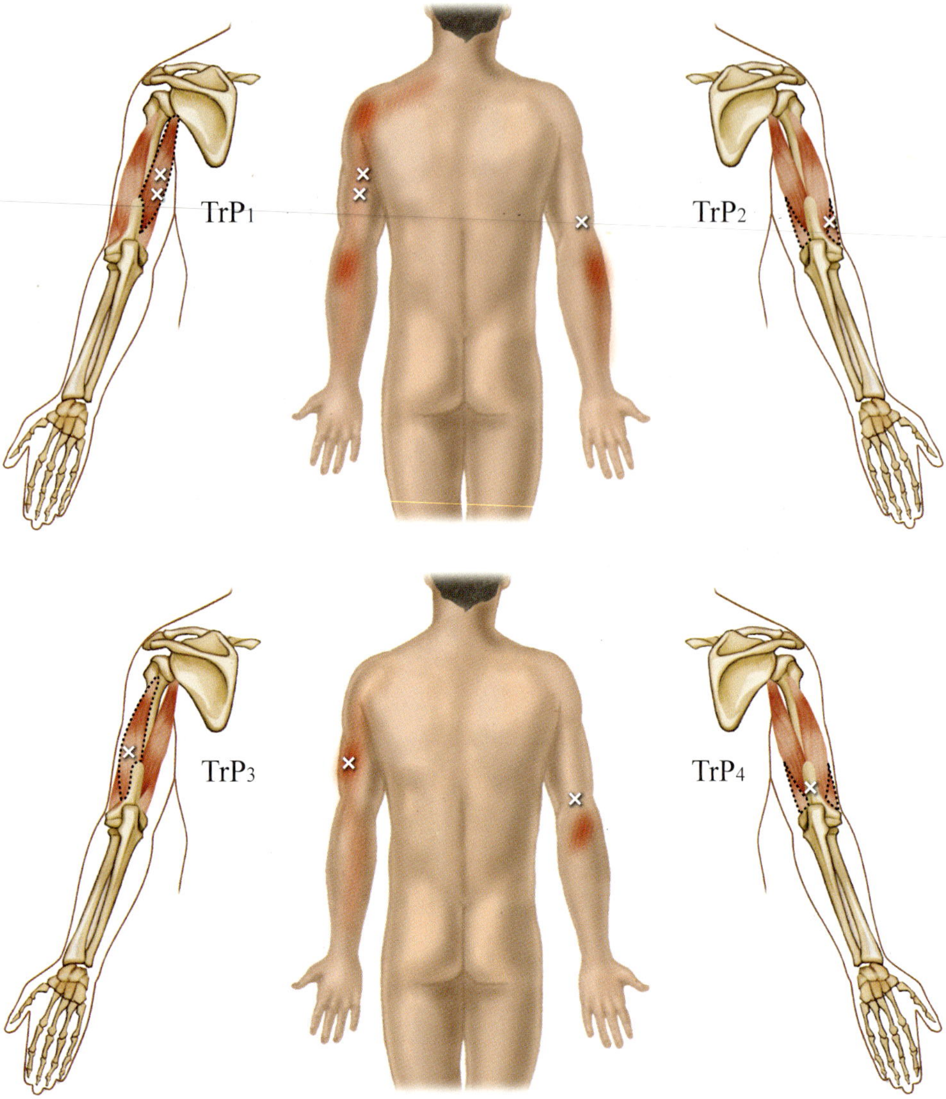


그림 3-226 상완삼두근의 통증유발점과 전이통 부위

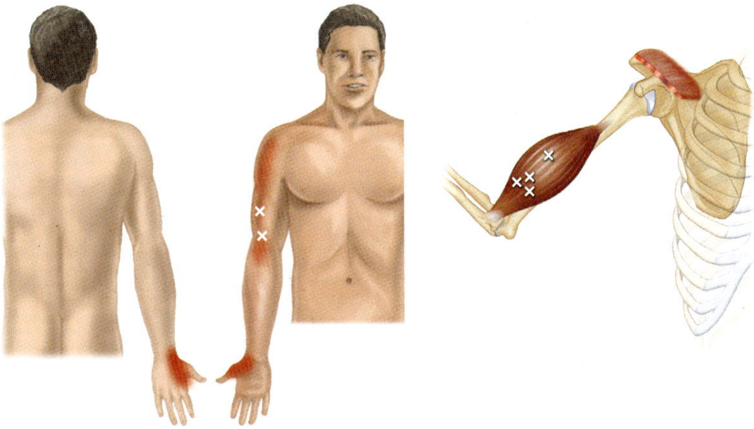

그림 3-227 상완근의 통증유발점과 전이통 부위

### (3) 상완근육의 딥티슈 근육마사지 실제

① 삼각근의 약화는 견관절의 아탈구 증상을 유도하고 그 결과 회전근개에 영향을 주게 된다. 또한 견관절의 공간을 좁게 하여 회전근개들의 마찰력이 증가하여 관절 내 염증을 유도한다.

② 상완이두근의 주된 손상은 근육의 과사용에 있다. 팔뚝의 알통으로 잘 알려진 이 근육은 촉진 시 통증이 매우 심하므로 마사지나 지압을 할 경우 주로 압박법을 사용하는 것이 효과적이다.

③ 상완삼두근의 검사법으로 주관절을 완전히 뻗은 상태에서 팔을 들어 올려 자신의 귀에 닿거나 팔이 구부러진 상태로 닿는 다면 상완삼두근에 문제가 있다고 볼 수 있다. 통증만을 단순히 제거하기 위해 스테로이드나 진통주사를 관절에 많이 맞는 경우는 근막이 더 굳게 되어 관절의 변형을 유도할 수도 있다.

④ 상완근은 통증이 있더라도 동작의 제한은 적고 피로를 쉽게 호소하는 편이다. 촉진 시 가늘고 긴 덩어리가 만져지며 통증이 심하고 주관절 안쪽을 중심으로 터질 듯한 통증이 나타난다.

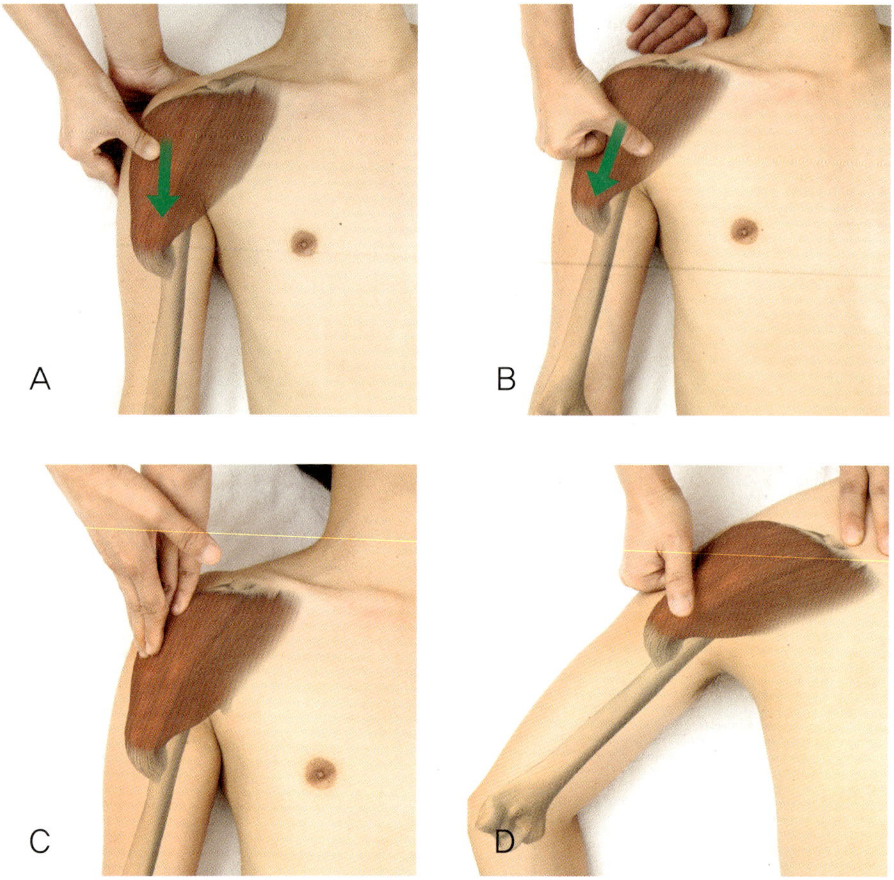


그림 3-228 삼각근 전면(A), 중간면(B와 C), 후면(D)의 스트로킹 마사지

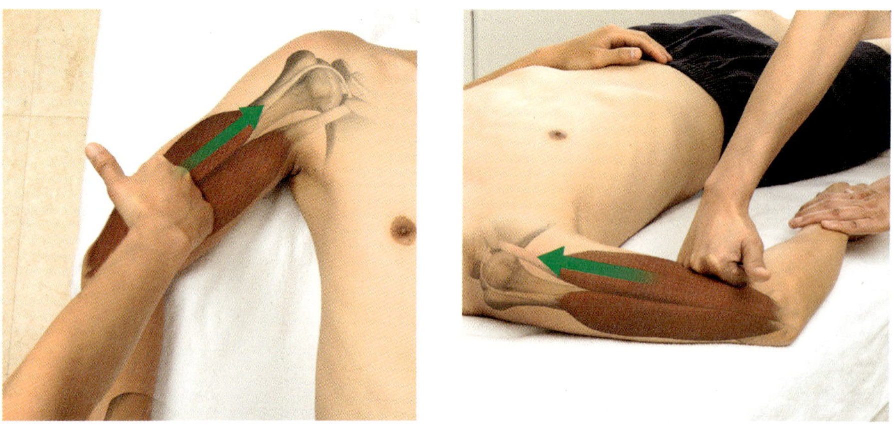

그림 3-229 중수지관절을 이용한 상완이두근 스트로킹 마사지

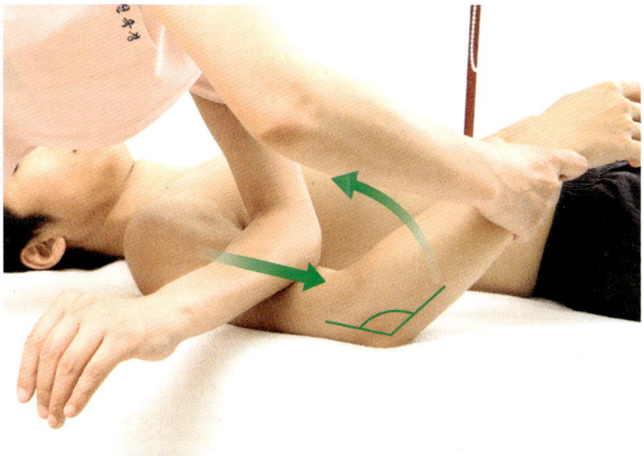

환자의 팔을 굴곡시키면
서 이완한다.

그림 3-230 팔꿈치를 이용한 상완이두근 압박 후 스트로킹 마사지

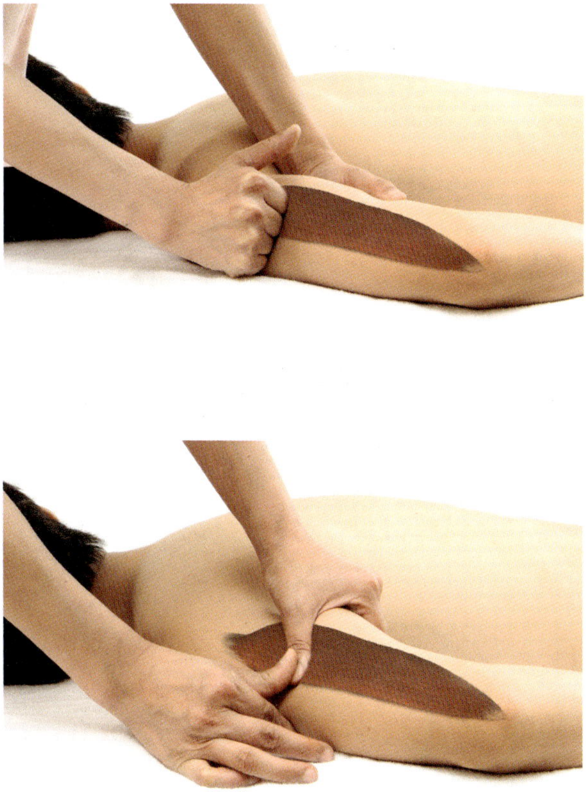

중수지관절(좌), 엄지(우)

그림 3-231 엎드린 자세에서 상완이두근 스트로킹 마사지

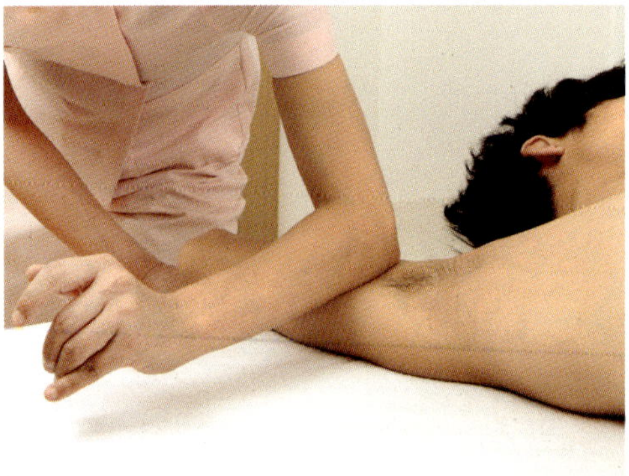

그림 3-232 바로 누운 자세에서 엄지를 이용한 상완근의 스트로킹 마사지

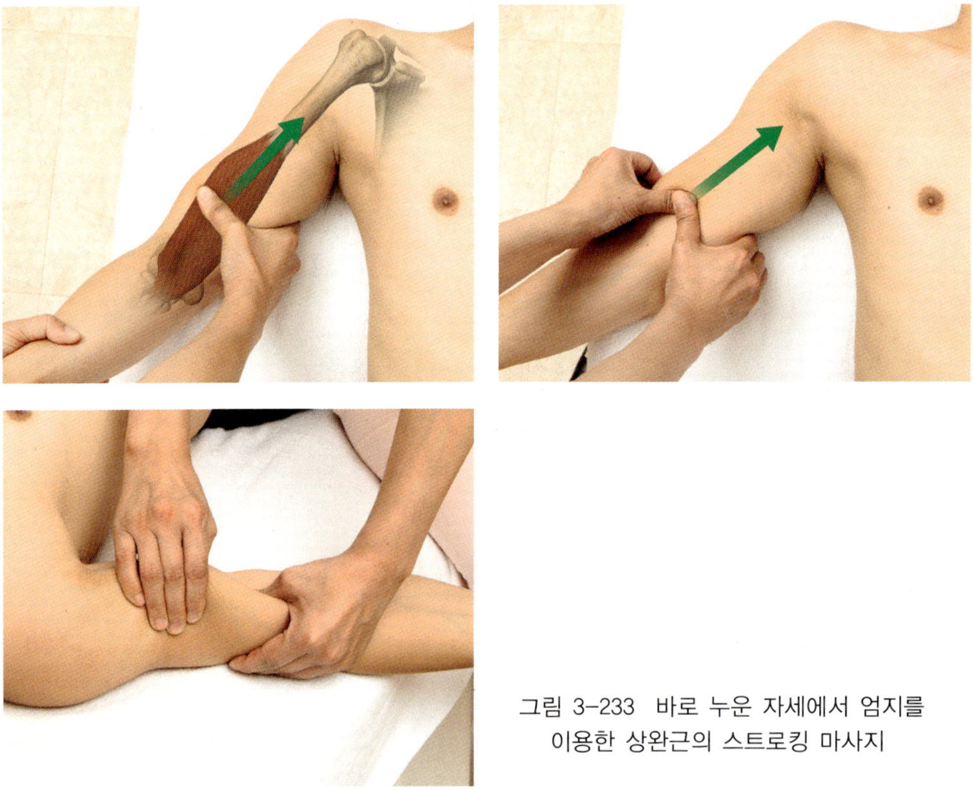

그림 3-233 바로 누운 자세에서 엄지를 이용한 상완근의 스트로킹 마사지

## 2. 전완과 손의 근육 (Muscles of the forearm and hand)

주관절 이하를 흔히 전완(forearm)이라 명칭한다. 이 근육들은 부착 위치와 기능에 따라 각각 다르므로 반드시 파악해야 한다. 근육별로 해당하는 동작에 따라 움직여 보면 각 근육의 위치를 쉽게 파악할 수 있다.

주로 신근과 굴근으로 분류하고 있으며, 신근은 수근신근과 수지신근으로 분류할 수 있고 굴근은 수근굴근과 수지굴근으로 분류한다. 신근들은 상완골 외과에서 배측(손등 측)의 손목과 손가락으로 부착되고, 굴근들은 상완골 내과에서 장측(손바닥 측)의 손목과 손가락으로 부착된다. 상완요골근은 요골의 경상돌기로 부착되지만 손목관절은 지나지 않는다.

① 상완요골근(위팔노근, brachioradialis muscle)은 주관절 굴곡근으로 장요측 수근신근 위쪽에 위치한다.

② 상완요골근과 수근신근은 통증이 주로 손목 관절이나 팔꿈치에 나타나며, 손목과 손가락 쪽에 통증이 있는 경우 해당 TrP를 누르면 손가락 통증이 없어지거나 일시적으로 사라지는 것을 바로 알 수 있다.

③ 회외근(손뒤침근, supinator muscle)은 테니스엘보통증을 가장 흔하게 일으키는 근육으로 항상 요골을 정확히 촉진한 다음 마사지를 시행한다.

④ 원회내근(원엎침근, pronator teres muscle)은 손목과 전완의 손바닥측의 요골 깊은 쪽으로 통증을 방사하고, 팔짱을 자주 끼는 동작은 회내근의 단축성 긴장을 유발하기 쉽다.

⑤ 장장근(palmaris longus muscle, 긴손바닥근)은 손바닥에 나타나는 모든 통증을 관련시키며 사각근이나 소흉근도 함께 살펴본다.

⑥ 척측 수근굴근(자쪽 손목굽힘근, flexor carpi ulnaris muscle)은 손목의 척골측에 집중되는 통증과 압통을 호소하며 장기간의 컴퓨터 사용으로 발생할 수 있고, 가위질하기가 어렵다고 호소한다.

⑦ 요측 수근굴근(노쪽 손목굽힘근, flexor carpi radialis muscle)은 손바닥측 손목 주름의 요골측에 통증과 압통을 호소하고 심하면 손목과 전완부위까지 퍼져나간다.

⑧ 장요측 수근신근(긴노쪽 손목폄근, extensor carpi radialis longus)과 단요측수근신근(짧은노쪽 손목폄근, extensor carpi radialis brevis)은 손목의 요골측 신전과 외전에 관여한다. 수근신근은 악수를 할 때나 주먹을 꽉 쥘 때 혹은 연장이나 채를 쥘 때 주로 사용하는 근육이다.

⑨ 척측 수근신근(자쪽 손목폄근, extensor carpi ulnaris)은 손목으 척골측 과 손등쪽으로 통증을 방사하며 손을 짚고 넘어진 후에 근 긴장이 발생할 수 있다.

### (1) 전완근육의 해부학적 부착과 통증유발점 및 전이통 부위

| 근육명 | 기시점 | 정지점 | 신경지배 | 작용 |
|---|---|---|---|---|
| 상완요골근 | 상완골 외측상과 융선 | 요골 경상돌기 | 요골신경 C5, C6 | 주관절 굴곡 |
| 장요측 수근신근 | 상완골 외측상과 융선 | 제 2중수골 기저부 | 요골신경 C6, C7 | 손목의 신전과 외전 |
| 단요측 수근신근 | 상완골 외측상과 총지신근건 | 제 3중수골 기저부 | 요골신경 C6, C7 | 손목의 신전과 외전 |
| 회외근 | 척골 배측면 상완골 외측상과 요척관절 인대 | 요골 상부의 손바닥측 | 요골신경 C6 | 전완의 회외 |
| 원회내근 | 상완골의 내측상과,<br>척골의 오훼돌기 | 요골의 외측면 중간부분 | 정중신경 C6, C7 | 전완 회내,<br>주관절 굴곡 보조 |
| 요측 수근굴근 | 상완골 내측상과 | 제 2,3지 중수골 기저부 | 정중신경 C6, C7 | 손목 굴곡, 외전 |
| 척측 수근굴근 | 상완골 내측상과 | 두상골 주두의 내측각, 유두골, 제 5지 중수골 기저부 | 척골신경 C7, C8 | 손목 굴곡, 내전 |
| 장장근 | 상완골 내측상과 | 수장건막<br>(손바닥널힘줄) | 정중신경 C6, C7 | 손목 굴곡 보조 |

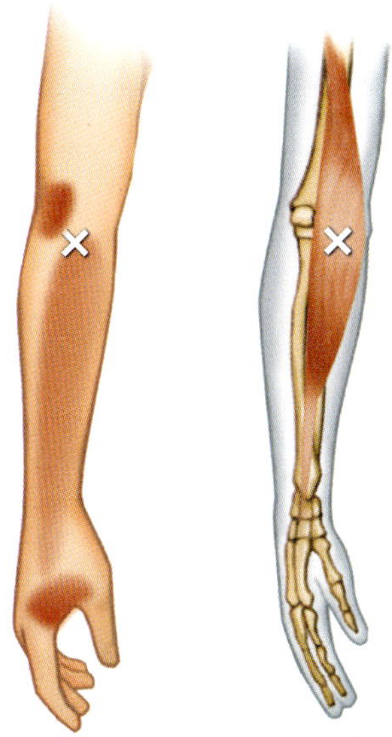

그림 3-234　상완요골근의 해부학적 구조와 통증유발점 및 전이통 부위

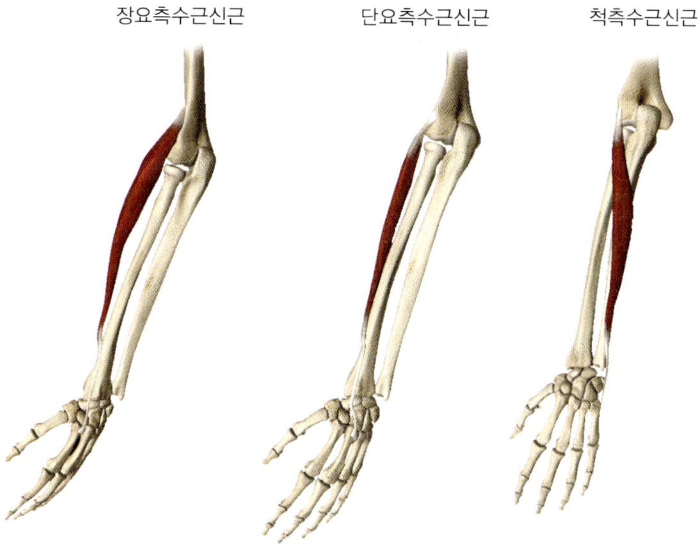


그림 3-235　수근신근의 해부학적 구조

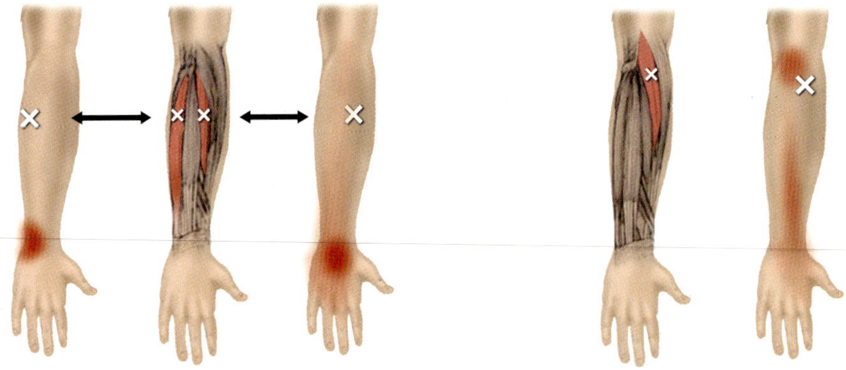

척측수근신근 (Extensor carpi ulnaris)

단요측수근신근 (Extensor carpi radialis brevis)

장요측수근신근 (Extensor carpi radialis longus)

그림 3-236 수신근의 통증유발점 및 전이통 부위

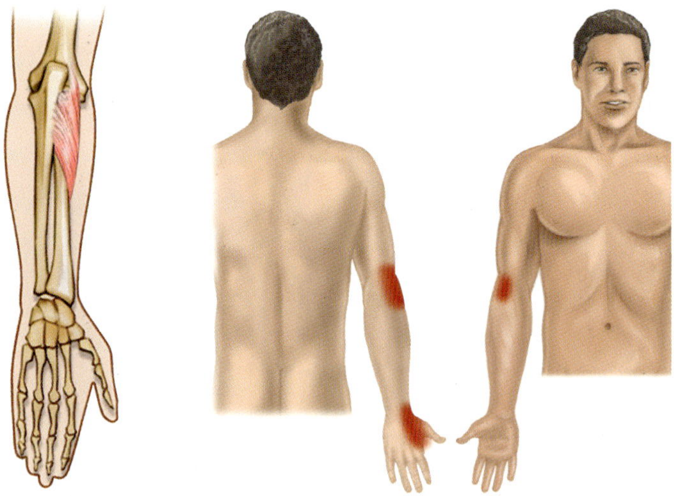

그림 3-237 회외근(테니스엘보근육)의 해부학적 구조와 통증유발점 및 전이통 부위

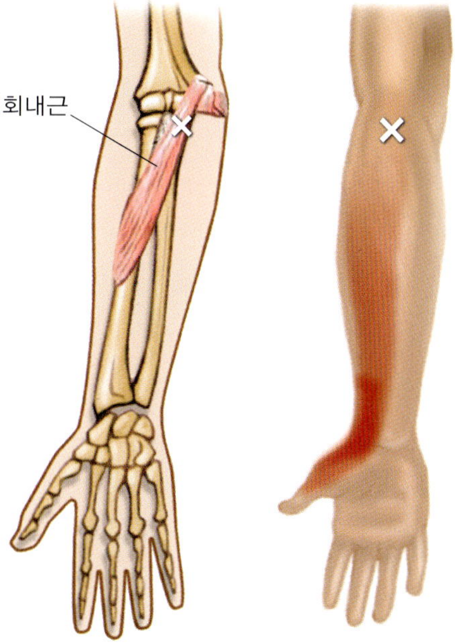


그림 3-238 원회내근의 해부학적 구조와 통증유발점 및 전이통 부위

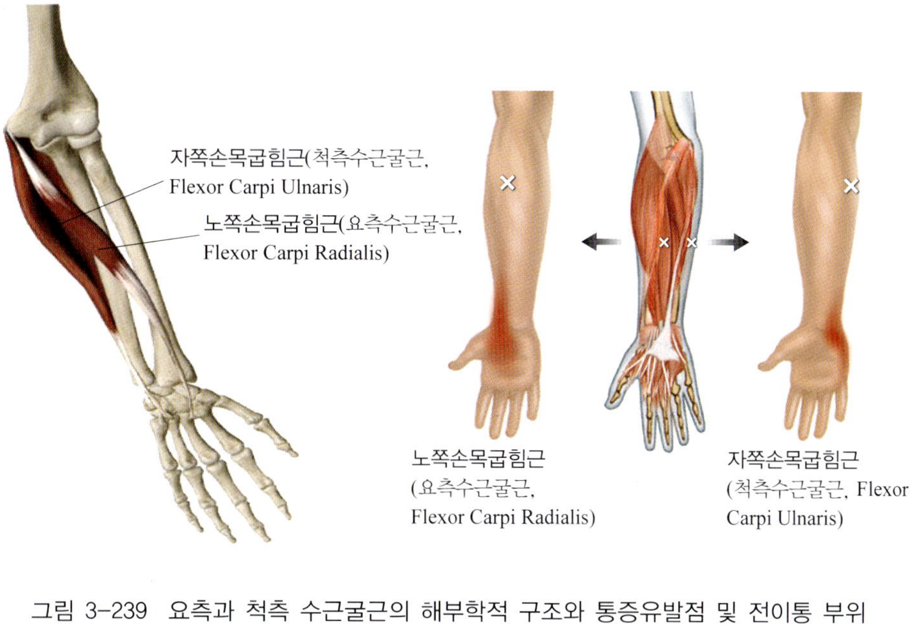


그림 3-239 요측과 척측 수근굴근의 해부학적 구조와 통증유발점 및 전이통 부위

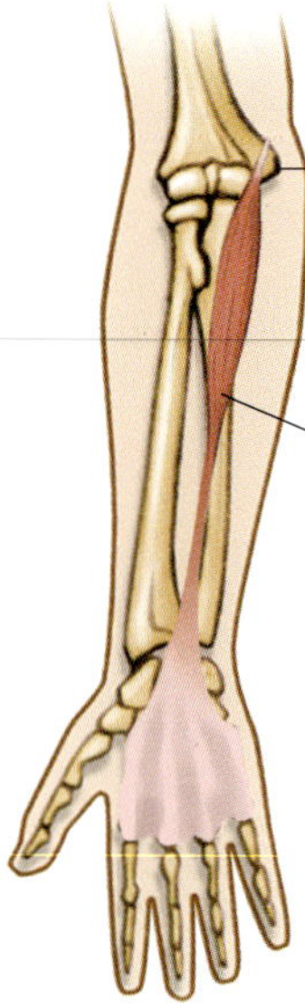


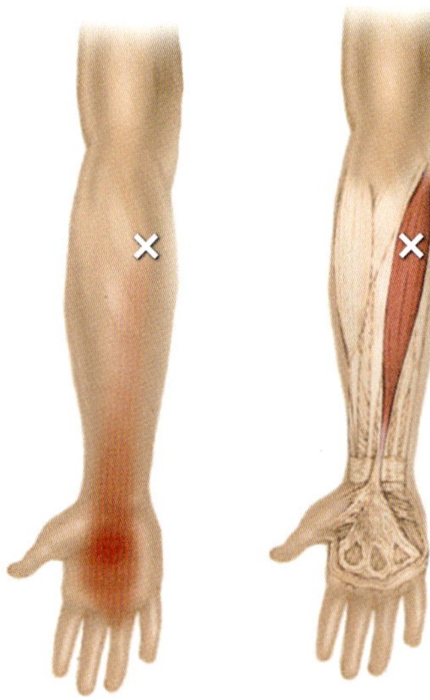

그림 3-240 장장근의 해부학적 구조와 통증유발점 및 전이통 부위

### (2) 전완근육의 딥티슈 근육마사지 실제

팔마사지는 마사지 치료사들이 쉽게 지나칠 수 있다. 스포츠 손상이나 심각한 과사용증후근 혹은 외상증후군을 제외하고 팔의 긴장을 호소하는 일이 드물기 때문이다. 종종 팔의 통증 요인이 아닐지라도 팔 근육의 긴장은 견갑대로부터 목과 머리까지 스트레스를 전달할 수 있다. 대부분 팔의 긴장을 줄이는 마사지를 한 후 어깨와 목이 이완된 느낌을 경험할 수 있다. 주관절(팔꿈치 관절)의 자유로운 움직임을 위해 상완근육의 하부를 마사지 한다.

손가락, 손마디, 주먹, 전완, 팔꿈치 모두 팔 마사지에 사용할 수 있다. 손목굴근이나 신근을 마사지하기 위해 전완을 회내와 회의시킴으로써 근육들을 신장시킬 수 있다.

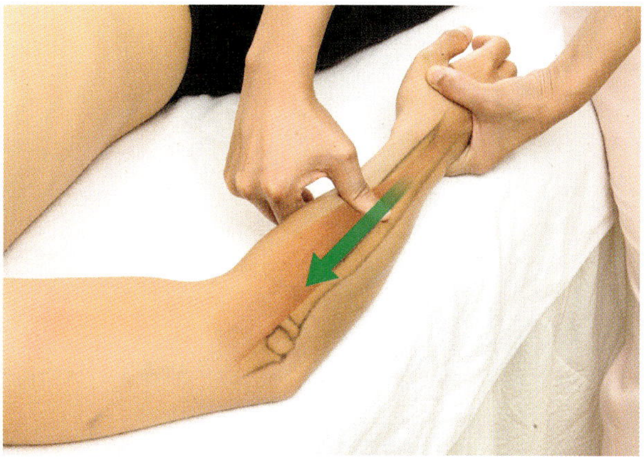

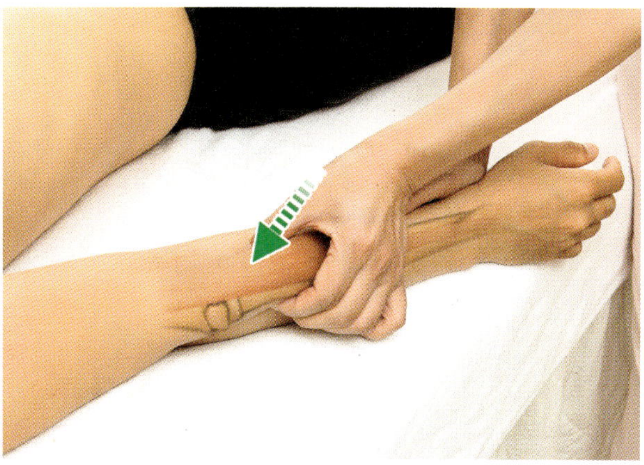

그림 3-242 상완요골근의 스트로킹 마사지

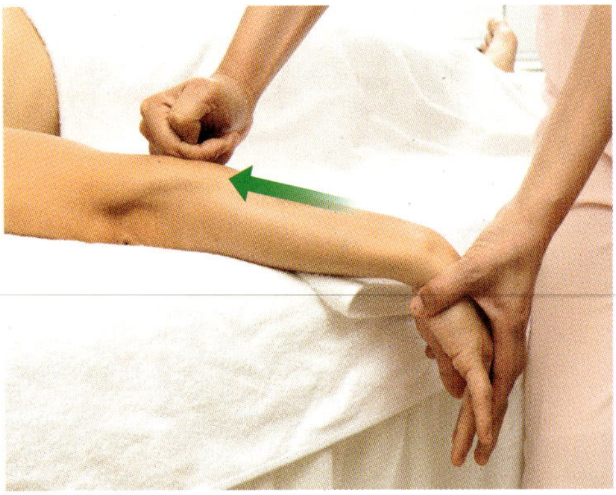

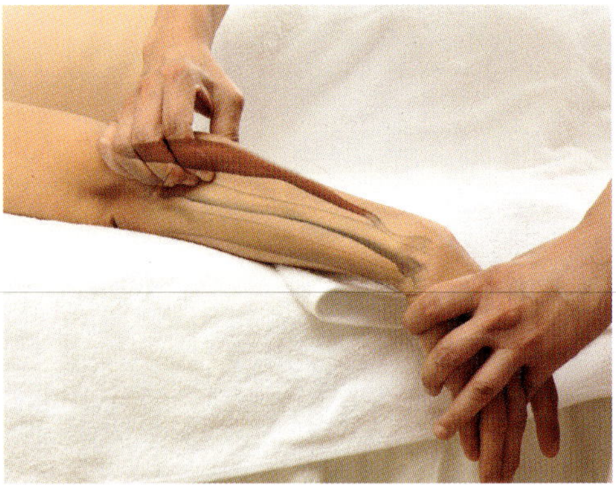

그림 3-243 중수지관절을 이용한 수근신근 마사지

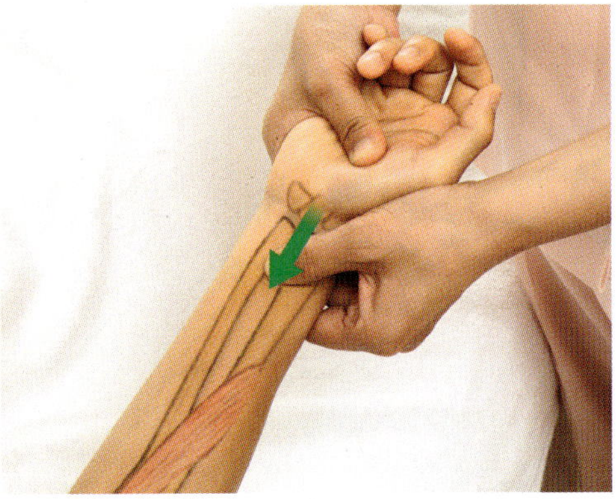

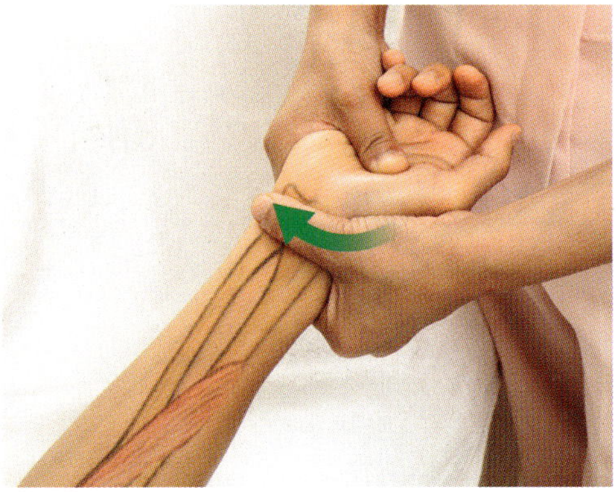

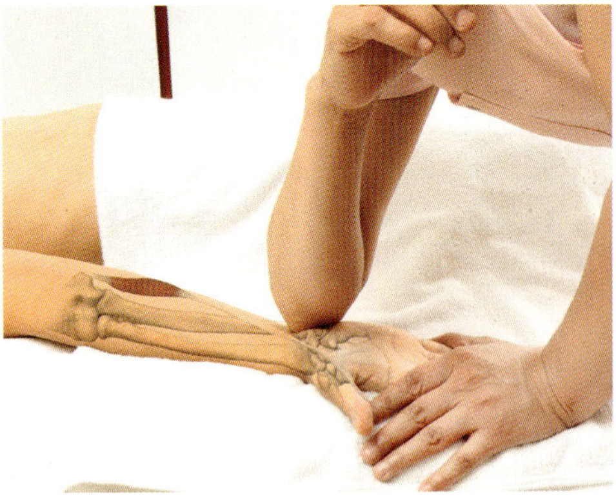

그림 3-244 엄지와 팔꿈치를 이용한
수근굴근지대 신전 마사지

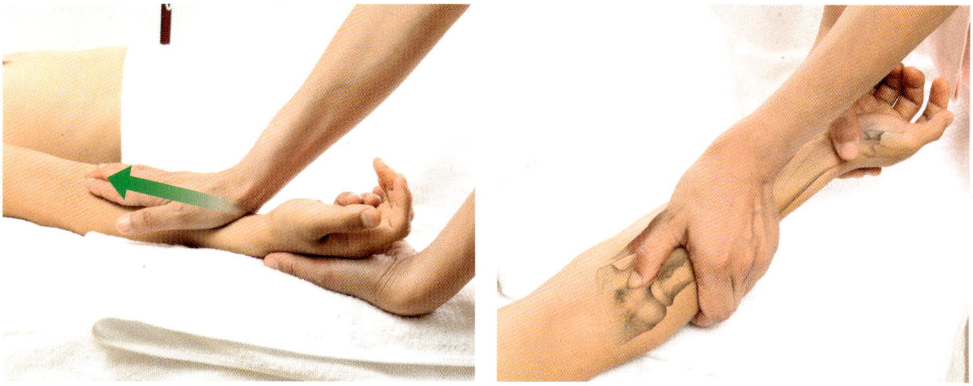

그림 3-245 수근굴근의 스트로킹 후 압박마사지(손바닥, 엄지, 중수지관절 이용)

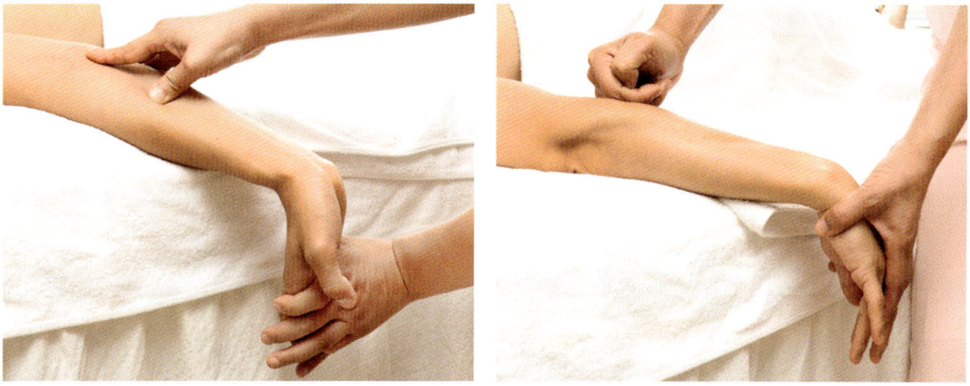

손목 신근이 신장되는 자세를 만들기 위해 손목을 굴곡시키고, 손목 굴근을 신장하기 위해 손목을 신전시켜 전완의 내측을 마사지한다.

그림 3-246 손목의 신근(좌)과 굴근(우)마사지

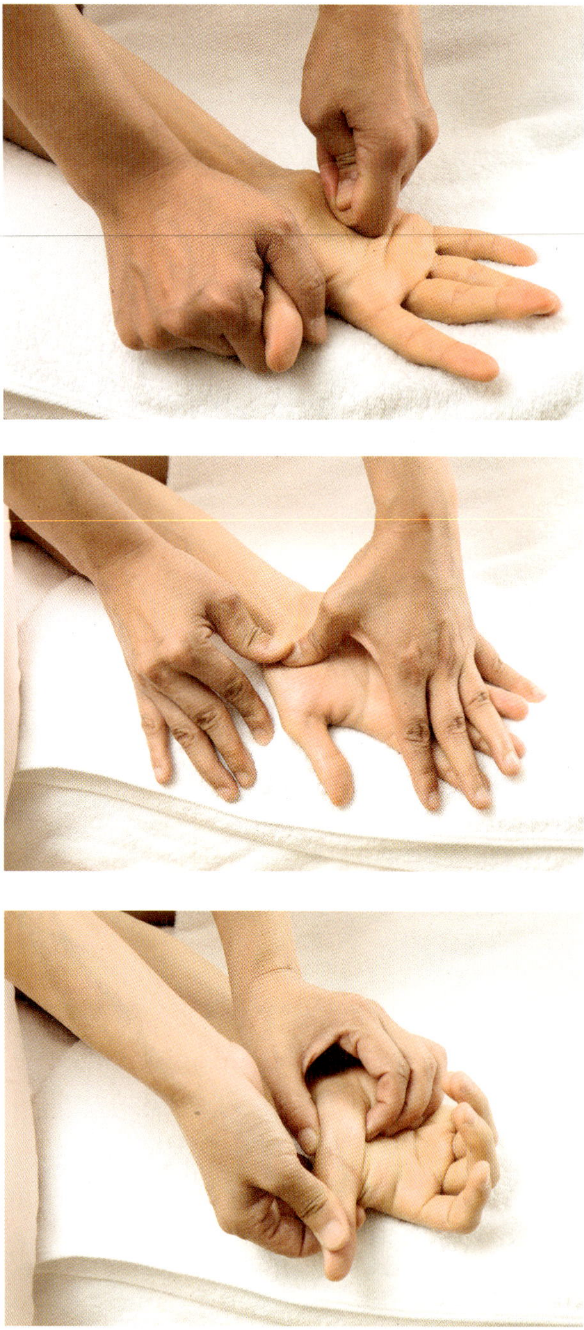

손바닥 무지근육의 통증유발점 압박과 스트로킹

그림 3-247 손바닥 마사지

# 참고 문헌

## 국내서적


- Colbert 외, 김기영 외 역, “미용인을 위한 해부생리학”, 메디시언, 2014.
- Art Riggs, 허진강 외 역, “심부조직마사지(Deep Tissue Massage)”, 군자출판, 2005.
- Donald A. Neumann, 김종만 외 역, “근골격계의 기능해부 및 운동학”, 정담미디어, 2010.
- Klaus–Peter Valerius 외, 강재영 외 역, “그림과 사진으로 배우는 근육학: The Muscle(5판)”, 한솔의학, 2010.
- Flirence Peterson Kendall 외, 장훈재, 고도일 외 역, “Muscles Testing and Function with Posture and Pain”, 푸른솔, 2005.
- Donald A, Neumann, 김종만 외 역, “근골격계의 기능해부 및 운동학”, 정담, 2010.
- Berard Kingston, 김용수 역, “근육해부학”, 군자출판, 2005
- Klaus–Peter Valenrius 외, 강재영 외 역, “그림과 사진으로 배우는 근육학”, 한솔의학, 2010.
- Joscph Muscolino, 권오윤 외 역, “Know the Body: Muscle, Bone, and Palpation Essentials”, 엘스비어코리아, 2012.
- Serge Tixa, Cyriax 정형의학연구회, “Atlas of Surface Palpation: Anatomy of the Neck, Trunk, Upper and Lower Limbs, 2e", 한미의학, 2009.
- Chris Jarmey, 윤성익, 심재훈, 이주상 외 역, “근골격 해부학”, 군자출판, 2006.
- Shintaro Kudo, 이종하, 전진만 역, “Musculoskeletal Disorders of the Pain Aantomy", 신흥메드싸이언스, 2013.
- Tsutomu Fukui, 최수용 역, “피부운동학: 운동기질환의 기능 개선과 치료”, 신흥메드싸이언스, 2012.
- Colbert J., Ankney J., Hee K, 한상숙 외 역, “New 해부생리학(제1판)”, 메디시언, 2013.

- 정진우, "그림으로 보는 근골격 해부학", 대학서림, 2008.
- 정희원, "근육학 총설", 木과 土, 2002.
- 이승웅, "한눈으로 보는 기초그림 근육학", 인투, 2012.
- 이복동, "Muscle & Pain", 정담, 2003.
- 이복동, "Topology", OSPT, 2008.
- 한국해부생리학교수협의회, "해부생리학", 현문사, 2012.
- 임국환, 김현숙 외, "에센스 의학용어", 지구문화사, 2013.
- 강승연, 이은우 외, "에센스 아로마테라피", 메디시언, 2014.
- 고혜정, 김금란 외, "미용과 근육", 메디시언, 2014.


## 국외서적


- James H. Clay, & David M. "Pounds: Basic Clinical Massage Therapy", Lippincott Williams & Wilkins, 2001.
- David G. Simons., Janet G. Travell., Lois S. Simons., & Barbara D. Cummings., "Travell & Simons' Myofascial Pain and Dysfuntion: The Trigger Point Manual", Lippincott Williams & Wilkins, 1998.
- Thomas W. Myers, "Anatomy Trains: Myofascial Meridians for Manual and Movement Therapists, 2e", Churchill Livingstone, 2008.
- Page, Phil., Frank. Clare C., Lardner, Robert, "Assessment and Treatment of Muscle unbalance", Human Kinetics, 2010.

# 찾아 보기

## ㅇ



## ㅈ



## ㅊ



## ㅋ



## ㅌ



## ㅍ



## ㅎ

# 딥티슈 근육마사지

2014년 9월 15일 초판 발행
2017년 3월 1일 수정판 발행
2020년 9월 20일 개정판 발행

저 자 전숙경 · 배유경 · 이지현 · 이해영 · 최성임

발행인 주 병 오

발행처 메디시인

경기도 파주시 회동길 209
파주출판문화정보산업단지

영업팀 (031)955－7566 · 7577
편집디자인팀 (031)955－7731
F A X (031)955－7730
홈페이지 www.ji-gu.co.kr
전자우편 jigupub@hanmail.net
등록번호 2005년 2월 16일
제 406-2005-000045 호

ISBN 978-89-93033-85-4 값 23,000원

본서의 무단복제 또는 복사는
저작권법 침해이오니 절대
삼가시기 바랍니다.

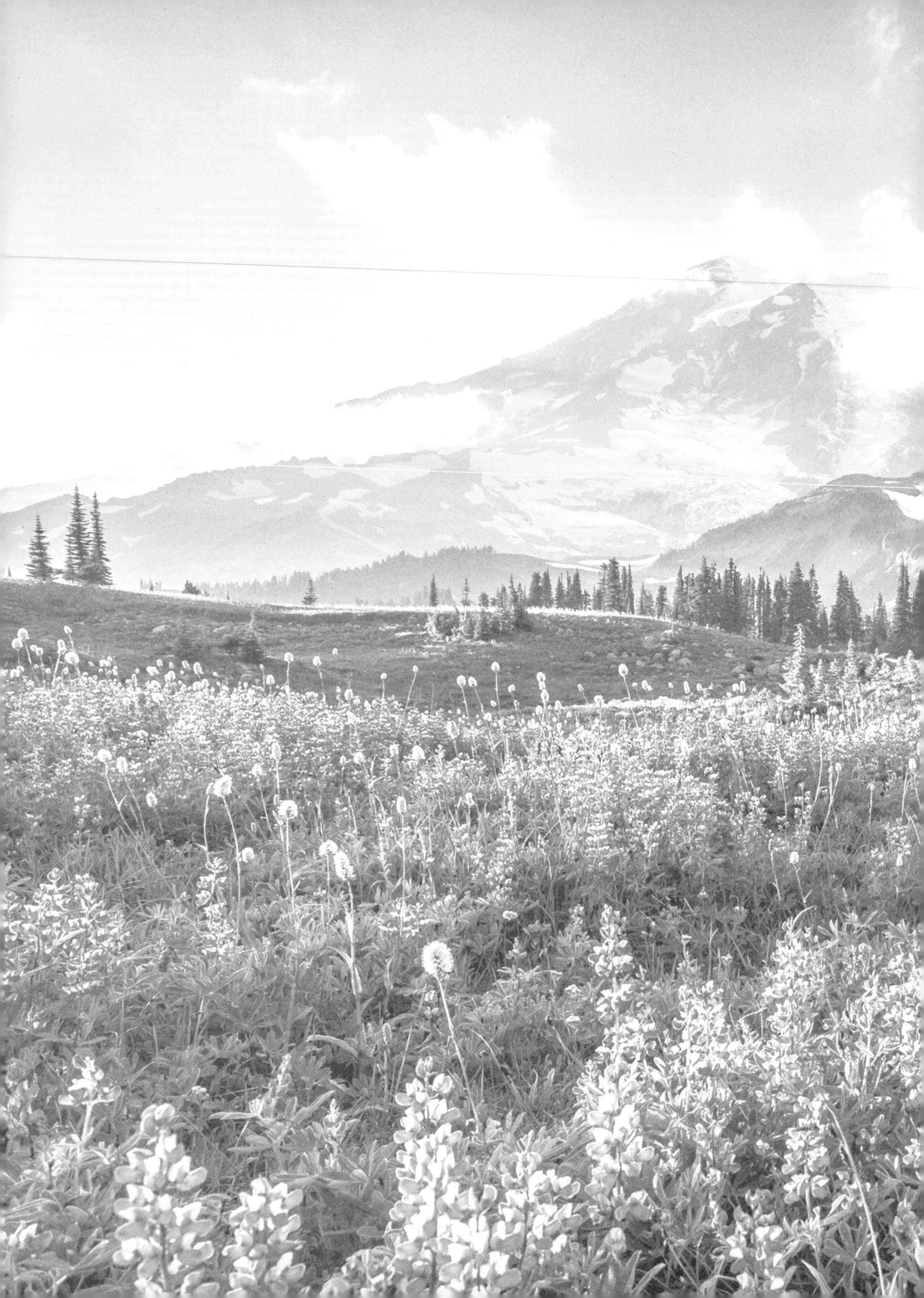

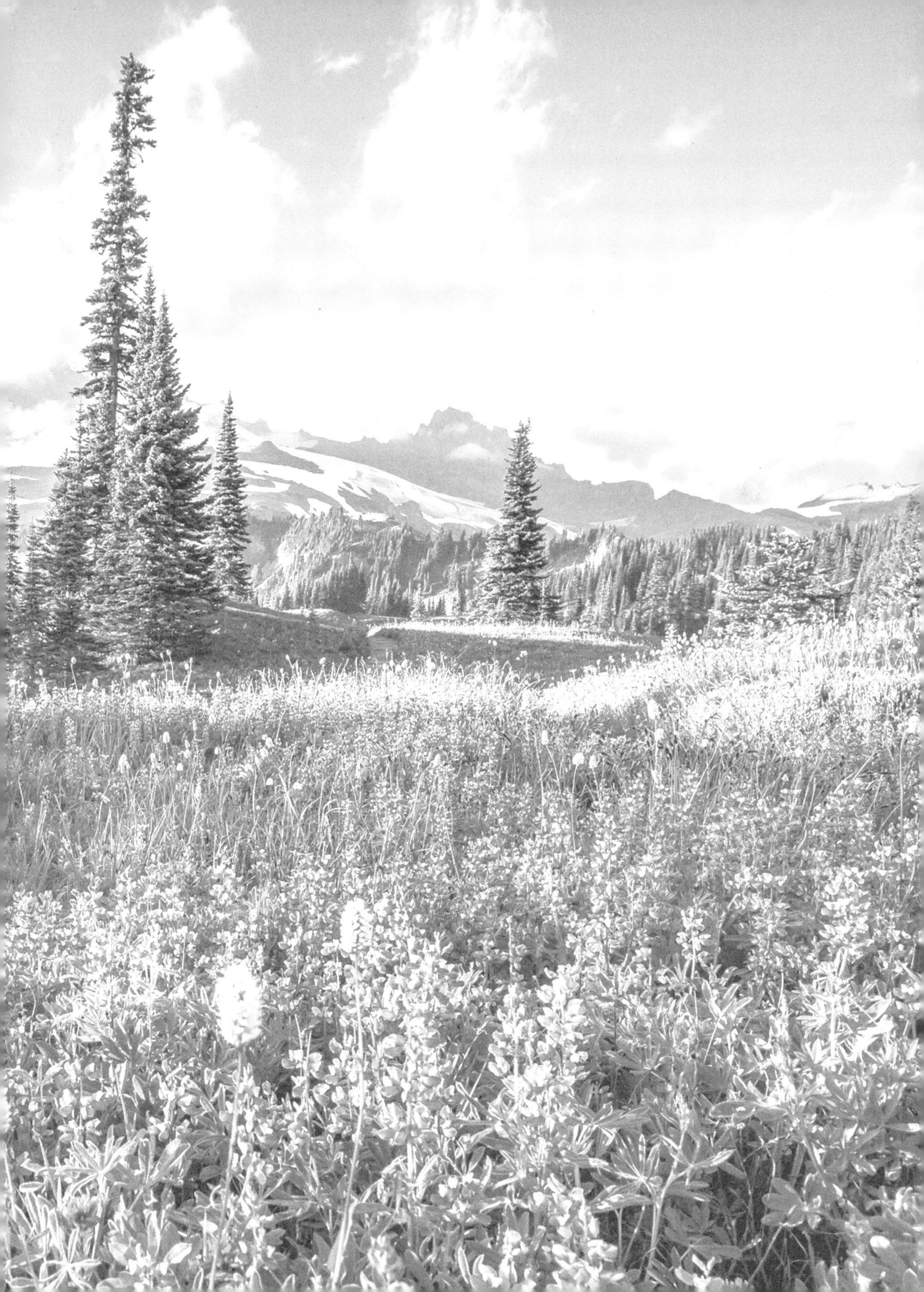